Alfons Schweiggert

# Der Mann, der mit Ludwig II. starb

## Dr. Bernhard von Gudden, Gutachter des bayerischen Königs

Husum

Umschlagabbildung vorne: Letzte Aufnahme Ludwigs II., kolorierte Fotografie von Joseph Albert 1886 (Archiv Erich Adami, Kleinwallstadt);
Letztes Porträt Dr. Bernhard von Guddens, Gemälde von Rudolf Gudden. 1886 (Archiv Dr. Wolfgang Gudden, Freising)

Umschlagabbildung hinten: Fotografie der Totenmaske (Raphael Lichius, Bad Aiblingen)

Bibliografische Information der Deutschen Nationalbibliothek

Die Deutsche Nationalbibliothek verzeichnet diese Publikation in der Deutschen Nationalbibliografie; detaillierte bibliografische Daten sind im Internet über http://dnb.dnb.de abrufbar.

Ausstellung
„Dr. Bernhard von Gudden, der Gutachter von König Ludwig II."
im Kloster Benediktbeuern vom 16. Mai bis 17. Juli 2014



Gesamtherstellung: Husum Druck- und Verlagsgesellschaft
Postfach 1480, D-25804 Husum – www.verlagsgruppe.de

ISBN 978-3-89876-723-1

# Inhalt

# Dr. Bernhard von Gudden, ein Leben mit vielen Gesichtern

## Vorwort

Seit dem Tod König Ludwigs II. von Bayern sind bald 130 Jahre vergangen. Während über den König mittlerweile an die 3000 Bücher und Schriften zu allen Aspekten seines Lebens, Wirkens und tragischen Endes[1] veröffentlicht wurden und Jahr für Jahr Weiteres über ihn publiziert wird, wurde über Dr. Bernhard von Gudden, den Psychiater, der mit ihm am 13. Juni 1886 im Starnberger See den Tod fand, bislang in nur einer Handvoll Publikationen Seriöses berichtet.[2] Dies liegt daran, dass man diesen Arzt wegen seines psychiatrischen Gutachtens, in dem Ludwig II. für geisteskrank erklärt wurde, bis heute für den Tod des Königs vorrangig verantwortlich macht. In der Folge bestand nur wenig Interesse an diesem Mann. Sein 62 Jahre währendes Leben wird in den Publikationen über Ludwig II. zumeist nur auf seine verhängnisvolle Rolle bei dessen Entmündigung und auf die letzten fünf Lebenstage des Königs reduziert und deshalb in wenigen Sätzen und mit einer äußerst negativen Beurteilung abgehandelt. Vergessen und ausgeblendet werden dabei vielfach Guddens Verdienste als fortschrittlicher und auf das Patientenwohl bedachter deutscher Psychiater seiner Zeit. Nichts blieb von ihm als sein schlichtes Grab auf dem Ostfriedhof in München und eine nur in Fachkreisen bekannte Sammlung seiner medizinischen Veröffentlichungen. „Infolge Kriegseinwirkungen ist", nach Auskunft Dr. Wolfgang Guddens, des Ururenkels Dr. Bernhard von Guddens, zudem bedauerlicherweise „der weitaus größte Teil des Gudden'schen Familienarchivs vernichtet worden".

Heute existieren zwei Guddens, die von abenteuerlichen Gerüchten und platten Vorurteilen umgebene Figur – sie ist in der Öffentlichkeit vor allem präsent – und die historische Persönlichkeit, die allenfalls bei Medizinern auf Interesse stößt. Manche fragen sich sogar, ob man, wenn man von Ludwig II. fasziniert ist und dessen Schlossbauten und Aktivitäten für die Kunst bewundert, über Dr. Bernhard von Gudden, der beim König „Paranoia" diagnostizierte, auch nur ein positives Wort verlieren könne oder gar dessen Verdienste als Psychiater würdigen dürfe. Noch verwerflicher sei es, über diesen „Königsbeseitiger", über den der Stab doch schon längst gebrochen sei, eine Ausstellung zu organisieren. Müsse man sich nicht viel mehr jedes Mal, wenn über das Schicksal Ludwigs II. berichtet wird, empört von dieser „Unperson" abwenden? Auf diese eigenartige Frage gibt es nur eine Antwort: Ein jeder, der Ludwig II. wirklich respektiert, der kann und darf nicht nur, sondern muss sich vielmehr auch und gerade mit seinem Gutachter Dr. Gudden differenziert auseinandersetzen, dessen Leben und Wirken untersuchen und sich bemühen, die Motive und Gründe nachzuvollziehen, die diesen Psychiater 1886 dazu bewogen, das berühmt-berüchtigte Gutachten über Ludwig II. zu verfassen. Das Schicksal des Bayernkönigs ist viel zu eng mit jenem Dr. Guddens verbunden, als dass man

---

1 Hanslik, Eduard / Wagner, Jürgen: Ludwig II. König von Bayern (1845–1886). Internationale Bibliographie zu Leben und Wirkung. Frankfurt a.M., 1986. Diese Bibliografie listet fast 3000 Titel zu Ludwig II. auf.

2 Siehe dazu im Literaturverzeichnis: „Zentrale Literatur zu Dr. Bernhard von Gudden"

seinen Blick nur auf Ludwig II. richten darf, aber den Arzt, der ihn diagnostizierte, verächtlich beiseiteschiebt. Wer dies dennoch tut, der bekundet damit, dass er sich nur halben Wahrheiten öffnen und sich mit primitiven, schnell gefassten Vorurteilen zufrieden geben will. Wer hingegen bereit ist, sich mit Dr. Gudden zu befassen, dem wird auch ein besseres Verständnis der Persönlichkeit Ludwigs II. ermöglicht.

Ende März 2011 zeigte mir der Leiter des Städtischen Museums Rosenheim, Walter Leicht, die Totenmaske Dr. Bernhard von Guddens, die im Objektbestand des Museums entdeckt wurde, nachdem von ihrer Existenz bis zu diesem Zeitpunkt erstaunlicherweise nichts bekannt war. Zweifellos stellt ihre Entdeckung eine Sensation dar, steht damit doch das Antlitz des toten Arztes, der mit Ludwig II. im Starnberger See ein tragisches Ende fand, nunmehr der Forschung zur Verfügung. Zusammen mit dem Blick auf Guddens Gesicht soll nun endlich auch der Blick auf sein Leben gerichtet werden, das eine Persönlichkeit zeigt, die nicht nur für die Entwicklung der Psychiatrie Bedeutendes geleistet hat, sondern deren Rolle bei der Entmündigung König Ludwigs II. auf der Grundlage differenzierten Quellenstudiums durchaus auch aus anderen Blickwinkeln betrachtet werden muss, als dies bisher geschah.

Zu Recht forderte der Jurist Peter Gauweiler für Ludwig II.: „Für die Annäherung an eine historische Person darf man die zentrale Frage eines jeden Lebens nicht auf den Kopf stellen: was einer taugt, was er getan hat und was davon im Schlechten oder im Guten bleibt."[3] Da die Lebensleistung Dr. Guddens bislang zumeist auf den Kopf gestellt wurde, ist es höchste Zeit, seine Persönlichkeit, sein Leben und Werk wieder auf die Beine zu stellen. Dazu sollen als Gegengewicht zur bisher vorrangig einseitigen „Totalverurteilung" des Arztes alle jene Facetten und Aspekte angesprochen und diskutiert werden, die insbesondere eines ins Bewusstsein rufen wollen: Dr. Bernhard von Gudden war trotz der gegen ihn erhobenen Vorwürfe ein Psychiater und Mensch, dem das Recht zusteht, in seiner Gesamtheit gesehen und beurteilt zu werden. Dies versucht die vorliegende Publikation zur Ausstellung „*König Ludwig* II. *und sein Gutachter* Dr. *Bernhard von Gudden*" – übrigens der ersten seit 128 Jahren –, die unter der Trägerschaft des Bezirks Oberbayern und des Städtischen Museums Rosenheim im Frühjahr 2014 im Kloster Benediktbeuern stattfindet. Für die Unterstützung dieses Vorhabens gebührt Dr. Norbert Göttler, dem Bezirksheimatpfleger von Oberbayern, und Walter Leicht, dem Direktor des Städtischen Museums Rosenheim, besonderer Dank, ebenso aber zahlreichen weiteren Personen, darunter Historiker und Psychiater, die im Anhang alle aufgeführt sind.

München, im Mai 2014

Alfons Schweiggert,[4]
Kurator der Ausstellung „*König Ludwig* II.
*und sein Gutachter* Dr. *Bernhard von Gudden*"

---

3 Gauweiler, Peter: Ludwig II. Er hat den Charakter seines Landes veredelt. In: Frankfurter Allgemeine Zeitung, Nr. 244, 21.10.2013 (S. 28)

4 Alfons Schweiggert veröffentlichte mehrere Bücher zum Themenkreis Ludwig II., außerdem Sachbücher zu anderen Themen, Biografien, Erzählungen und Pädagogische Fachbücher. 1973 bis 1979 Lehrauftrag an der Universität München. 1993 bis 2009 Institutsrektor am Staatsinstitut für Schulpädagogik und Bildungsforschung in München. Seit 2010 freischaffender Schriftsteller. 1976 und 1984 Bestenliste Deutscher Jugendbuchpreis. 1990 Literaturpreis München. 1995 Literatenkerze der Schwabinger Katakombe. 1995 Bayerischer Poetentaler. Schweiggert ist Präsidiumsmitglied der Literatenvereinigung „Münchner Turmschreiber".

# I. Das Leben des Dr. Bernhard von Gudden

## Die 10 Lebensstationen Dr. Guddens

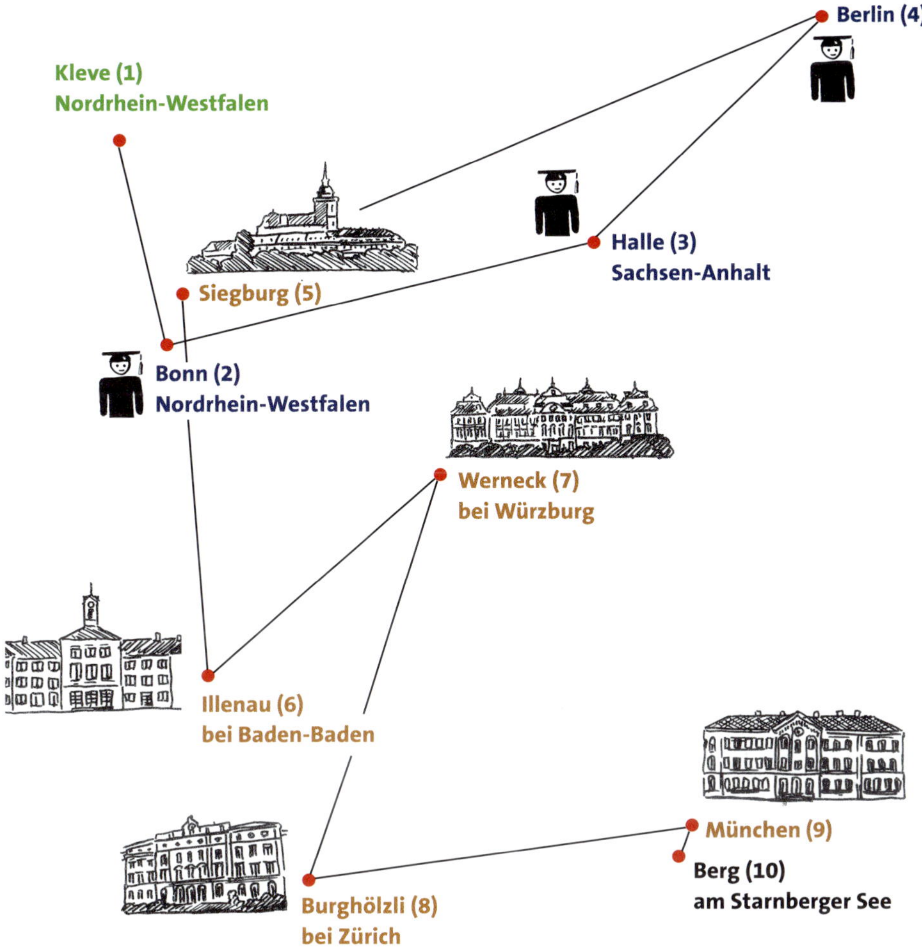


**1824** geboren in Kleve (1)

**1843** Abitur und Studium der Philosophie und Medizin in Bonn (2)
**1847** Doktorand der Medizin und Promotion in Halle (3)
**1848** Medizinisches Staatsexamen in Berlin (4)

**1849** Hilfsarzt bei Maximilian Jacobi in der Irrenanstalt Siegburg (5)
**1851** Assistenzarzt bei Christian Roller in der Heil- und Pflegeanstalt Illenau (6)
**1855** Leiter der fränkischen Irrenanstalt Werneck (7)
**1869** Direktor des Schweizer Kantonspitals Burghölzli (8)
**1872** Direktor der Oberbayerischen Kreisirrenanstalt in München (9)

**1886** Tod im Starnberger See bei Schloss Berg (10) – Grabstätte in München (9)

## Kindheit und Jugend in Kleve

Seit dem 11. Jahrhundert wird Kleves Stadtbild von der Schwanenburg überragt. Seither ist sie das Wahrzeichen dieser Stadt am Niederrhein. Der sagenumwobene Lohengrin, dem auch König Ludwig II. huldigte, ziert zudem das Stadtwappen Kleves. So gesehen stand bereits Bernhard Aloys Guddens Geburt unter dem Zeichen des Schwanenritters, als er am 7. Juni 1824 als dritter von sieben Söhnen des Gutsbesitzers und Bierbrauers Johann Gudden und seiner Frau Johanna Bernhardine Sophie, geb. Fritzen, das Licht der Welt erblickte.[5] Kleve zählte damals etwa 7000 Einwohner.

Gut behütet, aber auch streng erzogen wuchs Bernhard in der bürgerlich-katholischen Familie auf. Sein Stand zwischen zwei älteren und vier jüngeren Brüdern förderte sein Durchsetzungsvermögen. Wie er später selbst erzählte, „fehlte es im elterlichen Hause nie an Anregung und Gelegenheit zu ernsten, Umsicht und Entschlossenheit erfordernden Knabenunternehmungen", bei denen er mehrfach die Führungsrolle übernahm. So wuchs er in einer „die Selbständigkeit fördernden Freiheit" auf, „wie sie in kinderreichen Familien gewöhnlich dem Einzelnen zuteil wird."[6] Bernhard war ein strebsamer Schüler, dem das Lernen nicht schwer fiel. Da er den Unterrichtsstoff spielend bewältigte, durfte er das Königliche Gymnasium besuchen. Mit 19 Jahren legte er 1843 die Reifeprüfung ab, was damals eine Seltenheit war. Nur vier weitere Schüler bestanden gemeinsam mit ihm das Abitur. Die Abschlussrede auf der Abiturfeier durfte er halten.

## Studium in Bonn, Halle und Berlin

1843 studierte Gudden an der Bonner Universität zunächst Philosophie, obwohl es der Mutter lieber gewesen wäre, wenn er sich der katholischen Theologie gewidmet hätte. 1844 wandte er sich dem Medizinstudium zu. Unter anderem war es Christian Friedrich Nasse, Ordinarius für Innere Medizin, der auch psychiatrische Kenntnisse vermittelte und in Gudden das Interesse an dem damals noch keineswegs akademischen Fach Psychiatrie weckte. Als geselliger Kommilitone wurde Gudden zum Mitbegründer der Studentenverbindung „Frankonia", die als fortschrittliche und geradezu revolutionäre Gruppierung liberales Gedankengut propagierte. Er erfand den bis heute bekannten studentischen Trinkbrauch des „Salamanderreibens". Dabei werden auf Kommando die Krüge in kreisförmiger Bewegung auf dem Tisch gerieben, dann geleert und schließlich mit ihnen auf dem Tisch getrommelt, bevor sie mit einem Schlag niedergesetzt werden. Der junge Gudden war also kein Kind von Traurigkeit und soll sich sogar siebenmal duelliert haben. Auch einige Karzerstrafen wegen Ruhestörung und Beteiligung an kleineren Raufereien bekam er aufgebrummt.[7]

---

5 Hippius, Hanns: Bernhard von Gudden – Der Lebenslauf. In: Hippius, Hanns/Steinberg, Reinhard: Bernhard von Gudden. Heidelberg 2007 (S. 38) (Künftig: Hippius/Steinberg)

6 Zur Biografie Dr. B. v. Guddens sind folgende Quellen unverzichtbar: Gudden, Wolfgang: Bernhard von Gudden – Leben und Werk. Inaug.-Diss., Medizinische Fakultät der TU München, 1987 (S. 158 ff.) (Künftig: Gudden, W.). Außerdem: Hippius/Steinberg; des Weiteren: Häfner, Heinz: Ein König wird beseitigt. Ludwig II. von Bayern, München 2008 (S. 304–323) (Künftig: Häfner)

7 Gudden, W. (S. 16–31)

1846 setzte er sein Studium in Halle an der Saale fort, wo er mit einer Arbeit zum Thema „Quaestiones de Motu Oculi Humani" – „Untersuchung über die Bewegung des menschlichen Auges" – den medizinischen Doktorgrad erlangte.[8] Bereits damals befasste er sich mit dem Gehirn, den Gehirnnerven und deren Verlauf. Seine Begeisterung für die Neuroanatomie hielt das ganze Leben an. Im Revolutionsjahr 1848 schloss er in Berlin sein Studium mit dem Staatsexamen ab, das er mit Auszeichnung bestand.

## Hilfsarzt in der Irrenheilanstalt Siegburg bei Dr. Maximilian Jacobi

Im Sommer 1849 erhielt Gudden die Stelle eines Hilfsarztes an der Irrenanstalt Siegburg, die von dem Psychiater Maximilian Jacobi geleitet wurde, der als Irrenreformer großes Ansehen genoss, da er sowohl für die Versorgung psychisch Kranker wie auch für die Ausbildung der Irrenärzte Bedeutendes geleistet hatte. Die Siegburger Anstalt war 23 Jahre alt, in einem ehemaligen Benediktinerkloster untergebracht und als sanierungsbedürftiger Altbau daher „unzureichend und in seinen inneren Einrichtungen abscheulich", wie Carl Pelman in seinen Erinnerungen schrieb, da dort „noch Zwangsstuhl und Zwangsjacke in voller Macht herrschten". Es bestanden „kaum Möglichkeiten, die Kranken mit Feldarbeit zu beschäftigen. Gärten zum Spazierengehen fehlten ganz." Dennoch versuchte der immerhin schon 74-jährige Jacobi aus dieser Situation das Beste zu machen, indem er sich um Arbeitstherapie für seine Patienten bemühte, denen zwei Webstühle, ein Seilspinnapparat, eine Kegelbahn, ein Karussell, Musikinstrumente und eine Reitmaschine zur Verfügung standen. Gudden machte sich damals wohl erste Gedanken, ob die von ihm als schädlich empfundenen Zwangsmaßnahmen beim Umgang mit Geisteskranken nicht entbehrlich sein könnten.
In Siegburg bewährte sich der junge Gudden, sodass ihn Jacobi bald als seine rechte Hand bezeichnete und „sowohl in Bezug auf seine Kenntnisse und sein wissenschaftliches Streben als auch in Bezug auf seinen Charakter" voll des Lobes war.[9]

## Assistenzarzt in der Irrenheilanstalt Illenau bei Dr. Christian Roller

Es waren wohl die baulichen Zustände und die zum Teil fragwürdigen Behandlungsmethoden der Anstalt Siegburg, die Gudden veranlassten, bereits 1851 als Assistenzarzt an die großherzogliche Irren-, Heil- und Pflegeanstalt Illenau bei Baden-Baden zu wechseln, die von Christian Roller 1842 gegründet und seither geleitet wurde. Roller vertrat die moderne Ansicht, dass psychisch Kranke aus dem „krankmachenden Milieu" herausgenommen und in einer reizarmen, ländlichen und ruhigen Umgebung genesen sollten. Im Gegensatz zu Siegburg war die Illenau deshalb eine Klinik im Pavillonstil, die nach modernen Gesichtspunkten und in Anlehnung an englische Vorbilder auf einem parkähnlichen Gelände errichtet worden war. Die Patienten wohnten in hellen Räumen, erhielten angemessene Pflege und gutes Essen

8 Danek, Adrian: De Motu Oculi Humani – Guddens Dissertation von 1848. In: Hippius/ Steinberg (S. 19 – 21); Gudden, W. (S. 16–31)

9 Gudden, W. (S. 32–44)

und wurden zu Beschäftigungen in freier Natur angeleitet. Durch eine strenge Ordnung sowie durch Arbeitstherapie in der Landwirtschaft oder in Werkstätten sollten sie einer Heilung zugeführt werden. Wegen ihrer vorbildlichen Organisation und Patientenbetreuung genoss die Illenau im In- und Ausland hohes Ansehen.
Vier Jahre vertiefte Gudden in dieser Anstalt, die ihm den Weg zur modernen Psychiatrie aufzeigte, sein Wissen, als ihn ein verlockendes Angebot zu einem erneuten Wechsel drängte.[10]

## Leitung der unterfränkischen Kreisirrenanstalt Werneck

1855 übernahm Gudden, 31 Jahre jung, die Leitung der unterfränkischen Kreisirrenanstalt Werneck. Werneck war wie Siegburg zwar auch in einem Altbau untergebracht, allerdings in einer ehemaligen fürstbischöflichen Sommerresidenz. Die praktisch-organisatorische Tätigkeit in der Wernecker Anstalt, die er zu einer Musteranstalt ausbauen wollte, behagte Gudden wohl so sehr, dass er 1859 einen ersten Ruf nach München als Universitätsprofessor und Direktor der Oberbayerischen Kreisirrenanstalt ablehnte.[11]
In Werneck konnte Gudden Schritt für Schritt seine Überzeugung verwirklichen, bei der Behandlung der unruhigen psychotischen Patienten auf sämtliche Zwangsmaßnahmen zu verzichten, also „Lebensbedingungen herzustellen, bei denen der Zwang so unmerklich wie möglich wurde." Fixierung und Isolierung schränkte er auf ein Mindestmaß ein, denn „dauernde Isolierung brutalisiert und ist deshalb wenn nur irgend möglich zu vermeiden. In der Regel soll sie nur für die Zeit der Aufregung, und dann möglichst kurz in Anwendung kommen", so seine Devise. In seinem Tagesbericht von 1869 konstatiert Gudden: „Gegenwärtig ist das No-Restraint-System regelrecht durchgeführt." Dies ist umso bemerkenswerter, als bis zur Mitte des 19. Jahrhunderts in den damaligen „Zucht- und Tollhäusern" trotz einzelner Ausnahmen immer noch menschenunwürdige Zustände herrschten und Zwang und Gewalt bei der Unterbringung und Behandlung psychisch Kranker an der Tagesordnung waren. Schläge mit Ruten und Stöcken gehörten ebenso zu den geradezu folterähnlichen Maßnahmen wie das Festbinden der Kranken auf Drehstühlen, Sturzbäder mit kaltem Wasser, Zwangsstehen oder die Einreibung der Kopfhaut mit Brechweinstein, wodurch sich schmerzhafte Geschwüre bildeten. Damit glaubte man allen Ernstes die Krankheit austreiben zu können.
Die 1856 veröffentlichte Abhandlung des Engländers John Conolly (1794–1866) mit dem Titel *„The treatment of the insane without mechanical restraint"*, die 1860 in deutscher Übersetzung erschien – *„Die Behandlung der Irren ohne mechanischen Zwang"* (übersetzt von Caspar Max Brosius) –, gab entscheidende Impulse zur Überwindung dieser unhaltbaren Zustände. Das „No restraint"-Prinzip, also der „zwangfreie Umgang" mit Geisteskranken, bildete auch für Gudden seither die unumstößliche Grundlage seiner psychiatrischen Arbeit. Er setzte sich zeitlebens für eine möglichst gewaltfreie Behandlung psychisch Kranker ein, um ihnen auf diese Weise ihre Würde zu erhalten. Für ihn gab es keinen Unterschied zwischen heilbaren und unheilbaren Kranken mehr. Als Gudden 1860 Mitglied im Verein Deutscher Irrenärzte wurde, verbrei-

10 Gudden, W. (S. 44–59)
11 Bösch, Lothar: Bernhard von Gudden in Werneck (1855–1869). In: Hippius/Steinberg (S.29–36); Gudden, W. (S. 60–90)

tete er auch dort seine Ansichten über den gewaltfreien Umgang mit Kranken, den er in Werneck ausgiebig praktizierte.
Rund um das ehemalige Schloss befanden sich großzügige Parkanlagen, in denen den Kranken frische Luft und reichlich Bewegungs- und Arbeitsmöglichkeiten geboten wurden. So betätigten sich die Patienten im Haus, im Garten und in der Landwirtschaft. Gudden stellte Lehrer an, die Musik-, Zeichen- und Turnunterricht erteilten. Er organisierte für die Kranken Tagesausflüge sowie den Besuch von Konzerten und Theateraufführungen. Für entlassene Patienten wurden auf sein Drängen vom Kreistag finanzielle Mittel bereitgestellt. Insbesondere legte er Wert darauf, dass sich auch das Pflegepersonal um gewaltfreien Umgang mit den Kranken bemühte, und hielt sie, wie er betonte, zur „Achtung, Pflege und Stärkung auch des kleinsten Restes der geistigen Freiheit und der Fernhaltung aller und jeder geistigen Vergewaltigung" an. Er forderte mehr Pfleger pro Anstalt und eine bessere Bezahlung für sie, alles Forderungen, die bis heute höchst aktuell sind.
Insgesamt 14 Jahre wirkte Gudden in Werneck, und obwohl ihm die Arbeit in dieser Anstalt, wie er selbst sagte, „Freude machte", bewog den 45-Jährigen ein neues verlockendes Angebot dann doch zu einem Wechsel.

## Dr. Gudden und seine Familie

Nachdem der preußische Rheinländer Gudden nun einen angesehenen Posten innehatte, dachte er auch an die Gründung einer Familie. Im Juli 1855 heiratete er die 21-jährige Clarissa Ernestine Bernardine Voigt, eine Urenkelin des Dichters Matthias Claudius und Enkelin seines ehemaligen Siegburger Vorgesetzten Maximilian Jacobi, die er bereits in seiner Siegburger Zeit kennengelernt hatte. In Werneck gebar sie ihm von 1856 bis 1867 in rascher Folge neun Kinder, sechs Söhne und drei Töchter. Damit setzte Gudden die kinderreiche Tradition seiner Herkunftsfamilie fort.[12]
Gudden schätzte ein intaktes Familienleben. Als treu sorgendem Familienvater lag ihm und seiner Frau auch die berufliche Zukunft seiner neun Kinder sehr am Herzen. Schwer traf die Eltern der frühe Tod des ältesten Sohnes Ernst, der im Alter von 19 Jahren nach einer Typhuserkrankung an den Folgen einer Darmblutung starb. Ein weiterer Schickschalsschlag war die lebensgefährliche Brandverletzung des erst 22-jährigen Sohnes Max 1881, die nicht heilen wollte und über elf Jahre eine aufopferungsvolle Pflege erforderlich machte.[13] 1892 führten diese Verletzungen schließlich zu dessen Tod.
Wichtig war den Eltern, den Kindern stets ein Gefühl der Geborgenheit zu vermitteln. So bezeichnet Clarissa in einem Brief vom 30. Mai 1869 Werneck als eine „so lieb gewordene Heimath, wo wir unser Nest gebaut haben". Als einen der Hauptgründe für die Umsiedlung nach Burghölzli bei Zürich nennt sie als „großen Vortheil, die Kinder alle bei uns behalten zu können, indem hier für Schulen und Studienanstalten in jeder Hinsicht vortrefflich gesorgt ist [...]"[14]

12 Gudden, W. (S. 60 ff./S. 91 ff./S. 113 ff.);
13 Gudden, W. (S. 158 ff.)
14 Gudden, W (S. 91)

Gudden lebte mit seinen Angehörigen in den jeweiligen Anstalten Werneck, Burghölzli und München. Auf diese Weise hatte die ganze Familie auch Kontakt zu den Kranken, deren Wohlbefinden Gudden und seiner Frau in gleicher Weise am Herzen lag. Clarissa Gudden scheint sich nicht nur für den Haushalt und die Erziehung der Kinder eingesetzt, sondern ihren Mann auch bei seinen Pflichten als Leiter aller drei Anstalten tatkräftig unterstützt zu haben. Eine besuchende Regierungskommission in Werneck stellte fest: „Die Gattin des Dr. Gudden selbst steht in regem, freundlichen Verkehre mit den weiblichen Irren des besseren gebildeteren Standes & wirkt um so besser auf deren Heilung ein, als sie die Tochter eines Irren-Oberarztes von Siegburg u. unter Irren aufgewachsen ist."[15] Eifrig ließ sich Clarissa Gudden in viele pflegerische Aktivitäten einbinden. Sie begleitete ihren Mann auf Reisen und unterstützte ihn beim täglichen Umgang mit den psychiatrischen Patienten. Die Ehe war harmonisch und währte 31 Jahre bis zu Guddens Tod 1886. Clarissa überlebte ihren Mann um acht Jahre. Sie starb 1894 und fand im Familiengrab auf dem Münchner Ostfriedhof ihre letzte Ruhestätte.

*Die neun Kinder*

| | |
|---|---|
| Ernst (1856–1875) | starb als Medizinstudent im Alter von nur 19 Jahren nach einer Typhuserkrankung an den Folgen einer Darmblutung.[16] |
| Anna (1857–1915) | war verheiratet mit dem Psychiater und Universitätsprofessor Hubert von Grashey (1839–1914). Anna Grashey schrieb Gedichte und Skizzen in Zeitschriften und veröffentlichte das Buch „Für uns. Gedichte" im Leipziger Breitkopf & Härtel Verlag. |
| Max (1859–1893) | wurde Porträtmaler. Er zog sich 1881 bei einem Fest lebensgefährliche Verbrennungen zu, an deren Folgen er 12 Jahre später mit nur 34 Jahren starb. |
| Sophie (1860–1919) | heiratete einen Vetter und wanderte mit diesem in die USA aus. |
| Clemens (1861–1931) | war Sanitätsrat und Facharzt für Psychiatrie in Bonn. |
| Rudolf (1863–1935) | wurde ein bekannter Maler. |
| Emma (1865–1931) | war verheiratet mit Paul Ritter, der als der wichtigste Architekturmaler des deutschen Historismus gilt. |
| Hans (1866–1940) | war Prof. für Psychiatrie und Oberarzt der Münchner Universitätsklinik an der Nußbaumstraße. |
| Bernhard (1867–1957) | war künstlerisch begabt wie seine Brüder Max und Rudolf. |

Dr. Bernhard von Gudden war nicht nur Psychiater, sondern ein kunstinteressierter Mensch. Es verwundert nicht, dass sich drei seiner Söhne der Malerei zuwandten. Besonders bekannt wurde Rudolf Gudden, der entgegen dem vorherrschenden Akademiestil seiner Epoche eine unkonventionelle und freie Kunstauffassung vertrat und damit zu einem der Wegbereiter der Moderne wurde. Er zeichnete auch zahlreiche Präparate seines Vaters, die Eingang in dessen Publikationen fanden. Guddens Tochter Anna widmete sich der Poesie. Zwei der Söhne traten in die Fußstapfen des Vaters und wurden Psychiater.

15 Tagebuch über die Besichtigung der unterfränkischen Kreisirrenanstalt Werneck, geführt zu Werneck vom 19. bis 21. October 1858 durch den k. Regierungsrat v. Branca, StAM, RA 57430

16 Gudden, W. (S. 133)

## Leitung der Schweizer Kantonsirrenanstalt Burghölzli bei Zürich

1869 bekam Gudden den Ruf an die neu erbaute Kantonsirrenanstalt Burghölzli bei Zürich.[17] Dort trat er die Nachfolge von Wilhelm Griesinger an, der als bedeutender Wegbereiter der deutschen Psychiatrie galt. Besonders verlockend war, dass der Posten des Direktors mit dem Lehrstuhl und der Leitung der psychiatrischen Universitätsklinik Zürich verbunden war. Die Chance, die immer noch in den Kinderschuhen steckenden neuroanatomischen Forschungen intensivieren und unter optimalen Bedingungen im universitären Rahmen fortsetzen zu können, wollte sich Gudden nicht entgehen lassen. Seit 1870 beteiligte er sich an der Herausgabe des „Archivs für Psychiatrie und Nervenkrankheiten". In Zürich vervollkommnete er die Methode der Serienschnitte des Gehirns und baute mit dem Mechaniker Katsch das Mikrotom, mit dem dünnste Schnitte des Hirngewebes hergestellt werden konnten. Gleichzeitig mit August V. Waller entdeckte er die Degenerationsmethode, mit der Nervenbahnen im Gehirn und Rückenmark aufgedeckt werden konnten. Seine wissenschaftlichen Arbeiten über den anatomischen Aufbau des Gehirns und den Verlauf der Nervenbahnen trugen ihm großes Ansehen ein. 1883 wurde er für seine Beschreibung des gekreuzten Bahnverlaufs im Chiasma opticum mit dem „Albrecht-von-Graefe-Preis" ausgezeichnet. Guddens Erkenntnisse finden bis heute in den modernen Neurowissenschaften Anwendung, so etwa in der Computer-Tomografie (CT) und Magnet-Resonanz-Tomografie (MRT).

So hoffnungsvoll Guddens Tätigkeit in Burghölzli begonnen hatte, die fortwährende schikanöse Bevormundung durch den organisatorischen Leiter der Anstalt und ständige Querelen mit ihm verleideten ihm schon nach drei Jahren den Aufenthalt. So nahm man ihm etwa das Vorschlagsrecht für alle Angestellten, Ärzte und Verwalter. „Die Gleichstellung des ärztlichen Direktors mit einem kleinlichen und hinterlistigen Spitalverwalter am Burghölzli", so urteilt der Psychiater Konrad Akert, „wirkte sich als Hindernis für den initiativen und an großzügiges Handeln gewohnten Klinikleiter aus."[18]

Aber es gab noch einen zweiten Grund. Nach dem Ende des Deutsch-Französischen Krieges, während dem Gudden keinen Hehl aus seinem deutschen Nationalgefühl gemacht hatte, war er von der Schweiz, das zu beiden Krieg führenden Staaten Beziehungen hatte, Anfeindungen ausgesetzt. Aus diesen zwei Gründen entschloss sich Gudden, seine Tätigkeit in Zürich abzubrechen.

## Leitung der Oberbayerischen Kreisirrenanstalt München

Im Mai 1872 starb Dr. Karl August von Solbrig, der Leiter der Oberbayerischen Kreisirrenanstalt in München. Gudden bewarb sich um die freigewordene Stelle. Am 27. November 1872 kam von Ludwig II. an den Innenminister Sigmund von Pfeufer die königliche Order, Dr. Gudden sei zum ordentlichen Professor der Psychiatrie an der medizinischen Fakultät der Universität München und zum Leiter der Kreisirrenanstalt von Oberbayern in München zu

17 Akert, Konrad: Bernhard von Gudden in Zürich (1869–1872). In: Hippius/Steinberg (S. 37–42); Gudden, W. (S. 91–112)

18 Akert: In: Hippius/Steinberg (S. 38)

ernennen.[19] Damit setzte sich Gudden gegen fünf andere Bewerber durch. Doch dies geschah nicht, wie immer wieder behauptet wird, mit Protektion von Minister Lutz oder Minister Pfeufer. Es war allein „der lebhafte Wunsch" des Königs, der Dr. Gudden vorrangig als Arzt für seinen kranken Bruder Otto haben wollte, weil er ihm dafür der kompetenteste Psychiater zu sein schien. Dies belegt auch ein Schreiben des Kabinettssekretärs August von Eisenhart vom 30. November 1872 an Dr. Gudden, in dem es heißt:
„Wie Euer Hochwohlgeboren zweifellos bekannt, leidet S. kgl. Hoheit Prinz Otto seit längerer Zeit in hohem Grade an nervösen Erscheinungen verbunden mit Wahnvorstellungen, und befindet sich seit nahezu $^{3}/_{4}$ J. zu Nymphenburg in ärztlicher Behandlung, an welcher auch Ihr H. Vorgänger Prof. D. v. Solbrig regen Theil nahm. Der glänzende Ruf, welcher Ihnen als Practiker u. Gelehrter zur Seite steht, hat bei S. Majestät dem Könige den lebhaften Wunsch erweckt, daß Euer Hochwohlgeboren auch hier die Aufgabe Ihres Vorgängers übernehmen, zu der so sehr ersehnten Heilung mitwirken, deshalb periodische Besuche bei S. kgl. Hoheit machen, u. sich zu diesem Behufe baldmöglichst bei demselben melden lassen. [...] S. Majestät hegen die angenehme Erwartung, dass Euer Hochwohlgeboren in der S. Majestät so ernst berührenden Sache recht bald an's Werk gehen, u. ersuche ich Sie in allerhöchstem Auftrage, mir nach erfolgtem Besuche bei S. kgl. Hoheit über Ihre Wahrnehmungen und Anschauungen behufs Mittheilung an des Königs Majestät Bericht erstatten zu wollen."[20]
Das Jahresgehalt, das Gudden als Anstaltsleiter erhielt, belief sich auf 3600 Gulden. Dazu kamen noch 1200 Gulden für seine Hochschullehrertätigkeit, zusammen also 4800 Gulden. Als Anstaltsdirektor, Lehrstuhlinhaber an der Universität und als Kopf der Prinzenärzte – so hießen die Assistenten der psychiatrischen Klinik, die zur Betreuung des Prinzen Otto nach Schloss Fürstenried abgeordnet wurden – brachte es Gudden in nur wenigen Jahren auch in München zu großem Ansehen.
Die Kreisirrenanstalt war 1859 „Auf der Auer Lüften" errichtet worden. Gudden wohnte mit seiner Familie in der Auerfeldstraße, unmittelbar bei der Kreisirrenanstalt am heutigen Wolfgangsplatz. Auf Druck der benachbarten Anwohnerschaft musste übrigens der Stadtrat den an der Anstalt vorbeiziehenden „Irrenweg" in „Balanstraße" umbenennen.
Die Zahl der Patienten war im Lauf von nur zehn Jahren von 421 Patienten – bei Guddens Dienstantritt 1872 – auf 656 Kranke im Jahr 1882 angewachsen.[21] Eine bauliche Erweiterung war daher unumgänglich, wofür Gudden eine Million Mark bewilligt wurden. Eine weitere Zunahme an Patienten machte schließlich den Bau einer zweiten oberbayerischen Kreisirrenanstalt in Gabersee erforderlich, den Gudden 1882 in die Wege leitete.
Gemäß dem „No restraint"-Prinzip wurden die Kranken unter Aufsicht im Haus, im Garten und in der Landwirtschaft beschäftigt. Wie schon in Werneck durften sie Konzerte und Theateraufführungen besuchen. Eigens angestellte Lehrer erteilten Turn-, Musik- und Zeichenunterricht. Eine Wachstation beaufsichtigte unruhige Kranke. Für entlassene Patienten ließ Gudden vom Kreistag finanzielle Mittel bereitstellen, wodurch er zu einem der Väter der Sozialpsychiatrie wurde.

19 Steinberg, Reinhard: Bernhard von Gudden in München (1872–1886), In: Hippius/Steinberg (S. 43–52); Gudden, W. (S. 113–134)
20 Brief des Kabinettssekretärs August von Eisenhart vom 30.11.1872 an Dr. B. Gudden
21 Gudden W.: (S. 113)

Die Kreisirrenanstalt in München entwickelte sich, wie vorher schon Werneck, rasch zur Musteranstalt mit einer detaillierten Betriebsordnung, wie die folgenden Auszüge aus der Satzung des Jahres 1884 belegen:

1. *Die Krankenpflege ist ein schwerer und verantwortlicher Beruf. Wer sich ihm widmen will, muss ein Herz für die Leiden seiner Mitmenschen haben und alle Vorurteile ablegen, die noch gegen Geisteskranke bestehen.*
2. *Wie die meisten Krankheiten ohne Verschuldung sich einstellen, so kann auch die Geisteskrankheit den besten, ruhigsten und verständigsten Menschen befallen. Keiner ist unbedingt geschützt gegen diese. Die Geisteskrankheit ist eine Gehirnkrankheit, und das Gehirn kann, wie jedes andere Organ durch die verschiedensten Ursachen in seiner Thätigkeit und in seinen Bestandtheilen beschädigt werden.*
3. *Geisteskrankheiten schließen die freie Selbstbestimmung mehr oder weniger aus. Keinem Geisteskranken ist es zuzurechnen, was er tut oder unterlässt. Selbst wenn er noch so bösartig erscheint und seine Umgebung noch so sehr und vielleicht sogar mit Überlegung und Absicht reizt und quält, so ist es der Zwang der Krankheit, dem er unterliegt. Und nicht selten leiden gerade diejenigen Kranken, die am schwersten zu ertragen sind, am meisten und peinlichsten unter ihrer Krankheit.*
4. *Nicht große Muskelkräfte sind es, auf die es vorzugsweise bei der Pflege Geisteskranker ankommt. Eines einsichtsvollen, wohlwollenden und erfahrenen Pflegepersonals bedarf die Anstalt. Nur in seltensten Fällen wird es einem solchen nicht gelingen, aufgeregte Kranke durch geschickte Ablenkung zu beruhigen und Gewalttätigkeiten fernzuhalten.*
5. *Geduldig muß das Pflegepersonal sein, freundlich und gefällig gegen jeden Kranken ohne Unterschied, dabei die Rücksichten beobachten, die man dem Stande und der Bildung schuldig ist. Freundlich und geduldig gegen Kranke sich zu benehmen, die dafür empfänglich und dankbar sind, ist eine leicht zu erfüllende Aufgabe. Eine schwere Aufgabe aber ist es, freundlich und geduldig zu bleiben beispielsweise bei solchen Kranken, die gereizt und widerwärtig in ihrer Stimmung jeden Versuch, ihr Schicksal zu erleichtern, schnöde zurückweisen* [...]

Unter 13. wurde zusammengefasst:

> *... Sämtliche Bewohner der Anstalt bilden unter sich eine große Gemeinschaft. Vom Bewusstsein der Zusammengehörigkeit nach innen und außen soll sich jeder durchdrungen fühlen und seine Ehre darein setzen, mit allen Kräften seinen Wirkungskreis so auszufüllen, dass das hohe Ziel der Anstalt, die Forderung des Wohles der Kranken in möglichst vollkommener Weise erreicht werde ...*"[22]

Noch heute wären diese Forderungen der Dienstanweisung in jeder psychiatrischen Anstalt aktuell. Vom gesamten Anstaltspersonal wurden großer Kräfteeinsatz und eine hohe Verantwortungsbereitschaft gefordert. „In der Konsequenz empfahl er [Gudden] eine Verbesserung der Bedingungen des Pflegepersonals durch Schaffung von mehr Planstellen, bessere Bezahlung und verbesserten Informationsfluss zwischen Ärzten und Pflegekräften."[23]

22 Steinberg: In: Hippius/Steinberg (S. 48 f.)

23 Gudden, Wolfgang: Bernhard von Gudden und die Pflege von Geisteskranken. In: Hippius/Steinberg (S.77 f.)

# II. Psychiatrie zur Zeit Dr. Bernhard von Guddens

## Zwang und Gewalt beim Umgang mit Geisteskranken

Geisteskranke, sozial auffällige und hilfsbedürftige Personen wurden vor 1800 in der Regel unter menschenunwürdigen Bedingungen in Zucht-, Arbeits- oder Tollhäusern untergebracht und verwahrt, die nichts mit Krankenhäusern gemein hatten. Dort vegetierten sie zusammen mit Bettlern, Arbeitslosen, Prostituierten, Landstreichern, Krüppeln, Straftätern und Gewaltverbrechern vor sich hin. Ärzte gab es nicht für sie. Die Beaufsichtigung der „Irren" geschah durch sogenannte „Irrenschließer", die „Versorgung" durch „Zuchtmeister" und sogar durch Strafgefangene. Die Wärter zwangen die Patienten mit harten Strafen zu jeder ihnen irgendwie möglichen körperlichen Arbeit und ließen sie ansonsten psychisch und physisch verwahrlosen. Auch Misshandlungen durch Mitpatienten waren die Regel. Da Geisteskranke als unempfindlich gegenüber Hitze und Kälte, Hunger, Durst und Schmerzen galten, ließ man sie fast nackt, gab ihnen nur wenig zu essen und zu trinken. An manchen Orten wurden sie sogar einem zahlenden Publikum vorgeführt, z. B. im 1784 gebauten „Narrenturm" in Wien. Allerdings war dieser Bau, der mit einem Allgemeinkrankenhaus verbunden war, schon ein allererster Schritt in Richtung der zunehmenden Humanisierung der Behandlung.
Auch wenn es schon in früheren Epochen und verschiedenen Ländern Anstrengungen gab, psychische Erkrankungen menschlicher zu beurteilen, so ereignete sich eine ernst zu nehmende Psychiatriereform erst ab etwa 1790. Auslöser war unter anderem die Französische Revolution (1789–1799), die auch einen Wandel in der Einstellung gegenüber Geisteskranken mit sich brachte. 1793 erfolgte die Befreiung Geisteskranker durch den französischen Psychiater Philippe Pinel, der überzeugt war, dass diese Personen „nicht als Schuldige, sondern als Kranke zu behandeln sind, die alle Rücksicht verdienen, die man einem leidenden Menschen schuldig ist." Doch eine wirkliche Änderung in der Behandlung Geisteskranker setzte sich erst in den folgenden Jahrzehnten nach und nach durch.[24]

## Die Irrenhausreform in Bayern

In Bayern wurde 1803 die erste ärztlich geleitete bayerische Anstalt nur für psychisch Kranke eröffnet, das sogenannte „Giesinger Tollhaus". Dennoch war der Umgang mit ihnen weiterhin von Zwangsmaßnahmen geprägt.
Kurz nach der Geburt Ludwigs II. 1845 – in diesem Jahr studierte der 21-jährige Gudden an der Universität Bonn – ereignete sich von 1846 bis 1859 die „Große Irrenhausreform des Königreichs Bayern". In dieser Zeit wurden sechs Kreisirrenanstalten eröffnet: 1846 Erlangen – 1849

24 Pichot, Pierre: Bernhard von Gudden und die europäische Psychiatrie seiner Zeit. In: Hippius/Steinberg (S. 9–14)

Irrsee – 1852 Karthaus-Prüll – 1855 Werneck (erster Leiter und Gestalter war Dr. Gudden) – 1858 Klingenmünster (Pfalz) – 1859 München (auf der Auer Lüften/ Haidhausen), deren zweiter Leiter Dr. Gudden war.
Trotz aller Fortschritte in der Behandlung psychisch kranker Menschen gab es an den Universitäten innerhalb der medizinischen Fakultäten gegen das Fach „Psychiatrie" noch bis Ende des 19. Jh. erhebliche Widerstände. Als junger Fachbereich wurde er noch nicht ernst genommen. So kam es, dass erst 1902 die Psychiatrie Prüfungsfach im medizinischen Staatsexamen wurde.[25] Heinz Häfner nennt das „Krankheitswissen" der Psychiatrie und ihr „Instrumentarium zur Versorgung und Behandlung der Kranken zur Lebenszeit Ludwigs II. [...] nicht gerade ermutigend. Eher" bestehe schon „Anlass zu ernsthaften Bedenken gegenüber den wissenschaftlichen bzw. erfahrungsgesicherten Erkenntnissen der Psychiatrie, die zur verlässlichen Beurteilung des psychischen Zustandes König Ludwigs II. notwendig gewesen wären."[26]

## Die Schule der Psychiker und die Schule der Somatiker

Das 19. Jahrhundert war beherrscht von Auseinandersetzungen zwischen Psychikern und Somatikern, die mit ideologischem Eifer ausgetragen wurden.

*Die Psychiker* waren der romantisch-religiösen Ansicht, ein ungesunder Lebenswandel würde psychische Probleme bzw. Geisteskrankheiten verursachen. „Der Mensch hat es sich jederzeit selbst zuzuschreiben, wenn er melancholisch, verrückt, wahnsinnig usw. wird: denn er hat das köstlichste Gut seines Lebens, die Freiheit, im Widerspruche gegen das Gesetz derselben, dessen er sich gar wohl bewusst ist, nicht bewahrt", so die Ansicht des damals bekannten Psychiaters Johann Christian August Heinroth (1773–1843). Die Psychiker sahen Geisteskrankheiten demnach als Erkrankung der Seele an, also ausschließlich als Folge einer sündhaften Lebensweise. Dadurch bringe sich der Mensch selbst in die Situation, dass sein Geist zerrüttet wird. Therapiert wurde er deshalb mit brutalen körperlichen Methoden, deren Zweck es war, die Seele zu erschüttern und sie wieder ins Gleichgewicht zu bringen. Mit Gewalt wollte man die Psyche „zur Vernunft bringen" und sie „von ihren Tollheiten heilen". Von „Pflege" konnte dabei keine Rede sein.
Übliche Maßnahmen in den Anstalten waren deshalb die „Behandlung" mit Folterwerkzeugen wie Ruten, Stöcken und Peitschen. Auf dem Drehstuhl wurden die Kranken so lange gedreht, bis ihnen Blut aus Mund und Nase lief oder sie das Bewusstsein verloren. Auch Schockkuren kamen zum Einsatz, etwa das Schnee- oder Sturzbad, d. h. Eintauchen in eiskaltes Wasser, das Zwangsstehen bis zur Erschöpfung, außerdem Brech- und Abführmittel oder Hungerkuren, das Auspeitschen mit Nesseln oder die Einreibung der Kopfhaut mit Substanzen wie z. B. Brechweinstein, die schmerzhafte eitrige Geschwüre hervorriefen. Auch Senfpflaster und glühende Eisen kamen zum Einsatz. Doch mit solchen grausamen Methoden wurden die Leiden nicht gelindert. Im Gegenteil, sie verschlimmerten sich und anfänglich heilbare Patienten wurden dadurch zu unheilbar Geisteskranken.

25 Häfner (S. 289 f.)
26 Häfner (S. 303)

Für die *Somatiker* waren die Symptome von Geisteskranken jedoch nicht Ursache eines lasterhaften Lebenswandels, sondern somatisch bedingt, also etwa durch Verletzung oder organische Erkrankungen des Gehirns. Sie waren der naturwissenschaftlich geprägten Ansicht, dass psychische und geistige Krankheiten stets körperliche Ursachen haben, die durch Störungen von Gehirnfunktionen bedingt sind. Diese bemühte man sich zu erforschen, um die Beschwerden zu lindern oder vielleicht gar zu heilen. In den nun eingerichteten Irrenhäusern und Irrenanstalten wurde aus den bisher ausgegrenzten „Irren" Kranke mit einem Rechtsanspruch auf ärztliche Hilfe. Mit dieser Veränderung kamen auch die deutschen Psychiater, die noch um die Anerkennung ihres Faches als eigenständige medizinische Disziplin kämpfen mussten, nach und nach zu höherem Ansehen.
Auch Dr. Gudden vertrat die Ansicht der Somatiker, weshalb er sich intensiv der neuroanatomischen Forschung widmete, um die Ursachen für geistige Störungen im Gehirn zu lokalisieren. Bereits in seiner Dissertation „*Quaestiones de motu oculi humani*" – „*Untersuchungen über die Bewegung des menschlichen Auges*" – hatte er sich mit Neuroanatomie befasst. In späteren Jahren wurde dieser Bereich zu seinem Forschungsschwerpunkt. Seine Arbeiten über den anatomischen Aufbau des Gehirns und den Verlauf der Nervenbahnen beschäftigten ihn ein Leben lang.

## Das „No restraint"-Prinzip und der Beginn der neuroanatomischen Forschung

Johann Gottfried Langermann (1768–1832) und Wilhelm Griesinger (1817–1868) waren die ersten deutschen Psychiater, die sich für eine gewaltfreie Behandlung psychisch Kranker aussprachen. Langermann bemühte sich als Direktor der Entbindungs- und Irrenanstalt St. Georgen bei Bayreuth bereits 1805, dieses Haus in eine „psychische Heilanstalt für Geisteskranke" umzuwandeln. Auch wenn er die Kranken von ihren Ketten befreite, konnte er sich jedoch noch nicht ganz von „moralischen" Behandlungsprinzipien lösen, weshalb es auch in seiner Anstalt noch zu Züchtigungen der Kranken kam.
Wilhelm Griesinger veröffentlichte 1845 sein Hauptwerk „*Die Pathologie und Therapie der psychischen Krankheiten*"[27], in dem er gleich auf der ersten Seite die psychischen Krankheiten als Erkrankungen des Gehirns bezeichnete. Als Leiter der Klinik für Innere Medizin in Zürich entwickelte er 1860 den Plan für den Bau einer modernen Irrenanstalt im Kanton Zürich, der 1865 umgesetzt wurde. Die Eröffnung der Klinik Burghölzli fand 1870 statt. Ihr erster Direktor war Dr. Gudden, der seine Leitungsfunktion mit einer Lehrtätigkeit an der Universität Zürich verband.
Ebenso prangerte Christian Friedrich Wilhelm Roller (1802–1878) die unwürdigen Zustände in Zucht- und Tollhäusern an. Bereits 1830 hatte er in seinem Buch „*Die Irrenanstalt nach allen ihren Beziehungen*"[28] einen Entwurf der späteren Reformanstalt Illenau vorgelegt. Darin unterbreitete er Vorschläge zur Neuordnung und Humanisierung der psychiatrischen Versorgung,

27 Griesinger, Wilhelm: Die Pathologie und Therapie der psychischen Krankheiten. Braunschweig, 4. Aufl. 1876
28 Roller, Christian Friedrich Wilhelm: Die Irrenanstalt in all ihren Beziehungen. Karlsruhe 1831

die er 1842 als erster Leiter der Irrenanstalt Illenau zu verwirklichen suchte. Nun brachte man die Kranken in Häusern mit ruhiger Atmosphäre unter, in denen auf Zwang und Gewalt verzichtet und stattdessen mit humaneren Behandlungsprinzipien experimentiert werden sollte. So durften sich die Patienten in Handwerk und Landwirtschaft betätigen. Dem Krankenhaus waren zu diesem Zweck geeignete Gärten, Parks und Höfe angeschlossen. Dies erlebte ab 1851 auch Rollers Assistent Bernhard Gudden. Nun war deutlicher als bisher eine Tendenz zur zwangsfreien Behandlung psychisch Kranker bemerkbar.

Ausgelöst wurde die „No restraint"- Bewegung durch die Engländer Robert Gardiner Hill und John Conolly, der 1856 damit an die Öffentlichkeit trat. Gudden war sofort ein Anhänger des „Zwangfreien Umgangs mit geistig Kranken", der seither sein psychiatrisches Handeln bestimmte. Damit jedoch kein falscher Eindruck entsteht, auch wenn sich „die aus dem gesellschaftlichen Umsturz entsprungene Bewegung des humanitären Umgangs mit Geisteskranken [...] auf ideeller Ebene in den mitteleuropäischen Staaten und England rasch ausgebreitet" hat, so urteilt Heinz Häfner, „die Umsetzung in die Alltagsrealität der Irrenhäuser scheiterte" vielfach „an der Hilflosigkeit der Ärzte. Der Mangel an Wissen über Ursachen und Behandlungsmöglichkeiten der großen psychischen Erkrankungen ließ die Psychiatrie im 19. Jahrhundert wieder zurückfallen auf die Maßnahmen des Wegsperrens und der Disziplinierung der Insassen, die das Programm der Zucht- und Arbeitshäuser bestimmt hatten."[29]

Der Wille, die Kranken menschenwürdig zu behandeln, scheiterte also trotz zahlreicher positiver Bemühungen immer wieder an den noch eingeschränkten psychiatrischen Kenntissen der damaligen Zeit.

Besondere Verdienste erwarb sich Gudden als einer der herausragenden frühen Neuroanatomen. Seine Forschungsarbeiten trugen neue Erkenntnisse über das Schädelwachstum, den Aufbau und die Funktion des Gehirns bei. Er suchte morphologische Veränderungen der Hirnanatomie als sichtbare Entsprechung psychisch-geistiger Auffälligkeiten und Leiden nachzuweisen.

29 Häfner (S. 288)

# III. Die fünf Rollen des Dr. Bernhard von Gudden

## Gespaltene Meinungen über Dr. Gudden

Die Einstellung der Öffentlichkeit zu Dr. von Gudden begann sich erst seit dem Tod Ludwigs II. zu spalten.
Die einen reduzieren ihn seither ausschließlich auf seine Rolle als Gutachter Ludwigs II., verurteilen ihn wegen dieser Tätigkeit und nennen ihn eine „Unperson". Für sie besteht Guddens Leben im Wesentlichen nur aus den sechs Tagen vom 8. Juni bis zum 13. Juni 1886. Seine vorausgegangenen 62 Lebensjahre werden ausgeblendet.
Die anderen blicken vor allem auf die 62 Lebensjahre Guddens, in denen er erfolgreich als Psychiater, Forscher, Anstaltsleiter und Hochschullehrer wirkte, während sie seine Gutachtertätigkeit mehr als bedauerliche Randerscheinung am Lebensende erachten.
Einige aber haben beide Seiten dieses Psychiaters im Blickfeld, das 62 Jahre währende Leben eines fortschrittlichen und auf das Patientenwohl bedachten Psychiaters der Vor-Freud-Zeit, aber auch seine bis heute umstrittene Gutachtertätigkeit am Ende des Lebens.
Heute besteht zumindest bezüglich folgender beruflicher Aktivitäten Guddens größtenteils positiver Konsens.

## Dr. Gudden, ein fortschrittlicher Psychiater

Schon als Hilfsarzt in der Irrenanstalt Siegburg 1849 fiel Gudden durch seine engagierte Mitarbeit auf. Bereits nach kurzer Zeit wurde er die rechte Hand des Psychiaters Maximilian Jacobi, der „die Kenntnisse und das wissenschaftliche Streben" sowie „den lauteren Charakter" Guddens lobte. Auch als Assistenzarzt in der Irrenanstalt Illenau genoss er rasch das Ansehen Christian Rollers, der ihm eine „reiche und gründliche ärztliche Bildung" attestierte. Er sei „von der Wichtigkeit des psychiatrischen Berufes durchdrungen." Guddens guter Ruf begünstigte seine rasche Karriere. Bald war er auch ein energischer Verfechter der „No restraint"-Bewegung, also der zwangsfreien Behandlung Geisteskranker. In den von ihm formulierten Dienstanweisungen spiegeln sich seine Auffassungen von einem humanen Umgang der Ärzte und des Pflegepersonals mit den Patienten wider. Guddens Schüler Dr. Ernst Rehm bescheinigte seinem Lehrer „die für den Arzt und besonders für den Irrenarzt wichtigste Eigenschaft einer großen Herzensgüte, die ihn befähigte, mit größter Geduld die Leiden und Beschwerden seiner Kranken anzuhören."[30] Auch Guddens Hinweise in der Dienstanweisung für das Pflegepersonal der Kreisirrenanstalt München sprechen für diese Einstellung. Darin forderte er, dass jeder, der mit Geisteskranken umgeht, „ein Herz für deren Leiden" haben und „alle Vorur-

30 Rehm, Ernst: König Ludwig II. und Prof. Dr. Gudden. Psychiatrisch-Neurologische Wochenschrift 38. Halle 1936 (S. 568–571); zitiert nach Häfner (S.315)

theile ablegen" müsse, „die noch gegen Geisteskranke bestehen". Deshalb „bedarf die Anstalt eines einsichtsvollen, wohlwollenden und erfahrenen Pflegepersonals", das „geduldig, freundlich und gefällig gegen jeden Kranken ohne Unterschied" sein muss.[31] Es ist anzunehmen, dass sich Gudden bemühte, diesen von ihm gestellten Anforderungen auch selbst gerecht zu werden.

## Dr. Gudden, ein gewissenhafter Forscher

Schon in Werneck arbeitete Gudden pathologisch-anatomisch, doch „die ersten Anfänge einer wirklich exakten, auf experimentell-anatomische Eingriffe sich stützende Faseranatomie [gehen] auf die Züricher Zeit Guddens zurück."[32] Den Höhepunkt seiner neuroanatomischen Forschung erreichte er in München. Unter seiner Leitung „hatte die Münchener Klinik mit den wissenschaftlichen Schwerpunkten der speziesvergleichenden und der experimentellen Neuroanatomie und Neurohistologie einen hervorragenden internationalen Ruf. Gudden beschrieb als Erster verschiedene Faserzüge im Gehirn. [...] Er untersuchte im Tierexperiment die Folgen der Exstirpation [operativen Entfernung] von Sinnesorganen und von Läsionen [Verletzungen] in umschriebenen Hirnregionen beim neugeborenen Tier. Er entwickelte damit (parallel zu A. Waller) die Methode der retrograden Degeneration [Rückbildung]. Zusammen mit Mitarbeitern (u.a. A.Forel) und dem Gerätebauer Katsch konstruierte er ein modernes Mikrotom, mit dem sich erstmals [dünnste] Serienschnitte von Gehirngewebe herstellen ließen. [...] Sein – schon während seiner Tätigkeit in Werneck und Zürich begründeter – Ruf als Arzt und Wissenschaftler wuchs in seiner Münchener Zeit so, dass viele junge Forscher und Ärzte bei ihm arbeiten wollten."[33]

Ärztliche Kollegen bescheinigten Gudden in seinem Tun „eisernen Fleiß und peinlichste Gewissenhaftigkeit".

Heinz Häfner bestätigt, dass „Gudden zur Spitzengruppe der wenigen deutschen Neuroanatomen seiner Zeit"[34] zählte. „Wenn man das Forschungsfeld von Guddens als Neuroanatomie und -pathologie bezeichnet", so Häfner, „war er ein gewissenhafter neuroanatomischer Forscher. Nach dem Bericht seines Schwiegersohns, Prof. Hubert von Grashey, damals Lehrstuhlinhaber in Würzburg, untersuchte er neuroanatomisch ‚Hekatomben von Thieren'. Sein Schüler Kraepelin berichtete, dass sich das ganze wissenschaftliche Streben von Guddens mit nie erlahmender Tatkraft auf das Kaninchenhirn richtete."[35]

Auch als wissenschaftlicher Publizist tat sich Gudden hervor, indem er seine neuroanatomischen Forschungsergebnisse veröffentlichte. „Er sprach und schrieb ungemein knapp und sachlich", urteilte Emil Kraepelin, „und verschmähte alles schmückende, aufputzende Beiwerk. Leider hat seine Abneigung gegen vorschnelle Veröffentlichung die überaus traurige

31 Hippius, H./Möller H.-J. u. a. (Hrsg.): Die Psychiatrische Klinik der Universität München 1904–2004. Heidelberg 2005 (S. 29) (Künftig: Hippius/Möller)

32 Akert: In: Hippius/Steinberg (S. 38)

33 Hippius: In: Hippius/Steinberg (S.8)

34 Häfner (S. 322)

35 Nachricht von Prof. Heinz Häfner an A. Schweiggert vom 11.9.2013;

Folge gehabt, dass wohl der bei weitem größte und wichtigste Teil seines eindringlichen Wissens unwiederbringlich mit ihm verlorengegangen ist."[36] Vereinigt sind Guddens Publikationen in den von seinem Schwiegersohn Hubert Grashey 1889 im Folioformat posthum herausgegebenen „Gesammelten und hinterlassenen Abhandlungen", die – neben anderen Beiträgen – 22 Arbeiten zur Neuroanatomie enthalten und denen zahlreiche, akribisch genaue Anatomiezeichnungen seines Sohnes Rudolf Gudden beigefügt sind.

## Dr. Gudden, ein humanitärer Anstaltsleiter

Geschult von den angesehenen Lehrern Dr. Jacobi und Dr. Roller, bekam Gudden die Leitung der fränkischen Irrenanstalt Werneck anvertraut, die sich unter seiner kompetenten Führung rasch zu einer Musteranstalt entwickelte. Auch in der kurzen Zeit, in der er die Schweizer Irrenanstalt Burghölzli leitete, wo er sich energisch, wenn auch erfolglos gegen einen „kleinlichen und hinterlistigen Spitalverwalter"[37] durchzusetzen versuchte, leistete er Herausragendes, was ihm schließlich großes Ansehen und die Leitungsposition der Oberbayerischen Kreisirrenanstalt in München eintrug.
Als Anstaltsleiter war Gudden streng gegenüber sich selbst, aber ebenso gegenüber dem Pflegepersonal. Seine Erkenntnisse zu in Irrenanstalten häufig anzutreffenden Auffälligkeiten, wie Ohrblutgeschwülste und Rippenbrüche bei Geisteskranken sowie das Wundliegen bei allen chronisch Bettlägerigen, wurden lebhaft diskutiert. Er entlarvte sie als Folgen eines unsachgemäßen Umgangs mit den Patienten und sorgte dafür, dass Gewalteinwirkungen gegen die Kranken durch die Pfleger unterblieben. Nach Heinz Häfner verdient diese „Forschungsleistung Guddens [...] besonders hevorgehoben zu werden, da sie der *Humanisierung der Psychiatrie* diente."[38] Gudden „hatte sich entschlossen", so Häfner, „von seinem Vorgänger, dem Lehrstuhlinhaber in Zürich, Wilhelm Griesinger, die No-restraint-Bewegung zu übernehmen und energisch zu vertreten. Das brachte eine im Vergleich zur Mehrheit seiner psychiatrischen Kollegen wesentlich humanere Behandlung für Anstaltsinsassen mit sich. Man muss allerdings sehen, dass diese Reformbereitschaft Grenzen hatte. Kraepelin berichtete beispielsweise, dass einzelne erregte Kranke in Einzelzellen länger als ein Jahr gehalten wurden."[39]
Gleichwohl bemühte sich Gudden mit Erfolg, die von ihm geführten Anstalten stets zu „Musteranstalten" auszubauen, in denen ein zwangsfreier Umgang den Alltag dominierte. Als unerbittlicher Anwalt seiner Patienten setzte er sich für mehr Pflegepersonal ein und für eine bessere Bezahlung aller Mitarbeiter.

---

36 Kraepelin, Emil: Lebenserinnerungen. Herausgegeben von Hanns Hippius. Berlin/Heidelberg 1983 (S. 16 f.) (Künftig: Kraepelin)

37 Akert: In: Hippius/Steinberg (S.38)

38 Häfner (S. 310)

39 Nachricht von Häfner an A. Schweiggert vom 11.9.2013

## Dr. Gudden, ein geschätzter Lehrer

Guddens Tätigkeit als Hochschullehrer muss im Hinblick auf das Ende des 19. Jahrhunderts bewertet werden, da „zu seiner Zeit die Psychiatrie noch kein Prüfungsfach im Medizinstudium war und eine Pflicht zur Wahrnehmung psychiatrischer Unterrichtsveranstaltungen noch nicht bestand", so Heinz Häfner. „Die Vorlesungstätigkeit beschränkte sich deshalb auf Vorlesungen für einen kleinen Kreis künftiger Amtsärzte. Mit Aufgabe und Wirkung eines Hochschullehrers für Psychiatrie und ihre Teildisziplinen, wie sie nach 1904 verbindlich waren, ist sie daher nicht vergleichbar."[40]

Gudden war nach dem Urteil von Schülern ein fesselnder Hochschullehrer, der seinen Studenten die Lust am wissenschaftlichen Arbeiten vermittelte. Die Förderung junger Wissenschaftler war ihm ein besonderes Anliegen. Er „verstand es, jüngere zu begeistern. Seine Vorlesungen wurden als originell und fesselnd beschrieben."[41] Seine Darlegungen waren lebendig und verständlich. Zu seinen Schülern zählten so hervorragende Psychiater wie August Forel, Sigbert Ganser oder Emil Kraepelin. Gudden wird daher sogar als Begründer der „Münchner Schule der Psychiatrie" bezeichnet. Studenten und Assistenzärzte äußerten sich über ihren Lehrer mit Respekt und Bewunderung. Kraepelin, der Gudden in München kennenlernte, schildert ihn „im Dienste streng, ja hart", schreibt über ihn aber auch Folgendes:

„In seinen Zügen sprach sich Beobachtungsgabe und nachhaltige Tatkraft aus. Sein Wesen war durchaus natürlich, ganz frei von jeder Selbstgefälligkeit; im Verkehr mit uns fehlte bei aller Strenge der dienstlichen Verantwortlichkeit und Unterordnung völlig der Vorgesetztenton. Da wir alle im gleichen engen Raume unsere dienstlichen Angelegenheiten zu erledigen hatten, liebte er es, in einer Pause bei der Zigarre mit uns zu plaudern, vorwiegend über die ihm naheliegenden wissenschaftlichen Fragen, aber auch über alle möglichen anderen Dinge. Er vertrug ohne weiteres jeden Widerspruch und ließ immer nur sachliche Gründe gelten. Einen besonderen Reiz boten diese ungezwungenen Unterhaltungen durch seinen häufig hervortretenden überlegenen Humor, mit dem er Menschlichkeiten aller Art zu behandeln pflegte. Für die bildende Kunst hatte er lebhaftes Interesse und ein feines Verständnis. Ein Fest für uns war es, wenn er, was gar nicht selten geschah, einer Einladung zum abendlichen Zusammensein bei einem Kollegen folgte. Wir pflegten dann für kalte Speisen zu sorgen, während die so genannten Prinzenärzte aus ihren reichlichen Vorräten den Wein stellten. Die sich meist sehr lange fortsetzende Unterhaltung war stets für uns alle äußerst anregend. Gudden war überall, wo er erschien, ungewollter Mittelpunkt der Tafelrunde. [...]"[42]

In seinem Nachruf auf Dr. Gudden rühmte der Berliner Psychiater Heinrich Laehr die „hohe Blüthe, deren sich das Irrenwesen Bayerns erfreut." Gudden habe „die Kreisirrenanstalt [München] zu einem international beachteten hirnpathologischen Forschungszentrum entwickelt, das in der zweiten Hälfte des 19. Jahrhunderts die wesentliche Grundlagenwissenschaft der Psychiatrie leistete." Guddens „Assistenten August Forel, Franz Nissl und Emil Kraepelin wurden auf neuropathologischem, experimentalpsychologischem und klinisch-nosologischem Gebiet richtungsweisend und bestimmten international die psychiatrische Wissenschaft bis

40 Nachricht von Häfner an A. Schweiggert vom 11.9.2013

41 Hippius: In: Hippius/Steinberg (S. 5)

42 Steinberg: In: Hippius/Steinberg (S. 50)

in die erste Hälfte des 20. Jahrhunderts. München entwickelte sich damit neben Wien, Zürich und Berlin zum bedeutendsten akademischen Standort der Psychiatrie."[43]

## Kritische Stimmen über Dr. Gudden

Auch wenn Gudden im Urteil von ärztlichen Kollegen vorrangig positiv abschneidet und „von einzelnen Schülern aus der Zeit und von interessierten Zeitgenossen auch heute noch ganz oder wenigstens andeutungsweise behauptet wird, Gudden sei ein einfühlsamer Psychiater gewesen", so bemerkt Heinz Häfner, existieren doch auch „tragfähige Aussagen", die dieses Urteil etwas relativieren. Danach werden ihm folgende zum Teil widersprüchliche Eigenschaften zuerkannt. Sie betreffen seine Rollen als Psychiater, Forscher, Anstaltsleiter, Hochschullehrer und Gutachter, sind aber auch rollenübergreifend zu sehen. Bezeichnet der eine Gudden als „selbstbewusst", ist diese Eigenschaft in den Augen eines anderen ein Zeichen von „Überheblichkeit". Wird Gudden von jemandem als „kämpferisch" beschrieben, nennt diese Eigenart ein anderer „machtbesessen". Und „eigenwillig" lässt sich rasch als „eigensinnig" umdeuten. Wie man sieht, wandelt sich auf diese Weise eine positive Eigenschaft je nach Sichtweise und subjektivem Empfinden rasch zu einer negativen. Das gilt es bei der folgenden Übersicht zu berücksichtigen.

| **Psychiater** | **Forscher** | **Anstaltsleiter** | **Lehrer** | **Gutachter** |
|---|---|---|---|---|
| *positiv* | *positiv* | *positiv* | *positiv* | *positiv* |
| verlässlich | sehr fleißig | fürsorglich | freundlich | besonnen |
| tolerant | penibel genau | mitfühlend | humorvoll | gewissenhaft |
| kollegial | strebsam | patientenorientiert | fesselnder | eigenwillig |
| selbstbewusst | offen | kämpferisch | Redner | korrekt |
| *negativ* | *negativ* | *negativ* | *negativ* | *negativ* |
| egoistisch | nur neurologisch | nachlässig | überheblich | unerfahren |
| berechnend | interessiert | despotisch | selbstgerecht | unverantwortlich |
| nachtragend | karrieresüchtig | machtbesessen | unordentlich | beeinflussbar |
| eigensinnig | ehrgeizig | obrigkeitshörig | überstreng | bestechlich |

Welche Kritik Gudden von Assistenzärzten erfuhr, zeigt beispielsweise ein Urteil Emil Kraepelins über seinen Lehrer. Für Gudden, sei „der einzige Zugang zu dem Labyrinth der Psychiatrie die in alle Feinheiten des Hirnbaues eindringende anatomische Zergliederung, nicht aber die trügerische, von tausend Fehlerquellen durchzogene klinische Beobachtung [44] [...] den feinen Unterschieden des seelischen Verhaltens nachzugehen, stand er durchaus ablehnend und zweifelnd gegenüber: den dahin zielenden Fragen wich er mit der immer wiederholten

43 Burgmair, Wolfgang/Weber Matthias M.: Die Psychiatrie in Bayern in der Regierungszeit König Ludwigs II. In: Peter, Wolf/et al. (Hrsg.): Götterdämmerung. König Ludwig II. und seine Zeit. Aufsätze. Augsburg 2011 (S. 65 ff.) (Künftig: Burgmair/Weber: In: Götterdämmerung – Aufsätze)

44 Kraepelin (S. 16)

Antwort: ‚Ich weiß es nicht' aus. Er überließ das den ‚sublimen' Köpfen."[45] Kraepelin bezweifelte also, allein durch eine einseitig tierexperimentell-neuroanatomische Orientierung, wie sie seiner Ansicht nach bei Dr. Gudden vorlag, den Ursachen für Geisteskrankheiten auf die Spur kommen zu können.

Besonders heftig fiel ein gereimtes Urteil des Dichters Oskar Panizza aus, der von 1882 bis 1884 unter Gudden Assistenzarzt an der Oberbayerischen Kreisirrenanstalt in München war. Er hinterließ das folgende recht drastisch formulierte Gedicht: „An Gudden

Du hast an Hunden und Katzen operiret / Kaninchen hast Du manches geschlachtet / Das junge Thier, wie hast Du es verachtet / Mit derber Faust die Kehl ihm zugeschnüret. / Am Hirn, an jenem Sphinx hast Du gerühret, / Und vor Dir sank das Leben hin umnachtet. / Du hast es als Dein Meisterwerk erachtet / Vor Ehrgeiz und vor düstrem Drang verführet, – / Doch ich, ich bin kein Hund und keine Katze / Instmahl Hunden ich hab schon gelitten – / Wie bin ich in Deinen Stall gekommen? / In meinen Nacken schlugst Du Deine Tatzen / Hast zwischen Deine Messer mich genommen / Und aus meiner Brust mein rotes Herz geschnitten. / Und meinen Kopf hast Du mir abgeschnitten! / Und hast mir aus der Brust das Herz geschnitten."[46]

Dazu muss man allerdings wissen, dass Oskar Panizza eine überempfindliche, in späteren Jahren psychisch kranke Person war, dem die damals üblichen und als notwendig erachteten Tierversuche ein Gräuel waren und der Guddens strenge Haltung im Dienst wohl nicht verkraftete. Panizzas Verhältnis zu Gudden, der von seinen Assistenzärzten viel forderte, war bald derart gespannt, dass er nach zwei Jahren infolge seiner angeschlagenen Gesundheit kündigte. Nach schweren psychischen Krisen mit depressiven Schüben, Suizidversuchen, Halluzinationen und Verfolgungswahn wurde Panizza zu einem menschenscheuen Sonderling. 1904 bat er selbst um Aufnahme in eine Irrenanstalt. Als „Ein Poet, der umsunst gelebt hat", so der Titel eines seiner letzten Gedichte, starb er in Bayreuth in einer Heilanstalt.

August Forel, auch er ein Gudden-Schüler, charakterisierte seinen Lehrer als „ein sonderbares Gemisch von Genialität und anderen, weniger guten Eigenschaften [...] Stellt man einen Haufen der größten Widersprüche und Gegensätze zusammen, so kann sich ein Gudden daraus ergeben. [...] Mit seinen Kranken zeigte er eine Geduld und Güte, die oft geradezu grenzenlos war und mich in Staunen und Bewunderung versetzte. Daneben konnte er häufig wieder die kalte Rücksichtslosigkeit selbst sein. [...] Er kannte die Erfordernisse der Leitung einer Irrenanstalt ganz genau, und man konnte darüber von ihm viel Richtiges und Beherzigenswertes vernehmen, aber in der Praxis war er von einer ungeheuren Unordnung und ließ alles gehen, wie es wollte [...] Übrigens hatte er in diese seine Schwäche selbst Einsicht und sagte oft von sich ärgerlich: ‚Jede meiner Unordnungen rächt sich bitter.'"[47] Forels Kritik lässt sich jedoch auf eine Angelegenheit zurückführen, infolge der er nicht gut auf Gudden zu sprechen war. Als Forel nämlich „bereits Chefarzt und Ordinarius für Psychiatrie am Burghölzli war, gelang es Gudden, einen Assistenten abzuwerben, von dem Forel gehofft hatte, dass er zu ihm nach Zürich käme. Es ging um die Anstellung des Dr. Müller, von dem in der Geschichte des

45 Kraepelin (S.15)

46 Müller, J: Oskar Panizza – Versuch einer immanenten Interpretation. Dissertation 1990, Julius-Maximilians-Universität Würzburg. Zitiert nach Danek, Adrian: Bernhard von Gudden und seine Münchner Schule der Neuroanatomie und Psychiatrie. Manuskript eines Vortrags 8.8.2011 (S. 5)

47 Forel, August: Rückblick auf mein Leben. Zürich 1935 (S. 75 f.)

gemeinsamen Todes von König Ludwig II. und Professor Gudden später die Rede war. Da Forel in seiner Autobiographie zugibt, dass sein Urteil über andere Menschen ‚häufig viel zu voreilig und zu scharf gewesen sei', darf man wohl seine Bemerkung über Gudden nicht zum Nennwert nehmen."[48]

Dr. Gustav Huguenin, Guddens Assistentzarzt in Burghölzli, nannte Gudden einen „vortrefflichen Psychiater, besten Organisator, aber schlechten Professor". Huguenin kritisierte Guddens „Reglement [...], das an germanischer Unverschämtheit alles Dagewesene hinter sich läßt. Ein barer [...] Monarchismus soll da eingeführt werden, gegen den eine kleine deutsche Duodezmonarchie Kinderspiel ist. Der Regierungsrat will aber davon nichts wissen, streicht ihm Punkt für Punkt, so daß der gute Mann grün und gelb vor Ärger wird [...]". Auch „Huguenin hat möglicherweise aus einer gewissen Voreingenommenheit geurteilt. Er verstand sich mit Gudden nicht besonders gut",[49] konstatierte Heinz Häfner. Der Grund für Guddens bestimmendes Auftreten in Burhölzli war übrigens, dass er als selbstbewusster Anstaltsleiter nicht bereit war, sich in seinem ärztlichen Handeln durch kleinliche Vorschriften eines missgünstig eingestellten Verwalters bevormunden zu lassen.

Alle Charakterisierungen, dies sei nochmals betont, basieren auf den jeweils positiven oder negativen individuellen Erfahrungen, welche die Beurteiler beim Kontakt mit Dr. Gudden machten, sowie auf den subjektiven Empfindungen, die sie im Umgang mit ihm hatten. Es gab und gibt wohl keine exponierte Persönlichkeit, die im Urteil von Zeitgenossen ausschließlich positive Bewertungen erfährt. Problematisch ist es allerdings, nur negative Urteile für bare Münze zu nehmen. Sowohl bei Gudden wie auch bei Ludwig II. darf, wie bei jeder herausragenden Persönlichkeit, von einem „Gemisch von Genialität und anderen, weniger guten Eigenschaften" ausgegangen werden. In beiden bündelten sich „Widersprüche und Gegensätze".

Dies betrifft insbesondere Guddens fünfte Rolle, die des Gutachters, die bis heute heftig umstritten ist. So bezeichnet etwa Heinz Häfner Gudden als „inkompetenten Gutachter"[50] und dies zu einer Zeit, als die forensisch-psychiatrische Tätigkeit aus realer Notwendigkeit bereits entwickelt und „der Standard psychiatrisch-forensischer Begutachtung durch das für viele Jahrzehnte Normen setzende Lehrbuch von Krafft-Ebing in der Disziplin begründet worden" war. „Man kann also nicht davon ausgehen", so Häfner, „dass von Gudden als Lehrstuhlinhaber für Psychiatrie und als persönlicher Freund von Prof. Krafft-Ebing das Lehrbuch nicht gekannt hat."[51]

Gerade im Hinblick auf seine Rolle als Gutachter verdient Gudden in den folgenden Kapiteln eine differenzierte Beurteilung unter verschiedenen Aspekten.

---

48 Akert, In: Hippius/Steinberg (S. 40)

49 Häfner (S. 309, Fußnote 23)

50 Häfner (S. 289 f.) Darin kritische Anmerkungen zu Dr. v. Gudden (u.a. in Kap. 8 und 10)

51 Häfner in einer Nachricht vom 28.11.2013 an A. Schweiggert

# IV. Dr. Bernhard von Gudden und König Ludwig II.

## Die Beziehung Ludwigs II. zu Dr. Gudden

1872 erfolgte die Berufung Guddens – gegen fünf andere Bewerber – auf die Stelle des Direktors der „Kreisirrenanstalt von Oberbayern“ in München und als Lehrstuhlinhaber und „Ordentlicher Professor“ für Psychiatrie an die dortige Universität, obwohl sich die Medizinische Fakultät mit sieben zu fünf Stimmen gegen seine Einstellung ausgesprochen hatte. Aber es war der ausdrückliche Wunsch des Königs, dass kein anderer als er der künftige Betreuer seines kranken Bruders Otto sein sollte. In dieser Funktion hatten er oder ihm unterstehende Assistenzärzte an seiner statt regelmäßig schriftliche Berichte über Ottos Gesundheitszustand an den König zu liefern, was zuverlässig erledigt wurde.

Bereits nach zwei Jahren hatte sich Gudden in München etabliert, weshalb es erleichtert aufgenommen wurde, als er 1874 den Ruf an die damals größte Universität Deutschlands in Leipzig ablehnte und der oberbayerischen Kreisirrenanstalt die Treue hielt. Dafür und auch in Anerkennung seiner Verdienste bei der Betreuung des kranken Prinzen Otto verlieh ihm Ludwig II. *das Ritterkreuz des Verdienstordens der Bayerischen Krone*, außerdem den Titel eines Obermedizinalrates und erhob ihn in den nicht erblichen Adelsstand. Von Gudden wurde Mitglied im Obermedizinalausschuss und von 1879 bis 1881 saß er als einer von zwei Vertretern der medizinischen Fakultät sogar im akademischen Senat. Außerdem kam er als Begründer der ersten „Münchner Schule der Psychiatrie“ zu Ansehen, aus der mehrere erfolgreiche Psychiater hervorgingen. 1883 wurde ihm als angesehenem Wissenschaftler der „Albrecht-von-Graefe-Preis“ zuerkannt.

Gudden scheute sich nicht, von Beginn seiner Tätigkeit an Kritik an der Münchner Kreisirrenanstalt zu üben, die bislang als Musteranstalt galt. Er hingegen forderte bauliche und organisatorische Veränderungen, worauf 1874 Teile der Münchner Presse, allen voran „Der bayerische Landbote“, mit Schmähartikeln gegen ihn zu Felde zogen.[52] So unterstellte dieses Blatt Gudden eine Freundschaft mit Johann von Lutz, indem es „angebliche Äußerungen Eingeweihter referirt, wonach dieser Mann [Gudden] mit einem der Herrn Minister in so dicker Freundschaft steht, dass trotz Allem, was wir ihm wiederholt vorgeworfen haben, ohne dass man uns Lügen strafen könnte, Bayern nicht von ihm befreit wird, solange das gegenwärtige Ministerium besteht. Sehr erbauliche Zustände!“[53] Daraus entwickelte sich das bis heute durch sonst nichts bewiesene Gerücht, Gudden sei mit Lutz befreundet gewesen, und später die Mär vom „Gefälligkeitsgutachten“, das Gudden erstellt habe, um Lutz eine Gefälligkeit zu erweisen. Selbst das von Gudden eingeführte „No restraint“-Prinzip, also der zwangfreie Umgang mit den Patienten, war dem „Landboten“ ein Dorn ihm Auge. Als einige der Insassen aus der Münchner Anstalt entwichen, wurde er mit Vorwürfen überhäuft, die sich rasch auf seine gesamte Amts-

52 Gudden, W. (S. 131 f.)

53 Bayerischer Landbote vom 10. Juni 1874, zitiert nach: Gudden, W. (S. 180)

führung ausdehnten. Gudden ließ sich vom „Landboten" jedoch nicht einschüchtern und überzeugte die Regierung vom dringend erforderlichen Um- und Ausbau der Kreisirrenanstalt, ein Vorhaben, für das ihm schließlich etwa eine Million Gulden bewilligt wurden.
Auch wenn ihm – diesem „zugereisten" Preußen, den zumindest der „Landbote" am liebsten aus Bayern ausgewiesen hätte – manche seine Erfolge neideten, in der Münchner Gesellschaft war Gudden rasch eine geachtete Persönlichkeit. Das blieb auch dem König nicht verborgen und so war er in Ludwigs Augen ein respektabler Psychiater, wenngleich sich Seine Majestät nach der ersten Begegnung mit Gudden 1874 nur ungern dessen kritischen Blicken aussetzte. Dass das königliche Misstrauen zutraf, bewahrheitete sich für Ludwig II. erst ab Juni 1886, als Dr. Gudden das psychiatrische Gutachten über ihn erstellte. Zwar richtete sich beim Eintreffen der ersten Fangkommission am 10. Juni der Zorn des Königs anfänglich vorrangig gegen seinen Onkel, den Prinzen Luitpold, den er als „Prinzrebellen" beschimpfte, da er ihm die Macht rauben wolle. Auch Oberststallmeister Maximilian Graf von Holnstein und Freiherr Krafft von Crailsheim waren in seinen Augen die vorrangigen Verräter, weshalb er diese nach ihrem ersten missglückten Versuch, ihn zu arretieren, als Erste verhaften ließ. Doch als der König Kenntnis davon erhielt, wer ihn als geisteskrank beurteilt hatte, fiel auch Dr. Gudden bei ihm in Ungnade.

## Wie erlebte Dr. Gudden Ludwig II. als politisch agierenden König?

Gudden war nicht nur ein auf medizinische Erkenntnisse fokussierter Psychiater, sondern wie jeder bayerische Bürger auch an den politischen Geschehnissen in Bayern interessiert. Was sich diesbezüglich ereignete, entnahm er der Tagespresse, die sich mit der Landespolitik der Regierung befasste und seit der Thronbesteigung Ludwigs II. auch mit allem, was sich auf den König bezog. Dabei wurde er über die Einstellung Ludwigs zur Politik seines Landes ebenso informiert wie über Besonderheiten seiner Regierungsausübung, über seine Haltung gegenüber dem bayerischen Landtag und den politischen Parteien sowie über dessen politische Entscheidungen, aber insbesondere auch über seine höchst eigenwillige Lebensweise. Ludwig II. „vorsorgte die Gazetten für einige Jahre mit Sensationen", so Verena Wittmann. Die Berichterstattung über den „König Sonderling" und den „Einsiedler auf dem Thron" nahm ab 1870/71 ständig zu und Ludwig geriet „zum Gegenstand von Gerüchten, Sensationslust und Indiskretionen, aber auch grundsätzlichen Debatten über monarchische Verantwortung."[54]
Die bayerischen Könige im 19. Jahrhundert, so betont der Historiker Hubert Glaser, „repräsentierten die Staatspersönlichkeit des Königreichs Bayern. An ihrer Person hing die Loyalität der Staatsbürger. Sie stellten das integrative Potential dar, das den Zusammenhalt der Landesteile und sogar der gesellschaftlichen Gruppen garantierte. [...] Die Monarchie verfügte über ein großes Instrumentarium von symbolischen Akten, Zeremonien und Formeln, die dazu dienten, die Rolle des Königs als Inhabers der Staatsgewalt im öffentlichen Bewusstsein

54 Wittmann, Verena: Die Pressepolitik des Ministeriums Lutz in der Königskrise 1885/86. In: Kommission für bayerische Landesgeschichte: Zeitschrift für bayerische Landesgeschichte 2011. Band 74 [Heft 2], München 2011. (S. 459) (Künftig: Wittmann: In Landesgeschichte 2011)

zu erhalten: von der Thronrede bei der Eröffnung des Landtags bis zur Auffahrt der königlichen Familie beim Oktoberfest, von den Militärparaden und Manövern bis zu den Königsreisen durch das Land, von den Hofbällen bis zur Verleihung von Ehrenrängen und Orden für Verdienste aller Art. Der König, der sich diesen Aufgaben entzog, schwächte nicht nur seine eigene Stellung, sondern auch die Bedeutung der Dynastie."[55]

Ludwig II. vernachlässigte großenteils gerade diese „symbolischen Akte, Zeremonien und Formeln", die so wichtig für seine Anerkennung in der Regierung, im Landtag und im Volk gewesen wären. Das blieb auch Dr. Gudden nicht verborgen. Als Ludwig 1864 König wurde, waren die Hoffnungen und Erwartungen an ihn groß. Doch nach dem Urteil Richard Wagners hatte bereits der zwanzigjährige Ludwig alle jene Züge, die dann in den letzten Lebensjahren unübersehbar wurden. Schon zwei Jahre nach der Thronbesteigung, so schreibt Wagner im Frühjahr 1866, habe Ludwig II. einen „Widerwillen gegen ernstliche Beschäftigung mit Staatsinteressen" gezeigt. Die „Familie, der ganze Hof" seien ihm „widerwärtig, das Armee- und Soldatenwesen verhaßt, der Adel lächerlich, die Volksmasse verächtlich" gewesen.

Auch in der „Geschichte Bayerns" von Andreas Kraus ist zu lesen: „Im Grunde hat der König schon seit 1866 nicht mehr regiert. Selbst bei den wiederholten Eingriffen in die bayerische Innenpolitik sind wir nicht sicher, daß sie seiner Initiative entsprangen und daß die Handschreiben, die er wiederholt als Marksteine an den Krisenpunkten der innerstaatlichen Entwicklung hingesetzt hat, von ihm selbst entworfen waren".[56] Ludwig habe in den ersten Jahren bis 1866 regelmäßig, bis 1870 unregelmäßig und dann überhaupt nicht mehr seine Minister zum persönlichen Vortrag empfangen, ähnlich sei es dann auch den Kabinettssekretären, den Verbindungsleuten zwischen König und Regierung, in den letzten Jahren ergangen.

„Was heißt im politischen Verständnis ‚regieren'?", fragt der Historiker Wilhelm Liebhart. „Im modernen Sinne versteht man darunter die Oberleitung und Aufsicht über die Verwaltung und vor allem die Lenkung der Gesamtpolitik eines Landes. Hat Ludwig II. in diesem Sinne regiert und seine ihm von der Verfassung zugewiesene Aufgabe erfüllt? Seiner Aufsichtspflicht über die Verwaltung ist Ludwig II. bis in die letzten Tage nachgekommen. Man hat für seine 22jährige Regierungszeit 100.000 Signate [gemeint sind Beschlussvermerke], das heißt pro Tag durchschnittlich zwölf Aktenvorgänge, die des Königs Unterschrift zeigen, errechnet. Dabei handelte es sich nicht nur um bloße Unterschriften, sondern die Akten tragen in vielen Fällen Bemerkungen des Königs, die auf eine nähere Beschäftigung mit der Vorlage schließen lassen."[57]

Auch der Historiker Christof Botzenhart legte 2004 überzeugend dar, dass Ludwig II. ein politisch durchaus interessierter Monarch war, der sein Amt sehr ernst nahm und seine Regierungsgeschäfte sorgfältig erfüllte.[58] Aber erfüllte er auch die Erwartungshaltungen seines Ministeriums, des Landtags und der Bevölkerung, die über die Verwaltungsaufgaben hinausgin-

---

55 Glaser, Hubert: Ludwig II. und Ludwig III. Kontraste und Kontinuitäten, in: Zeitschrift für bayerische Landesgeschichte 59 (1996) (S. 1–14)

56 Kraus, Andreas: Geschichte Bayerns. Von den Anfängen bis zur Gegenwart, 3. erweiterte Auflage, München 2004

57 Liebhart, Wilhelm: König Ludwig II. und seine Zeit (S. 9) In: Bialuch, Jürgen (Hrsg.): Gestalten um den Märchenkönig. Biographische Notizen. Reutlingen 1994 (Künftig: Liebhart: In Bialuch)

58 Botzenhart, Christof: Ein Schattenkönig ohne Macht will ich nicht sein. Die Regierungstätigkeit König Ludwigs II. von Bayern. München 2004 (S. 200) (Künftig: Botzenhart)

gen? Trotz der unanzweifelbaren Erledigung des täglichen Aktenstudiums ließen sich die Vorstellungen Ludwigs II. und die politischen und gesellschaftlichen Wirklichkeiten immer weniger miteinander vereinbaren. Der König verklärte eine absolutistische Herrschaft, die es mit der Verfassung von 1818 und den weiteren Reformen seit 1848 so nicht mehr gab. So hatte der Landtag das Budgetrecht. Zwar waren die Minister vom Vertrauen des Königs abhängig, doch seit 1848 zeichneten sie jede Regierungsanordnung des Königs gegen, was ihnen mehr Mitsprache sicherte.
Die von seinem Großvater Ludwig I. bereits nach der Revolution von 1948 erkannte „neue Richtung", die damals begann, und in die der Nachfolger König Max II. zu gehen suchte, setzte dessen Sohn Ludwig II. nicht fort. Er machte stattdessen kehrt und ging, angezogen von der absolutistischen Sonnenkönig-Herrlichkeit, in die entgegengesetzte Richtung zurück, wobei ihm das Volk gebannt, aber auch ratlos nachblickte. Während Bayern einen volksnahen „König Bürger" ersehnte, worum sich später Prinzregent Luitpold bemühte, erhielt es einen zurückgezogenen „Sonnenkönig", der dem Absolutismus huldigte und anachronistische Paläste errichtete. Stand spätestens seit dem Rücktritt Ludwigs I. fest, dass Regieren nur im Zusammenwirken von Ministern und König funktionieren konnte, zeigte Ludwig II. durch seinen fortschreitenden Rückzug aus dem öffentlichen Leben, dass Regieren auch ohne den König funktioniert. Und das Ministerium begann nach und nach eine Minister-Regentschaft zu errichten, in der ein König eher als störend empfunden wurde.
Als sich Ludwig II. schon kurz nach der Thronbesteigung im Oktober 1865 nach einem Auftritt auf dem Münchner Oktoberfest in die Berge zurückzog, äußerte der Ministerratsvorsitzende von der Pfordten die prophetische Warnung: „Ich halte es für höchst bedenklich, wenn Seine Majestät auf Länger von hier weggeht [...]. Ich kann nur dringend bitten, daß der König jetzt seinem Berufe lebe, nicht bloß der Neigung. Ich stehe sonst für nichts. [...] Ein König ist eben kein unabhängiger Privatmann; darum darf er gar manches nicht tun, was diesem frei steht. Wenn ein König seine Stellung nur vom Gesichtspunkt eines unabhängigen Privatmannes auffaßt, ist er schon auf dem Wege, ein solcher zu werden." Doch solche Vorhaltungen schätzte Ludwig nicht. Er war der Ansicht: „Ich bin der König, und was mir zu tun gefällt ist wohlgetan, so muß ein jeder gute Untertan denken und sich dem Herrscherwillen unterwerfen." Doch in den Augen des Volkes und ihrer Vertreter war eben immer weniger „wohlgetan", was der König tat.
Dass sich Ludwig II. gegen die Minister nur bedingt behaupten konnte, hatte schon früh die Wagner-Affäre gezeigt. Wollte Ludwig II. mit der Förderung Wagners München zu einer Kunstmetropole machen, musste Wagner schließlich auf Druck der Minister und der Öffentlichkeit München verlassen. Der König gab also aus persönlicher Willensschwäche immer häufiger seinen Ministern nach und ließ sie schalten und walten. Und auch die Kabinettssekretäre beeinflussten diese politische Willensschwäche Ludwigs im ministeriellen Sinn. Versuchte der König sich dagegen zu wehren, ließ ihn das Ministerium seine Macht spüren, weshalb er diese Herren dann möglichst selten sehen und empfangen wollte. Letzten Endes gab er ihnen als Träger seiner Politik nach. So konnte er sich den Kriegen 1866 und 1870/71 nicht entziehen. Die Gründung des Deutschen Kaiserreichs, die mit der Aufgabe der Souveränität Bayerns einherging, empfand er als schwere Niederlage.
Neben der Vernachlässigung der Repräsentationspflichten und der oben erwähnten „symbolischen Akte, Zeremonien und Formeln" hatte Ludwig II. auch eine weitere wesentliche monarchische Pflicht nicht erfüllt: er heiratete nie und zeugte keinen Erbfolger.

Seit 1869 mit Baubeginn von Schloss Neuschwanstein war sein wichtigster Lebensinhalt das Bauen geworden. Die Schlösser spiegelten für ihn Vorstellungen von „wahrem" Königtum wider: Neuschwanstein als mittelalterliche Ritterburg, Herrenchiemsee als Denkmal für Ludwig XIV. Geplant waren darüber hinaus mit Falkenstein eine Gralsburg sowie ein chinesisches und ein byzantinisches Schloss. Die Baustellen, aber auch Separatvorstellungen im Theater und Geschenke hatten Unsummen verschlungen. Am Ende war Ludwig II. hoch verschuldet.
Seit 1875 trat der König so gut wie gar nicht mehr öffentlich auf. Er lebte zurückgezogen in seinen Schlössern und Berghütten und kommunizierte nur noch über wenige Vertraute und Diener mit den Ministern. Zwar unterzeichnete er weiterhin gewissenhaft seine Akten, doch die ungewöhnliche Regierungsweise des Königs, seine rätselhaften Verhaltensweisen und die wachsende Schuldenkrise führten ab 1885 zu verstärkten Diskussionen in der Presse und in der Bevölkerung. Es verwundert nicht, dass selbst der den König verehrende angesehene katholisch-konservative Politiker Freiherr Georg von Franckenstein, der das Vertrauen Ludwigs II. besaβ, Ende März 1886 an seine Gattin schrieb: „Es ist schrecklich, daβ unser König nichts von seinen Pflichten hält und nur seinen Launen lebt."[59] Für die einen war Ludwig II. schlieβlich ein volksferner Träumer und Idealist, für die anderen ein Herrscher, der seine Pflichten vernachlässigte und nicht so regierte, wie dies das Volk im 19. Jahrhundert von einem König erwartete. All das nahm Dr. Gudden – und das nicht nur mittels Zeitungslektüre und durch öffentliches Gerede – mit Sicherheit verwundert wahr.

## Dr. Gudden als Gutachter König Ludwigs II.

Wann begegnete Dr. Gudden dem König zum ersten Mal? Darüber gibt es verschiedene Hinweise. Das erste Mal könnte Dr. Gudden den König nach Aussage des Ludwig II.-Biografen Gottfried von Böhm (1845–1926) bereits 1864 oder 1868 – also 18 bis 22 Jahre vor dessen Tod – flüchtig gesehen haben, und zwar in Bad Kissingen. Und bereits damals habe der Psychiater Ludwig II. eine „Anlage zum Wahnsinn" bescheinigt. Böhm schreibt:
„Auch Gudden, der Ludwig II. einst in Kissingen für einen russischen General hielt, weil er zu Ehren der dort weilenden russischen Majestäten russische Uniform angelegt hatte, soll die Äuβerung getan haben: ‚Dieser General [er meinte damit Ludwig II.] hat Anlage zum Wahnsinn, denn er hat seine Augen nicht in der Gewalt.'"[60]
Das erste Mal traf Ludwig II. das Kaiserpaar in Bad Kissingen am 18. Juni 1864, das zweite Mal am 2. August 1868. Gudden war von 1855 bis 1869 Leiter der Anstalt Werneck, die ca. 35 km südlich von Bad Kissingen liegt. Er konnte also durchaus zu einem der damals zweifellos Aufsehen erregenden Besuche des russischen Kaiserpaars nach Kissingen gereist sein und dort Ludwig II. das erste Mal gesehen haben, ohne ihn – wegen der russischen Uniform – als bayerischen König zu erkennen. In welchem der beiden möglichen Jahre – 1864 oder 1868 – er den

59 Aretin, Karl Otmar von: Franckenstein. Eine politische Karriere zwischen Bismarck und Ludwig II. Stuttgart 2003 (S. 205) (Künftig: Aretin)
60 Böhm, Gottfried von: Ludwig II. König von Bayern. Sein Leben und seine Zeit. 2. Aufl., Berlin 1924 (S. 709) (Künftig: Böhm); Siehe auch Kapitel V.: Der französische Psychiater Morel äuβerte wie Gudden beim Blick in die unsteten Augen Ludwigs II.: ‚O, dieses Auge! – Es spricht von künftigem Wahnsinn.'"

König erstmals sah, ist nicht überliefert. Bereits damals konstatierte er, wenn Böhms Äußerung den Tatsachen entspricht, Ludwig II. eine „Anlage zum Wahnsinn".
Nachdem Gudden 1872 dem Ruf nach München gefolgt war, wurde er im Januar 1874 wegen des sich verschlechternden gesundheitlichen Zustandes des Prinzen Otto zur Audienz bei Ludwig II. vorgelassen, übrigens dem einzigen belegten Zusammentreffen der beiden. Der König bemerkte danach zur Obersthofmeisterin seiner Mutter: „Gudden sieht mich zuweilen so eigentümlich an. Wenn er nur nicht auch an mir noch irgendetwas herausfindet."[61] Erinnerte sich Gudden womöglich an seine Begegnung mit dem König in Bad Kissingen 1864 oder 1868? Und hat er, der Ludwigs geisteskranken Bruder Otto damals bereits zwei Jahre behandelt hatte, also schon 1874 – d.h. 12 Jahre vor dem Tod des Königs! – eine diesbezügliche Veranlagung auch bei Ludwig nicht mehr ausgeschlossen? Hatte er womöglich jenen Auftrag erfüllt, den er nach Aussage des preußischen Gesandten Georg Freiherr von Werthern zu Beginn seiner Anstellung als Direktor der Münchner Irrenanstalt erhielt. Diese sei, so Werthern in einem Schreiben vom 12. November 1872 an Bismarck, zu dem Zweck erfolgt, um „einen bedeutenden & integren Mann in der Nähe zu haben, der ein competentes Urtheil über den Zustand Seiner K. H. des Prinzen Otto fällt & nebenbei den König selbst beobachtet."[62] Hatte Gudden also nicht nur Prinz Otto zu betreuen, sondern bereits seit 1872 auch den geheimen Auftrag, ein Auge auf den König zu werfen? Und was war der Grund dafür? Dazu Werthern: „An Sr. M. dem Könige will man, gegen frühere Gewohnheit, eine zunehmende äußere Vernachlässigung in Reinlichkeit & Kleidung bemerken, die auch als charakteristisches Symptom betrachtet wird & seine Neigung zur Einsamkeit & zu absonderlichen Unterhaltungen wächst in Besorgniß erregender Weise." Aufgrund dieser und wohl auch anderer Verhaltensauffälligkeiten fragte man sich also bereits damals, wie lange Ludwig II. noch regierungsfähig sei: „Wie mir Herr von Lutz noch gestern sagte", so Werthern, „ist die Frage der Regentschaft nicht controvers [unterschiedlich beurteilt]. Wie ich, so glaubt auch Herr von Lutz, daß wenn eine wirkliche Verstandesstörung bei Sr. M. dem König constatirt & eine Regentschaft des Prinzen Ludwig nothwendig werden sollte, diese Crisis ohne alle Convulsionen [gemeint ist: ohne Probleme] vor sich gehen dürfte."[63] Also bereits Ende 1872 dachte man an Ludwigs II. Entmündigung und die Einsetzung der Regentschaft mit Luitpolds Sohn Ludwig als Regent war bereits damals im Gespräch.
Es ist auch nicht auszuschließen, dass der König schon ein Jahr früher, im Februar 1871, ärztlicherseits observiert wurde, wie dies der österreichische Gesandte Karl Ludwig von Bruck vermerkte: „Von intimer Seite höre ich, dass König Ludwig Schwierigkeiten empfindet deutlich zu sprechen. Auch soll Höchstderselbe immer leidend sein. Es gibt dieß zu der schrecklichen Vermuthung Anlaß, dass der König geisteskrank werden könnte. Ein Arzt der hiesigen Irrenanstalt [München] soll dieß schon vor einiger Zeit vorausgesehen haben und wenn diese Symptome sich wirklich gezeigt haben so wäre der Zustand des Königs ein ziemlich verzwei-

61 Gerold, Otto (Hrsg.):Die letzten Tage König Ludwig II. Erinnerungen eines Augenzeugen. Zürich 1908 (S.96) (Künftig: Gerold)

62 Werthern an Bismarck 12.11.72 In: Schmidbauer, Wolfgang/Kemper, Johannes: Ein ewiges Rätsel will ich bleiben mir und anderen – Wie krank war Ludwig II. wirklich? München 1986 (S. 51) (Künftig: Schmidbauer/ Kemper)

63 Georg von Werthern an Otto von Bismarck, 12.11.1872, PAA, R 2706/ 2707

felter und nur die Frage der Zeit eine noch unbestimmte."[64] 1871 aber und die Jahre davor war Dr. August Solbrig Direktor der Münchner Kreisirrenanstalt, der mit dem königlichen Leibarzt Dr. Gietl in Verbindung stand. Einer von Solbrigs Assistenzärzten war übrigens Dr. Hubrich. Demnach wäre Dr. Gudden nicht der Erste gewesen, der bei Ludwig II. die Entwicklung einer Geisteskrankheit beobachtete.

„Das Leiden des Königs fasste Gudden, wie schriftliche und mündliche Aussagen erkennen lassen", so die Ansicht Rupert Hackers, „als Parallelfall zur Erkrankung des Prinzen Otto auf. Da Ludwigs psychische Auffälligkeiten angeblich denen seines Bruders ähnlich waren, lag für Gudden der Schluss nahe, Ludwig sei an der gleichen Krankheit wie Otto, nämlich an ‚Verrücktheit' oder, wie es dann im Gutachten hieß, an ‚Paranoia' erkrankt."[65] Zu Georg von Werthern äußerte Gudden in diesem Sinn 1878, „dass er die meisten Wittelsbacher der regierenden Linie für psychisch gestört hielt: alle seien krank durch Inzucht, normal sei von der ganzen Familie nur Prinz Luitpold, welcher bloß dumm ist."[66] Diese Äußerung scheint Ludwigs Ahnung bei der Audienz von 1874 zu bestätigen, dass Gudden womöglich auch bei ihm „etwas herausgefunden haben" könnte. Das taten aber auch andere. So schrieb der österreichische Gesandte Bruck 1879 erneut nach Wien: „Es heißt nämlich in streng vertraulichen Kreisen, das bei S.M. dem Könige Ludwig Erscheinungen zu Tage treten, welche an jene erinnern, die seiner Zeit beim Prinzen Otto zum Vorschein kamen und den Anfang der später zum Ausbruche gelangten Krankheitserscheinungen bildeten."[67]

Jahr um Jahr häuften sich ähnliche Hinweise im In- und Ausland und im Frühjahr 1886 trat die Königskatastrophe in ihre Endphase ein. Wie der Abgeordnete Dr. Stamminger am 26. Juni zu Protokoll gab, sei bereits am 15. März 1886 vom Kronrat beschlossen worden, Dr. Gudden zu einem Gespräch zu bitten. „Am 15. März, da sind die Räthe der Krone ganz sicher der Ueberzeugung gewesen, es müsse die geistige Verfassung des Staatsoberhaupts nicht mehr die rechte sein; denn damals hat man zuerst den Herrn Dr. von Gudden herbeigezogen."[68] Eine Woche später, am 23. März 1886, also $2^1/_2$ Monate vor Unterzeichnung des Gutachtens, kam es abends in der Privatwohnung des Ministerratsvorsitzenden in München, Luisenstraße 6, zu einem Treffen Guddens mit Lutz und Minister Crailsheim. Dabei äußerte der Psychiater erstmals offiziell seine Überzeugung über des Königs geistige Erkrankung, die sich in ihm bereits seit 1874 im Laufe von zwölf Jahren nach und nach verstärkt hatte. Auf die Frage, wie er Ludwig II.

---

64 Karl Ludwig von Bruck an Friedrich von Beust, 22.2.,1871, Österreichisches Staatsarchiv Wien/ Haus-, Hof- und Staatsarchiv, P.A. IV

65 Hacker, Rupert: Ludwig II. von Bayern, die Königskrise von 1885/ 86 und der Weg zur Regentschaft: In: Zeitschrift für bayerische Landesgeschichte 2011, Band 74 [Heft 2]. München 2011 (S.388) (künftig: Hacker: Königskrise); Belege: Äußerungen Guddens zu seinen Assistenzärzten, im Gutachten u. im Ministerrat am 7.6. 1886 (hier Guddens Aussage über die Krankheit des Königs „unter stetem Hinweis auf den parallelen Fall der Geisteskrankheit Seiner Königlichen Hoheit des Prinzen Otto"); Wöbking, Wilhelm: Der Tod König Ludwigs II. von Bayern. Rosenheim 1986 (S. 56, 306 f., 338) (Künftig: Wöbking)

66 Hacker: Königskrise (S.388); Privatbriefe Wertherns, Abschr., 21.1. u. 3.4.1878, Nachlass Werthern, Nr. 10 010, Bl. 66–68,70–71'.

67 Karl Ludwig von Bruck an Österreichs Außenminister Heinrich Karl von Haymerle, 14.11.1879, Österr. Staatsarchiv Wien/ Haus-, Hof- und Staatsarchiv, P.A. IV.

68 Merkt, Nikolaus: Ludwig II. König von Bayern. Protokolle aus dem besonderen Ausschuss der Bayerischen Kammer der Abgeordneten. München 1987 (S. 111 f.) (Künftig: Merkt)

beurteile, sagte Gudden, ohne zu zögern, dass er den König für „originär verrückt" halte und bereit sei, ein ärztliches Gutachten über ihn abzufassen.
Am 1. Mai 1886 meldete der bereits erwähnte österreichische Gesandte Bruck nach Wien, dass „seitens des Ministeriums bereits confidentielle [vertrauliche] Schritte gemacht worden sind, um ärztliche [Meinungen] über den Gemütszustand Seiner Majestät einzuholen. Unter anderen wurde auch der Direktor der hiesigen Kreis-Irrenanstalt [gemeint ist Dr. Gudden] gefragt, welcher das Wort *irrsinnig* fallen gelassen haben soll."[69] Am 18. Mai 1886 wiederholte Gudden Lutz gegenüber, dass er den König für „originär geistesgestört" halte, jedoch „begabt mit einer ungemeinen Geschicklichkeit, das zu verbergen, wenn er will."[70] Diese Ansicht tat er eine Woche später am 24. Mai auch gegenüber seinem Assistenten Dr. Franz Carl Müller in Fürstenried kund. Er „sprach fast eine Stunde lang vom König, daß er ihn für krank halte, und zwar für verrückt, daß seine Krankheit der des Prinzen Otto sehr ähnlich sei, dass es nicht mehr lange so fort gehen könne und dgl. mehr."[71]
Aber, so die Kritiker, das sei doch klar, dass Gudden diese Äußerung mehrmals getan habe, da sie ihm vermutlich von Lutz und Crailsheim immer wieder in den Mund gelegt worden sei. Doch Guddens Urteil über die Geisteskrankheit des Königs überraschte die Minister zunächst, wurde von ihnen angezweifelt und stieß sogar auf Ablehnung. „Lutz hat später im Landtag glaubwürdig ausgesagt, nicht nur er selbst sei von der Erklärung des Psychiaters betroffen gewesen, sondern auch zahlreiche andere maßgebliche und hochgestellte Persönlichkeiten: Jeder machte ein ungläubiges Gesicht und hielt es für kaum zu rechtfertigen, dass man den Weg der Bestellung einer Regentschaft betrete. Auch seine Ministerkollegen seien nur schwer zu bewegen gewesen, dem Ausspruch Guddens zu glauben".[72] In diesem Sinn schreibt auch Karl Ludwig von Bruck nach Wien: „Es läßt sich aber nicht bestreiten, daß alle in dieser Beziehung gemachten Äußerungen [gemeint ist Guddens Aussage, der König sei irrsinnig] ebensoviel Anfechter haben und andere Ärzte wieder der Meinung sind, es handle sich bei Seiner Majestät bloß um gewisse Gewohnheitsphantasien, in welche man den königlichen Herrn seit ca. 20 Jahren hinein gewöhnt hat."
Im Mai 1886 wurde Guddens Angebot, ein psychiatrisches Gutachten über König Ludwig II. zu verfassen, angenommen und ihm dazu der Auftrag erteilt. Da eine persönliche ärztliche Untersuchung des kontaktscheuen Königs für undurchführbar erachtet wurde, forderte er ein ausreichendes, beweiskräftiges und eidlich erhärtetes Aktenmaterial, das vom Staatsministerium beigebracht werden müsse. Die Zeugenbefragung begann am 19. Mai 1886. Am 20. Mai fragte Gudden seinen Schwiegersohn Dr. Hubert Grashey sowie seine Kollegen Dr. Friedrich Wilhelm Hagen und Dr. Max Hubrich, ob sie zur Mitwirkung am psychiatrischen Gutachten bereit seien. Die drei sagten zu. Auf Grundlage seiner persönlichen Überzeugung und nach Sichtung dieses Materials legte Gudden drei Wochen später, am 8. Juni 1886, das an-

---

69 Bruck an Kálnoky, 1. Mai 1886 (Österr. Staatsarchiv Wien / Haus-, Hof- und Staatsarchiv Wien, PA IV 48 1886 Varia), zitiert nach Häfner (S. 262)

70 Hüttl, Ludwig: Ludwig II. König von Bayern. München 1986 (S.374) (Künftig: Hüttl)

71 Müller, Franz Carl: Die letzten Tage Ludwigs II. Der letzte Bericht eines Augenzeugen. Süddeutsche Monatshefte, 26. Jg., Heft 11. München 1929 (S. 772) (Künftig: Müller F.C.)

72 Hacker: Königskrise (S.388); Lutz in der Abgeordnetenkammer, 26.6.1886 In: Merkt (S. 123): Die letzten Zweifel seien erst vor kaum 14 Tagen aus dem Ministerkollegium geschwunden.

geforderte Gutachten vor, das von den drei Co-Gutachtern widerspruchslos unterzeichnet wurde. Darin wurde dem König eine geistige Erkrankung – „Paranoia" – bescheinigt. „Seine Majestät" sei „in sehr weit fortgeschrittenem Grade seelengestört", weshalb er an der Ausübung der Regierung verhindert sei.
Während manche noch immer der Ansicht sind, Gudden sei von Ludwigs geistiger Erkrankung nicht überzeugt gewesen, er habe das Gutachten lediglich aus Gefälligkeit gegenüber dem Ministerratsvorsitzenden Lutz und Prinz Luitpold verfasst, sich also von diesen beiden instrumentalisieren lassen, belegen aktuelle Erkenntnisse, dass dem nicht so war. Vielmehr hatte Gudden, dies sei nochmals vermerkt, allem Anschein nach bereits zwölf Jahre vor Erstellung seines Gutachtens den Verdacht, der König sei geistig nicht gesund, der sich bald zur Überzeugung auswuchs, er sei „originär geistesgestört". Er hielt „in der Folge nachdrücklich an dieser Aussage fest", betont auch Rupert Hacker. „Ganz offensichtlich handelte es sich hier um seine eigene, von ihm selbst als unumstößlich bezeichnete Überzeugung, nicht um eine Gefälligkeitsdiagnose aus Gründen der Staatsräson oder aus Willfährigkeit gegenüber etwaigen Wünschen der Minister. Gudden war ein zu unabhängiger und selbstbewusster Charakter, als dass er seine Meinung als Arzt und Wissenschaftler den Ansprüchen staatlicher Organe untergeordnet hätte."[73] Er musste von Lutz und Crailsheim demnach nicht erst überredet werden, den Gutachterauftrag zu übernehmen. Daher ist sein Gutachten ein „Überzeugungs-Gutachten" – ein Begriff, der hier erstmals Verwendung findet, um sich von den bisherigen Begriffen „Gefälligkeitsgutachten" und „Zweckgutachten" abzusetzen. Als „Gefälligkeits-Gutachten" mag es allenfalls Johann von Lutz empfunden haben. In Guddens Augen wäre es nur dann ein solches Gutachten, wenn er selbst von der Geisteskrankheit Ludwigs II. nicht überzeugt gewesen wäre, das Gutachten somit gegen seine ärztliche Überzeugung, rein aus Gefälligkeit gegenüber Ministerpräsident Lutz und seinem Ministerium gefertigt hätte. Gudden ließ sich also nicht instrumentalisieren. Er sah in Ludwig II. einfach einen Patienten, der nach seiner Überzeugung krank war und ärztlicher Hilfe bedurfte. Auch der Begriff „Zweck-Gutachten" in seiner negativen Bedeutung ist – bezogen auf Guddens Aktivität – problematisch. Er fertigte das Gutachten ja nicht, um des Königs Entmündigung zu unterstützen, sondern zu der in seinen Augen positiven Absicht, den König, den er für geisteskrank hielt, einer stationären ärztlichen Behandlung zuzuführen. Für Ministerpräsident Lutz und sein Umfeld, ebenso für Prinz Luitpold, stellte Guddens Gutachten allerdings schon ein „Zweck-Gutachten" dar. Denn sie erhielten dadurch die Möglichkeit, den König zu entmündigen.
Gleichwohl ist dieses psychiatrische Gutachten über König Ludwig II. bis heute umstritten. Vielen gilt es als ein Schriftstück, bei dem alle gutachterlichen Regeln – so etwa persönliche Untersuchung des Patienten, Misstrauen gegenüber den gelieferten Zeugenaussagen, Berücksichtigung gesunder Merkmale – außer acht gelassen worden seien. (Dazu wird im Folgenden noch detailliert Stellung bezogen.) Sie nennen es bis heute weiterhin ein „Zweckgutachten", das erstellt wurde, um den König entmündigen zu können, sowie ein „Gefälligkeitsgutachten", mit dem Dr. Gudden Ministerpräsident Lutz und Prinz Luitpold eine Gefälligkeit erweisen wollte. Andere, darunter etliche Psychiater, widersprechen dem und bezeichnen es als ein „zeitgemäßes Gutachten", das unter Berücksichtigung der Zeit, in der es entstand, und des Entwicklungsstandes der damaligen Psychiatrie durchaus korrekt gewesen sei. Außer-

73 Hacker: Königskrise (S.388); Gudden im Ministerrat, 7.6.1886; Wöbking (S. 339)

dem sei Dr. Gudden von der geistigen Erkrankung Ludwigs nachweislich überzeugt gewesen,[74] weshalb er verantwortlich gehandelt habe.
Wie sehr Gudden das Schicksal des Königs am Herzen lag, zeige sich allein schon darin, dass er sich nicht nur als Gutachter betätigt habe, sondern aus seinem Verantwortungsgefühl heraus den König auch von Neuschwanstein persönlich abgeholt und dies nicht irgendeinem anderen Arzt überlassen habe. Zum dritten habe er sich auch bereit erklärt, der behandelnde Arzt des Königs in Berg zu sein. Hätte Gudden ein schlechtes Gewissen gehabt, hätte er nach seiner Gutachtertätigkeit unter Angabe nachvollziehbarer Gründe es sicher abgelehnt, dem König in Neuschwanstein und dann auch noch in Berg unter die Augen zu treten. Doch auch die Tatsache, dass er als Gutachter die Rolle des Leiters bei der Inverwahrnahme des Königs in Schloss Neuschwanstein und danach auch noch die Funktion als dessen ärztlicher Therapeut in Berg übernommen habe, wurde ihm vorgehalten. Er habe damit eine Vermischung dreier Rollen – eine sogenannte „Rollendiffusion"[75] – zugelassen, was unzulässig gewesen sei. Er hätte als Gutachter auf eine Trennung der drei Bereiche bestehen müssen, das heißt, er hätte sich nach der Erstellung des Gutachtens zurückziehen müssen. Die Arretierung des Königs hätte er Mitgliedern des königlichen Hauses oder der Staatsregierung überlassen müssen, die damit auch einen Vertreter des Amtgerichts hätten beauftragen können. Und wieder ein anderer Psychiater hätte dann in Berg als leitender Arzt und therapeutischer Betreuer des Königs tätig werden müssen. Wie auch dieser Vorwurf zeigt, wurden selbst positive Absichten Dr. Gudden negativ ausgelegt.
Zu den Vorwürfen gegen das Gutachten und zu den Gegenargumenten erfolgen in späteren Kapiteln weitere Ausführungen.

## Blick ins Räderwerk der Entmündigungsmaschinerie 1886

Weshalb aber, so fragen sich viele, muss ausgerechnet Dr. Gudden bis heute gleichsam als „Sündenbock"[76] für all die Geschehnisse im Juni 1886 herhalten? Warum wird ihm – noch vor dem Ministerratsvorsitzenden Johann von Lutz – seit über 125 Jahren die Hauptschuld an der Entmündigung und am Ende König Ludwigs II. zugeschoben, während alle anderen bewusst

74 Wichtige Ausführungen finden sich in: Hippius/Steinberg, insbesondere in den Ausführungen von Nedopil, Norbert ((S. 81 – 92) und von Hippius, Hans/Steinberg, Richard (S. 109–111); ebenso in: Gudden, W.

75 Hippius/Steinberg (S. 111)

76 Jemanden zum Sündenbock abzustempeln heißt, ihm unberechtigterweise die alleinige Schuld für eine bestimmte negative Angelegenheit zuzuschieben. Ein Sündenbock wird gesucht, wenn sich sonst niemand einer Schuld bewusst ist oder bewusst sein will, die eigene Schuld also entweder nicht anerkennt oder aber verdrängt. In diesem Fall wird dann gerne eine Person ausgewählt, der man alle Schuld zuschiebt und die als alleiniger Schuldtragender ausgewählt und stigmatisiert wird. Sie kann völlig unschuldig sein, sie kann aber auch eine Teilschuld tragen. Zum Sündenbock wird sie, indem man ihr alleine alle Schuld auflädt und dafür Sorge trägt, dass sie sich nicht mehr davon befreien kann. Den Mitschuldigen gelingt es auf diese Weise, ungestraft davonzukommen. Der Begriff „Sündenbock" entstammt der Bibel – Leviticus, 3. Mose 16 – und geht auf den Entsühnungstag zurück, an dem die Gemeinde der Israeliten zwei Böcke opferte, die symbolisch alle Sünden des Volkes auf sich zu nehmen hatten. Der eine Bock wurde dabei nach einer Losentscheidung unter Beachtung der üblichen Opferrituale geschlachtet, der andere musste alle Missetaten auf sich nehmen und wurde damit in die Wüste gejagt.

oder unbewusst Mitverantwortlichen in den Hintergrund treten? Oder anders gefragt: Wäre dem König ohne das Tun Dr. Guddens, das vorrangig darin bestand, eine psychiatrisches Gutachten zu verfassen, in dem Ludwig II. für geisteskrank und unfähig zur Ausübung der Regierung auf Lebenszeit bezeichnet wurde, das tragische Schicksal womöglich erspart geblieben? Seit Reichskanzler Bismarck Dr. Gudden einmal als „Königsbeseitiger" bezeichnete, entstand tatsächlich der Eindruck, dass es allein dieser Psychiater war, der Unglück über den König brachte. Seither wird Gudden als „Unperson" bezeichnet, als „verantwortungsloser Arzt", der wider besseres Wissen ein niederschmetterndes psychiatrisches Gutachten über den König verfasst und damit in fachlicher und ethischer Hinsicht einen unverzeihlichen Fehler begangen habe. Ist das wirklich der Fall oder waren nicht auch zahlreiche andere Personen und Institutionen maßgeblich oder gar vorrangig in das Ende Ludwigs II. involviert? Erwähnt wird diesbezüglich etwa die sogenannte „Königlich-bayerische Viererbande", womit neben Dr. Gudden Ministerpräsident Johann von Lutz, Prinz Luitpold und Maximilian von Holnstein gemeint sind. Doch das Geflecht der Mitwirkenden an der Entmündigung Ludwigs II. ist erheblich umfangreicher und daher mit zu berücksichtigen. Es handelt sich gleichsam um eine „Entmündigungsmaschinerie", in der sich ein Rädchen nahtlos in das andere fügt. Im Folgenden soll dieses Geflecht entwirrt und zumindest die wichtigsten Personen und Institutionen auf ihre Mitverantwortung an der Entmündigung des Königs durchleuchtet werden. Neben dem *Gutachter Dr. Gudden* waren dies:

**Die *Mitgutachter* Dr. *Grashey*, Dr. *Hubrich und* Dr. *Hagen***

Sie bestätigten durch ihre Unterschriften das von Dr. Gudden erstellte Gutachten, ohne es zu überprüfen, da sie ihrem angesehenen Kollegen vertrauten. Dr. Grashey wagte als Schwiegersohn Guddens keinen Widerspruch. Außerdem war er ebenso wie Dr. Hubrich jünger als Gudden. Und alle drei genossen bei Weitem noch nicht dessen wissenschaftliche Reputation. Professor Grashey versicherte, dass Gudden ihnen „[...] nebst dem Beweismaterial einen wohlgeordneten Entwurf des zu erstattenden Gutachtens vorlegen [konnte]. Nach diesen umfassenden Vorbereitungen und bei dem außerordentlich reichhaltigen, beweiskräftigen und vollständig übereinstimmenden Aktenmaterial war es nun für jeden der Sachverständigen leicht, sich von der Geistesstörung des Königs zu überzeugen [...]"[77] Die Aufgabe der drei Cogutachter wäre es jedoch gewesen, das Gutachten genau zu prüfen und Dr. Gudden auf eventuelle Widersprüche und Ungereimtheiten aufmerksam zu machen. Doch Kritik wollten sich die drei aus Kollegialität und aus Respekt vor ihrem angesehenen Kollegen nicht erlauben. Während Gudden von der Richtigkeit seiner Diagnose überzeugt war, waren die drei Co-Gutachter lediglich davon überzeugt, Guddens Gutachten sei schon korrekt und brauche deshalb nicht kritisch überprüft zu werden.

---

77 Grashey, Hubert: Nekrolog auf Dr. Bernhard von Gudden. In: Arch. für Psychiat. Nervenkr., 27, Bd., I–XXIX, Berlin 1886. (S. XIV); (Künftig: Grashey 1886); Hacker, Rupert: Ludwig II. von Bayern in Augenzeugenberichten. Düsseldorf 1966 (S. 343) (Künftig: Hacker: Augenzeugenberichte)

*Die sieben Gutachter-Zeugen*
Die Kabinettssekretäre Friedrich von Ziegler und Ludwig von Müller, Marstallfourier Karl Hesselschwerth, Ministerialsekretär Friedrich von Thelemann, Kammerdiener Adalbert Welker und Stallmeister Richard Hornig lieferten Aussagen über Verhaltensauffälligkeiten des Königs, die Dr. Gudden in seinem Gutachten verarbeitete. Kammerlakai Mayrs Aussage erfolgte erst nach Beginn der Regentschaft, fand im Gutachten selbst also keine Verwendung. Alle Aussagen, die sich Dr. Gudden von vereidigten Zeugen beibringen ließ, gelten bis heute bezüglich ihres Wahrheitsgehaltes als umstritten. Viele Kammerbefehle des Königs stammten unberechtigterweise aus „dem Papierkorb und dem Klosett" des Königs, so ein weiterer, allerdings nicht bewiesener Vorwurf. Positive Aussagen über Ludwig II., etwa von Hofsekretär Bürkel und dem Flügeladjutant Graf Dürckheim-Montmartin, wurden im Gutachten nicht berücksichtigt. Somit hätten die Gutachterzeugen den König ans Messer geliefert, damit er, wie Bismarck äußerte, „geschlachtet" werden könne. Ohne ihre Aussagen hätte Dr. Gudden sein Gutachten nicht erstellen können. Er vertraute darauf, dass die Aussagen zuverlässig waren und der Wahrheit entsprachen, da die Zeugen vereidigt wurden.
Zu den Aussagen der Gutachter-Zeugen erfolgen in Abschnitt V. differenzierte Ausführungen.

*Ministerpräsident Johann von Lutz*
Den intelligenten fränkischen Karrierebeamten bewegten im Wesentlichen zwei Motive, den König zu entmündigen und Luitpolds Regentschaft einzuleiten. Zum einen nannte er selbst „Patriotismus"[78], also Sorge um den bayerischen Staat, dessen Wohl ihm durch das Verhalten des Königs bedroht schien. Bereits im Dezember 1885 war er entschlossen, die von ihm selbst so bezeichnete „Catastrophe" einzuleiten, wie er dem österreichischen Gesandten v. Bruck versicherte: „Wenn der König nicht bereit sei, alle Ausgaben einzustellen, dann müsse eine Catastrophe eintreten, welche zur Abdankung führe und sei er, Minister von Lutz, der Mann dazu diese herbeizuführen, sobald kein anderes Mittel mehr übrig bliebe, um das Wohl des Landes und die dynastischen Interessen des bayerischen Königshauses zu wahren."[79] Ein klares Bekenntnis von Ministerpräsident Lutz, dass er die Entmündigung des Königs herbeiführen wolle und werde. Da er aber außerdem auf den Erhalt seiner Machtposition bedacht war und befürchtete, Ludwig II. könne ihn und sein Ministerium entlassen, konnte nur dessen Entmündigung das verhindern. Er argwöhnte, dass die Patriotenpartei vom König die von ihr lange ersehnte Regierung zugesprochen bekommen könnte. Dies galt es zu unterbinden. Außerdem befürchtete er, dass ihm Landtag und Volk den Vorwurf machen könnten, den problematischen Entwicklungen – königliches Finanzdesaster, seltsame Eigenheiten des Königs etc. – in unverantwortlicher Weise zu lange zugesehen zu haben. Das Gutachten war für ihn daher ein willkommenes Mittel zum Zweck der Entmündigung Ludwigs II.

78 Merkt (S. 135)
79 v. Bruck an Kálnoky, 17.01.1886, HHStA Wien, P.A. IV, 48, 1886 Varia. In: Sommer, Felix: Psychiatrie und Macht. Leben und Krankheit König Ludwig II. von Bayern im Spiegel prominenter Zeitzeugen. Frankfurt a. M. 2009 (S. 196) (Künftig: Sommer)

### *Die fünf Minister*

Auch die fünf Minister der Regierung Lutz – Johann von Fäustle (Justizminister), Emil von Riedel (Finanzminister), Friedrich von Crailsheim (Minister des königlichen Hauses und des Äußeren), Max von Feilitzsch (Innenminister) und Adolph von Heinleth (Kriegsminister) – erhoben keinen Einspruch gegen das Gutachten und die Entmündigung Ludwigs II. Sie wirkten entweder als Protagonisten oder als schweigsame Erfüllungsgehilfen in der Aktion gegen den König mit. Justizminister Fäustle hielt alle Vorgänge wohl für rechtens, da er sie widerspruchslos geschehen ließ. Finanzminister Riedel war beim Blick auf Ludwigs Schuldenberg „von schweren Sorgen fast niedergedrückt" und sagte erst nach dem Tod des Königs vor dem Parlament, dass im Jahr 1880 noch niemand Ludwig II. als geisteskrank erachtet habe.[80] Graf Dürckheim zitiert in seinen Erinnerungen folgende Äußerung Fäustles und Riedels: „Wenn der König nicht nachgibt, dann machen wir kurzen Prozeß mit ihm."[81] Und eben dieser Fäustle schrieb am 15. Juni 1886 in einem Brief an seine Frau Philippine über den toten König: „Unter uns gesagt: Er war ein Ungeheuer und ist als ein solches gestorben." Innenminister Feilitzsch hielt den König durchaus für denk- und handlungsfähig und glaubte, dass dieser noch zur Vernunft käme. Als dies aber nicht der Fall war, ließ auch er der Entmündigung ihren Lauf. Crailsheim war für ein entschiedenes Vorgehen gegen den König und leitete deshalb ohne Bedenken das Sondereinsatzkommando gegen ihn, das als „Erste Fangkommission" Ludwig II. die Entmündigung und Luitpolds Regentschaft verkünden sollte. Er stimmte mit den Ansichten von Ministerpräsident Lutz überein, ohne das Gutachten und die Aktionen gegen Ludwig II. zu hinterfragen. Und Kriegsminister Heinleth pfiff Graf Dürckheim, der dem König am Ende zur Seite stand, nach München zurück und ließ ihn wegen angeblichen Hochverrats einsperren. Alle Minister, die Ludwig berufen hatte und denen er vertraute, setzten sich also nicht für ihn ein, sondern wandten sich entweder offen gegen ihn oder ließen alle Aktionen gegen ihn zumindest kritik- und widerspruchslos geschehen.

### *Der bayerische Landtag*

Der bayerische Landtag – sowohl die Kammer der Reichsräte als auch die Kammer der Abgeordneten mit der Patriotenpartei und den Liberalen – beobachtete mit Sorge die Entwicklung der königlichen Schulden, auch wenn diese lediglich das Privatvermögen Ludwigs II. betrafen. Bei einer unvorhersehbaren extremen Ausweitung der Finanzkrise, so ihre Befürchtung, würde dann aber doch der Staatshaushalt zur Tilgung herangezogen werden. Georg Arbogast von und zu Franckenstein, Wortführer der Ultramontanen, riet Lutz, nach Hohenschwangau zu fahren und vom König eine Änderung seiner Ausgabenpolitik zu erbitten. Sollte er dies ablehnen, müsse das Gesamtministerium seinen Rücktritt erklären. Dieser Vorschlag gefiel Lutz überhaupt nicht. Eine finanzielle Unterstützung des Königs wurde nicht nur von ihm und seinem liberalen Ministerium, sondern mehrheitlich auch von der Patriotenpartei abgelehnt. Alle sprachen sich gegen eine Ausweitung der königlichen Finanzkrise aus. Vor allem die Patriotenpartei, die sich im Landtag auf die Mehrheit berufen konnte, spielte eine bislang zu wenig beachtete unrühmliche Rolle bei der Entmündigung des Königs. Nicht erst 1886, sondern bereits am 30. September 1869 informierte v. Werthern seinen Bruder, dass die „Ultramontanen Abgeord-

80 Hacker; Königskrise (S.388); Wöbking (S. 369)

81 Dürckheim-Montmartin, Alfred Graf Eckebrecht von: Notizen zur Königskatastrophe 1886, Bamberg 1889 (Künftig: Dürckheim)

neten [also die Patriotenpartei], die alle Reichsräthe und die kgl. Prinzen [gemeint sind die Luitpoldinger] auf ihrer Seite haben, ihn [den König] stürzen können und werden, wenn man es in Rom für der Mühe wert hält, ihn noch vor dem Konzil zu beseitigen, und demgemäß entsprechende Befehle hierher sendet." Die Ultramontanen, dogmenstrenge Katholiken mit klerikalkonservativen Ansichten, erhielten ihre Weisungen aus dem „jenseits der Berge" – „ultra montes" – gelegenen Vatikan in Rom. Ludwig, der sich dem „Dogma der päpstlichen Unfehlbarkeit" widersetzte und auf eine Vorherrschaft der staatlichen Hoheitsrechte pochte, löste damit in kirchlichen Kreisen Entrüstung aus. Nicht nur deshalb waren die Patrioten dem König nicht sonderlich gewogen, sondern auch im Hinblick auf die Tatsache, dass er aus ihrem Kreis, trotz Mehrheit im Landtag, kein Ministerium zusammenstellte, sondern stets Liberale zu seinen Ministern machte. Manche nannten Ludwig II. auch doppelzüngig, der sein Fähnlein nach dem Winde richte und völlig unberechenbar sei. Und so rührten auch sie keinen Finger, als es um Ludwigs II. Entmündigung ging. Innenminister Feilitzsch bezeichnete in einem Schreiben vom 31. Januar 1886 an den König „eine Geldbewilligung der Volksvertretung als aussichtslos, da die konservative Landtagsmehrheit [also die Patriotenpartei] die Verantwortung dafür gegenüber dem Land und ihren Wählern nicht auf sich nehmen werde."[82] Somit scheiterte „der Wunsch des Königs nach Geld vom Staat [...] nicht an den Ministern, sondern an den Vertretern der Patriotenpartei"[83] und deren Verweigerungshaltung. Hätten sie sich eingesetzt, hätten sie das Kabinett Lutz, das sich nur auf eine liberale Minderheit im bayerischen Landtag stützen konnte, überstimmt. Der bayerische Landtag[84] mit den beiden Kammern und den beiden Parteien war also ebenso wenig wie das Ministerium Lutz bereit, im „Fall Ludwig II." eine politisch saubere Lösung zu realisieren. Zu Recht urteilte deshalb der Redakteur Anton Memminger: „Unser Landtag tat nichts." Oder wie dies der Historiker Christof Botzenhart ausdrückte: „Die liberalen Minister mussten den König loswerden, die Patrioten wollten ihn nicht halten."[85]

### *Graf Maximilian von Holnstein*

Ludwig II. war Max von Holnstein zunächst freundschaftlich gesonnen und hatte ihn in den Sechzigerjahren zum Kgl. Bayer. Oberststallmeister ernannt. In dieser Funktion leitete er den Kgl. Marstall und die drei Hofgestüte. Damit war er ein wichtiger Mann am Hof und ein enger Vertrauter des Königs. Als Diplomat war er die treibende Kraft beim Zustandekommen des „Kaiserbriefes", in dem Ludwig II. dem preußischen König gezwungenermaßen die Kaiserwürde zusicherte. Unangenehme Charaktereigenschaften Holnsteins waren sein Machtstreben und seine Geldgier. Wie sehr er davon getrieben war, belegt sein „Honorar", das er sich als Vermittler der Zahlungen genehmigte, die Reichskanzler Bismarck aus dem Welfenfond an Ludwig II. entrichtete. Über die Jahre konnte er für sich „eine Gesamtsumme von mindestens 950 000 Mark" abzweigen, „nach heutiger Kaufkraft [...] etwa 5,38 Millionen Euro".[86] 1883 fiel der Oberststallmeister beim König in Ungnade, da er es abgelehnt hatte, nach weiteren Geldquellen für den verschuldeten König zu suchen. Der preußische Gesandtschaftssekretär Graf

---

82 Hacker: Königskrise (S. 358)
83 Hacker: Königskrise (S. 399)
84 Hacker: Königskrise (S. 357)
85 Botzenhart (S. 98)
86 Hilmes, Oliver: Ludwig II. Der unzeitgemäße König. München 2013 (S.200) (Künftig: Hilmes)

Eulenburg-Hertefeld äußerte jedoch, dass Holnstein „irgendeine wunderliche Sache des Königs wissen [musste] und dieselbe als Waffe benutzen"[87] konnte. Es ist nicht auszuschließen, dass diese „wunderliche Sache" womöglich der Umgang des Königs mit Reitersoldaten war, also seine homosexuellen Neigungen betraf. Bald wurde bekannt, dass der König ihn nicht mehr liebe, ihm aber doch gehorche. Auf diesen königlichen „Liebesentzug" reagierte Holnstein, indem er abrupt die Fronten wechselte und zum Mitorganisator der Entmündigungsaktion wurde. Er betätigte sich als vorrangiger Zuträger von belastetem Material, das er an Dr. Gudden weiterleitete. Besonders demütigend für Ludwig II. war es, dass Holnstein Mitglied der 1. Fangkommission war und sich nach der Entmündigung des Königs als dessen gerichtlicher Vormund einsetzen ließ. Der Münchner Polizeipräsident von Pechman hatte sicher nicht unrecht, als er äußerte, „die Rösser und Oberrösser sind an allem schuld"[88], womit er den „Roßober" Holnstein und dessen Untergebene meinte.

### *Prinz Luitpold*

Er war an der Regentschaft zunächst nur bedingt interessiert, wurde aber von zwei Seiten dazu gedrängt, zum einen von Ministerpräsident Lutz, zum anderen von seinen Söhnen. Besondere Skrupel gegenüber dem König, seinem Neffen, hatte er nicht, da er von diesem in den vergangenen Jahren statt verwandtschaftlicher Zuneigung eher Reserviertheit, ja sogar Ablehnung erfahren hatte. Als im Mai 1886 ein Gerichtsverfahren drohte, das die Zivilliste, also Ludwigs Privatvermögen, und damit auch das Vermögen der königlichen Verwandtschaft betraf, schwenkte Luitpold auf die Linie von Ministerpräsident Lutz ein und befahl die Rekrutierung der Zeugen.[89] Er war zunächst also hin- und hergerissen, aber gerade dadurch, dass er keine entschiedene Meinung vertrat, unterstützte er die Entwicklung der Katastrophe. Bis zuletzt hütete er sich, selbst aktiv zu werden, unter anderem auch deshalb, weil ihm die Regentschaft gar nicht so erstrebenswert erschien und er, wie der österreichische Gesandte Bruck bemerkte, „den Glanz der Krone und die damit verbundenen Verpflichtungen"[90] fürchtete. Und so versteckte er sich hinter das Ministerium Lutz und hinter Dr. Guddens Begutachtung des Königs. Diese schob er vor, um sich von ihnen förmlich zur Regentschaft tragen zu lassen. Vielleicht glaubte er, auf dieses Weise auch seine Verantwortung für den Sturz des Königs auf sie allein übertragen zu können. Doch eines steht fest, ohne Luitpolds Zustimmung für die Entmündigungsaktion und seine Bereitschaft, die Regentschaft zu übernehmen, wäre die Entmündigung des Königs erst gar nicht in Gang gekommen.

### *Luitpolds Söhne, die Prinzen Ludwig und Leopold*

Luitpolds Familie war sehr kinderreich. Es ging dabei nicht nur um seine vier Kinder Ludwig, Leopold, Therese und Arnulf, sondern vor allem um die Kindeskinder. Am 22. März 1886 wurde beispielsweise dem Prinzen Ludwig, dem ältesten Sohn Luitpolds, bereits das elfte Kind von insgesamt 13 Kindern geboren, die später einmal alle gut versorgt sein wollten. Der

---

87 Eulenburg-Hertefeld am 25.07.1882, zitiert nach: Sommer (S. 204)

88 Richter, Werner: Ludwig II. König von Bayern. München 1939 (S. 292) (Künftig: Richter) Fußnote: Eckhardt, Richard Du Moulin: In: Süddeutsche Monatshefte 27 (S. 689)

89 Häfner (S. 271)

90 Hacker: Königskrise (S. 398)

Großfamilie Luitpold & Co. – der preußische Gesandte von Werthern spricht in einem Brief an Bismarck vom 14. November 1883 von 48 Personen – verbaute Ludwig II. durch seinen enormen Finanzbedarf für seine Schlösser über Jahre hinaus die Aussicht auf eine reiche Mitgift. Die Schulden würden nach seinem Tod auf Luitpolds Familie übergehen. Des Königs Verhältnis zu seinen Cousins Ludwig und Leopold, die er als „flach und geistlos" bezeichnete, war seit Jahren gespannt. Bisweilen verbot er ihnen den Zugang zum Hof. Unbegründet war des Königs Abneigung nicht, da es bereits 1867 das Gerücht gab, Prinz Ludwig wäre unter Umgehung Luitpolds bereit, den bayerischen Thron zu besteigen.
Seit 1884 war Luitpolds Familie dann direkt von den Schulden des Königs betroffen. Deshalb drängten dessen Söhne, neben Leopold insbesondere Ludwig, mit aller Macht auf eine Beendigung der Schulden-Aktivitäten ihres königlichen Cousins und plädierten für dessen rasche Entmündigung. Nach Ansicht des cholerisch veranlagten Prinzen Ludwig handelte der Ministerratsvorsitzende Lutz viel zu zögerlich. „Höchstderselbe [gemeint ist Prinz Ludwig] pflegte in intimen Kreisen von Herrn von Lutz nurmehr als S...kerl oder Sch...kerl zu sprechen."[91] Es ging in der königlichen Familie also nicht gerade vornehm zu, als es um die Rettung des Vermögens ging und um die möglichst rasche Entmündigung des Königs. Ende Mai warnte Bismarck davor, „dass das Vorgehen von oben, das heißt von Seiten der Agnaten [also Luitpolds Familie] und des Ministeriums [d.h. der Regierung Lutz], als eine Palastrevolution von Übelwollenden gedeutet werden könne."[92] Und damit sollte er recht behalten.

### *Oberst Freyschlag von Freyenstein und Freiherr von Wolfskeel, Adjutanten Luitpolds*

Oberst Freyschlag, ein breitschultriger, untersetzter Haudegen mit napoleonischem Knebelbart, Flügeladjutant des Prinzen Luitpold, war mit Lutz befreundet. Luitpolds zweiter Adjutant Freiherr von Wolfskeel war ein Freund Holnsteins. Beide wirkten, wie es heißt, auf Prinz Luitpold ein, der Absetzung Ludwigs II. zuzustimmen.[93] Insbesondere Freyschlags Mitwirkung am Ende Ludwigs II. gilt als dubios. Er war an höchster Stelle für den Einsatz der Gendarmerie in Berg und Umgebung verantwortlich. Bereits 14 Tage nach Ludwigs Tod wurde er außer der Reihe zum General befördert, in den erblichen Adelsstand erhoben und zum Chef der „Geheimkanzlei des Prinzregenten", des so genannten „Schwarzen Kabinetts", ernannt. Wolfskeel wurde später als Nachfolger Holnsteins Oberststallmeister.
Die von Baron Washington ab 21.30 Uhr in der Unglücksnacht des 13. Juni an Freyschlag gerichteten Telegramme erreichten diesen angeblich alle auf einmal erst am frühen Morgen gegen halb ein Uhr.[94] Bis heute verstummt nicht das Gerücht, Freyschlag habe sich womöglich am Abend der Katastrophe in Berg aufgehalten. Unklar ist, was er dort zu suchen gehabt hätte, sollte dies wirklich der Fall gewesen sein.

91 v. Bruck an Kálnoky, 01.05.1886, HHStA Wien, P.A. IV, 48, 1886 Varia. In: Sommer (S. 198)

92 Hüttl (S. 381)

93 Richter (S. 289)

94 Washington, Karl Theodor Freiherr von: Die letzten Tage des König Ludwigs II. von Bayern. Die Aufzeichnungen eines Augenzeugen, des Oberstleutnants Freiherrn von Washington. In Berliner Illustrierte Zeitung vom August 1932 (S.1118) (Künftig Washington); Müller, Wolfgang: „Ein ewig Rätsel bleiben will ich ...". Wittelsbacher Schicksale: Ludwig II., Otto I. und Sisi. München 1999 (S. 284–285) (Künftig: Müller, Wolfgang)

### *Reichskanzler Bismarck und Kaiser Wilhelm*

Von Ludwig II. wegen der Verwicklungen 1886 mehrfach um Rat gefragt, machte Bismarck, der dem bayerischen König mit Sympathie begegnete, diesem durchaus bedenkenswerte Vorschläge, wie er die Schwierigkeiten in den Griff bekommen könne, die Ludwig aber nicht befolgte. Bismarck hielt dem König lange die ideelle Treue, wohl aus Misstrauen gegenüber einem ultramontanen Kabinett, das ein Thronwechsel mit sich bringen würde. Bismarck lag vor allem der konfliktfreie Bestand der preußischen Machtposition am Herzen. Als er sich sicher war, dass bei einem Thronwechsel keine reichsfeindlich-ultramontane Politik zu befürchten war, schien er sich mit einer Regentschaft unter Prinz Luitpold abzufinden und äußerte, Ludwig II. „müsse an die Wand gedrückt werden, wenn ihm überhaupt noch zu helfen sei."[95] Bei allem aber lehnte der Reichskanzler eines entschieden ab, sich offiziell in innere Angelegenheiten Bayerns zu mischen.

Auch Kaiser Wilhelm war im Hinblick auf die bayerische Königskrise für absolute Neutralität und Nichteinmischung. Bismarck erkannte hellsichtig, dass das Ministerium den König „schlachten" wolle und es zu dessen Absetzung kommen würde. Dabei sah Preußen, wenn auch durchaus nachvollziehbar, tatenlos zu.

Kaiser Wilhelm und Bismarck wäre es noch am ehesten möglich gewesen, Ludwig zu entschulden und ihn als Gegenleistung zu einem disziplinierten Lebenswandel zu bewegen. Doch eine solche Intervention lehnten sie ab. Der perfide Vorschlag des Kronprinzen Friedrich Wilhelm, dem König so viel Geld vorzustrecken, dass Preußen zu seinem Hauptgläubiger werde, „dann muß er tanzen, wie wir pfeifen, weil wir ihn sonst jeden Tag ruinieren können"[96], wurde nicht realisiert. Doch eine solche Überlegung spricht für sich.

### *Die Bayerische Post*

Bei der Entmündigung des Königs spielte auch die Bayerische Post eine entscheidende Rolle, wie aus dem im Staatsarchiv München aufbewahrten Telegraphiedienstbuch der Station Hohenschwangau hervorgeht. In diesem Dokument sind jene Telegramme vermerkt, durch die in den Tagen vom 9. bis 11. Juni gegen den König und seine Umgebung eine Postzensur verhängt wurde. In einer dieser Depeschen heißt es: „An Seine Majestät den König und dessen Umgebung gerichtete Telegramme sind nicht zu befördern, sondern telegraphisch an die unterfertigte Generaldirektion mitzuteilen." Das Schicksal Bayerns und des Königs lag damals in den Händen eines Telegraphisten, der unter Berufung auf seinen Treueeid den aktiven Widerstand gegen die Entmündigung Ludwigs II. hätte mobilisieren können, dies aber unterließ.

### *Dr. Franz Carl Gerster*

Was wäre gewesen, wenn Ministerium und Regierung bereits im Februar 1884 auf den psychologisch versierten Zahnarzt Dr. Franz Carl Gerster gehört hätten? Er hatte im Gegensatz zu Dr. Gudden Ludwig II. in einer vierstündigen Audienz persönlich konsultiert und dabei die Überzeugung gewonnen, dass der König geisteskrank sei. Davon berichtete er „dem Kabi-

---

95 Buerkel, Luigi von: Vom Rindermarkt zur Leopoldstrasse. Jugenderinnerungen aus dem München König Ludwigs II. München o. J. (S. 127) (Künftig: Buerkel)

96 Hüttl (S. 335)

nettssekretär v. Ziegler und anderen hohen Beamten, auch Landtagsabgeordneten".[97] Gerster war überzeugt, dass bayerische Psychiater seine Ansicht teilen würden. Man solle nicht warten, bis es zu spät sei. Doch man wies den Arzt zurück und wartete noch mehr als zwei Jahre, bis man einen anderen Arzt, nämlich Dr. Gudden, nicht mehr einfach überhören konnte und wohl auch wollte. Es ist anzunehmen, dass Dr. Gersters 1884 geäußerte Prognose den Verantwortlichen nicht mehr aus dem Kopf ging. Hätte man auf ihn gehört, hätte man den König also bereits 1884 möglichst umgehend von seinen königlichen Verpflichtungen entbinden und psychiatrisch betreuen müssen. 1884 betrugen die Schulden Ludwigs erst 8,25 Millionen Mark. Über Gersters Rolle als gleichsam „Erster Gutachter des Königs", der mit seiner Forderung das Ministerium sicher wach rüttelte, folgen in Abschnitt V. dieses Buches ausführliche Informationen.

*Zwölf Ärzte, die bei der Obduktion von Ludwigs Leichnam zugegen waren*

Die Sektion von Ludwigs Leichnam wurde von dem Münchner Pathologen Professor Nikolaus Rüdinger unter Assistenz von Dr. Johannes Rückert und protokolliert von Geheimrat Prof. Hugo von Ziemssen durchgeführt. Als Zeugen waren anwesend: neben den Ärzten – Obermedizinalrat Dr. Josef von Kerschensteiner, die drei am Gutachten beteiligten Psychiater Dr. Hubrich, Prof. Grashey, Dr. Hagen und die Leib- und Hofärzte Prof. Karl Wilhelm Kupfer, Dr. Maximilian Schleiß von Löwenfeld, Dr. Wilhelm Brattler, Dr. Alfred Halm, Dr. Ludwig Becker – als staatliche Vertreter Staatsminister Freiherr von Crailsheim und Obersthofmeister Graf zu Castell. In einem Pressebericht hieß es: „Die am heutigen Tage vorgenommene Sektion der Leiche Sr. Majestät des Königs Ludwigs II. hat die von den Irrenärzten gestellte Diagnose in vollem Maße bestätigt, insofern sie nachwies, dass sowohl abnorme Entwicklungsvorgänge als auch Produkte chronischer Entzündung älteren und neueren Datums an Schädel und Gehirn in mannigfaltiger Form vorhanden waren." „Dieses Obduktionsgutachten", so urteilte 2010 der renommierte Münchner Rechtsmediziner Prof. Wolfgang Eisenmenger, „ist nach den Möglichkeiten der damaligen Zeit kunstgerecht abgefasst worden und entspricht dem damaligen Standard." Dr. Josef von Kerschensteiner stellte die Ergebnisse der Sektion dem Landtag vor. Er tat dies als der höchste Medizinalbeamte in Bayern, dessen Stellvertreter Dr. Gudden war. Dr. Kerschensteiner kam, wie dies der Psychiater Johannes Kemper treffend formulierte, bei seinem Vortrag vor dem Landtag „in typischer Gutachtermanier zu dem Ergebnis, dass ein der Verrücktheit entsprechendes Bild anatomischer Gehirnveränderungen so wenig wie bei anderen Geisteskrankheiten bestehe, dass aber ein positiver Gehirnbefund zur Erklärung der im Leben beobachteten Krankheitserscheinungen beigezogen werden könne und es deshalb in jeder Weise gerechtfertigt sei, zu behaupten, dass das Ergebnis der anatomischen Untersuchung des Schädels und des Schädelinhaltes des Königs zur Aufklärung der bei ihm während des Lebens beobachteten Krankheitserscheinungen diene."[98] Kürzer ausgedrückt: Eigentlich haben wir zwar nichts Konkretes gefunden, aber das, was wir nicht gefunden haben, reicht aus, die Geisteskrankheit des Königs zu bestätigen. So lieferten die Sektionsärzte und die anwesenden Zeugen also noch posthum eine Bestätigung für die Richtigkeit des psychia-

---

97 Carl, Franz [Gerster]: Der Charakter Ludwigs II. von Bayern auf Grund authentischer Mittheilungen und eigener Beobachtung. Leipzig 1886 (S. 27) (Künftig: Gerster)

98 Schmidbauer/Kemper (S. 92)

trischen Gutachtens. Mit Dr. Gerster und den drei Co-Gutachtern – Letztere waren auch bei der Sektion zugegen und werden deshalb hier nicht mitgezählt – waren es also schon 13 Ärzte, die Guddens Diagnose „geisteskrank" unterstützten.

### *Die Leibärzte Dr. Max Schleiß von Löwenfeld und Dr. Franz Xaver Ritter von Gietl*

Dr. Schleiß von Löwenfeld, der auch bei der Obduktion des Königs zugegen war, und Geheimrat Professor Dr. von Gietl vertraten zunächst die Ansicht: „Nein, der König ist trotz dem, was in den letzten Jahren vorgegangen ist, nicht geisteskrank."[99] Zwei Tage nach dem Tod des Königs dann der drastische Widerruf beider, wozu sie, wie es heißt, von der Regierung angeblich gezwungen worden seien. Ist es glaubhaft, dass zwei rechtschaffene Ärzte es sich gefallen lassen, dass Ludwig II. von ihnen nun als mit „Phantasie-Abnormitäten (Verrücktheit)"[100] behaftet bezeichnet wird, dass „in der letzten Zeit die tiefste Seelenstörung bei Seiner Majestät vorgelegen hat" und dass „die Geistesstörung des Königs eine tiefe sei und viele Ähnlichkeit mit jener des Prinzen Otto habe"?[101] Warum wehrten sich die beiden nicht gegen den ihnen angeblich aufgezwungenen Widerruf und vertraten energisch ihre Ansicht von der geistigen Gesundheit des Königs? Warum ließen sie sich stattdessen einschüchtern und mundtot machen? Merkten sie denn nicht, dass durch ihren Aufsehen erregenden Widerruf, gegen den sie keinen Einspruch erhoben, die Diagnose „Geisteskrankheit" mehr zementiert wurde, als wenn sie von vorneherein geschwiegen hätten? – „Der Fall Dr. Max von Gietl und Dr. Max Schleiß von Löwenfeld" wird unten in Abschnitt V. im Detail diskutiert.

### *Persönlichkeiten, die nicht an Ludwigs II. geistige Erkrankung glaubten*

Auch folgende Personen, die Ludwig II. näher kannten oder sogar häufigen Kontakt zu ihm hatten, glaubten nicht an seine „Geisteskrankheit":

- Dr. med. Prinz Ludwig Ferdinand, Cousin Ludwigs II.
- Dr. med. Herzog Carl Theodor in Bayern, Cousin Ludwigs II.
- Kaiserin Elisabeth von Österreich, Cousine Ludwigs II. Sie begegnete dem König das letzte Mal 1881.
- Graf Dürckheim-Montmartin, Adjutant Ludwigs II.
- Alexander von Schneider, der letzte Kabinettssekretär des Königs
- Chevauleger Alfons Weber

Außer diesen Personen gab es noch weitaus mehr Menschen, die, allerdings zumeist posthum, von der geistigen Gesundheit des Königs überzeugt waren. Bis heute bewegt viele die Frage, warum diese Gruppe nicht die Öffentlichkeit rebellisch machte, indem sie, ohne sich einschüchtern zu lassen oder Rücksicht auf mögliche politische Komplikationen zu nehmen, unüberhörbar auf die geistige Gesundheit des Königs, von der sie ja überzeugt war, hinwies und gegen die unrechtmäßige Entmündigung protestierte? Ließen sich diese Personen womöglich ebenso, wie man das allein Dr. Gudden vorwirft, von der Regierung Lutz und Prinzregent Luitpold einschüchtern? Ein österreichischer Offizier äußerte in diesem Zusammenhang gegenüber einem Augenzeugen der Königskatastrophe: „Sie hatten wohl keine Männer

99 Allgemeine Zeitung Nr. 165 vom 16. Juni 1886 (S. 2420)
100 Beilage zur Allgemeinen Zeitung Nr. 166 vom 17. Juni 1886 (S. 2437)
101 Hacker: Augenzeugenberichte (S. 309–310); Münchner Neueste Nachrichten Nr. 168 vom 17. 6. 1886

in ihrem Lande [Bayern], dass Sie ihren König so verraten und verkaufen ließen?"[102] Und „aus dem Bezirksamt Füssen meldete der Bezirksamtmann im November 1886 an die Regierung, dass man [...] von den Tiroler Viehmärkten in Reutte und Imst Aussprüche höre wie: ‚Schämt euch, ihr Bayern, ihr habt eueren König bei Seite schaffen lassen und rührt euch gar nicht' oder ‚Das wenn uns passiert wäre, wir wollen anders aufgetreten sein, ihr aber laßt euch alles gefallen'."[103] Wenn man allerdings sieht, was etwa mit mutigen Journalisten wie Anton Memminger geschah, die sich den Mund nicht verbieten ließen und die deshalb kurzerhand wegen Majestätsbeleidigung zu Gefängnisstrafen verurteilt wurden, dann lässt sich diese Zurückhaltung auch verstehen. Gleichwohl trugen diese Personen dadurch, dass sie gleichsam nur hinter vorgehaltener Hand ihre Meinung über Ludwigs Normalität äußerten, dazu bei, dass sich die offiziell verkündete Version von der Geisteskrankheit behaupten konnte.

### *Die Münchner Bevölkerung*

Ludwigs Eigenheiten wurden zunehmend auch in der Bevölkerung, vor allem der Münchner Bürgerschaft, lebhaft diskutiert. „Was man sich früher hinter vorgehaltener Hand zugeflüstert hatte, wurde jetzt offener besprochen. Einzelheiten über die skurrilen Zustände am Hof des Königs wurden von ehemaligen Dienern herumerzählt und bildeten zunehmend den Gesprächsstoff in Wirtshäusern und Bierkellern. Dabei redete man vom König meist als vom Herrn Huber, um ungestraft über ihn losziehen zu können".[104] Schon am 13. Januar 1874 hatte der preußische Gesandte von Werthern in einem Brief an Bismarck mit Blick auf die Münchner Gesellschaft über „das widerliche Gemisch von Doppelzüngigkeit, Impotenz und Borniertheit, in dem wir hier leben", geklagt. Einen besonderen Stein des Anstoßes bildete 1886 die Abkommandierung von Chevaulegers, weil sie Anlass zu Gerüchten über homosexuelle Neigungen des Königs gab. Der königstreue Flügeladjutant Graf Dürckheim schreibt in einer späteren Aufzeichnung, „den Gegenstand der öffentlichen Besprechung und Kritik auf allen Bierbänken hätten im Frühjahr 1886 nicht mehr nur die Geldkalamitäten der Kabinettskasse und die Bauten Ludwigs II. gebildet, sondern alle Gewohnheiten des Königs und seine ganze Lebensweise seien kritisiert worden."[105]

Thomas Mann reflektiert in seinem Roman „Dr. Faustus" den Grund, weshalb man in der Bevölkerung den König für „närrisch" erklärte. Man habe die Lebensweise des Königs einfach für anormal gehalten. Wahnsinn sei nämlich „ein recht schwankender Begriff, den der Spießbürger allzu beliebig, nach zweifelhaften Kriterien, handhabe. Sehr früh, ganz dicht bei sich selbst und seiner Gemeinheit, setze ein solcher die Grenze vernünftigen Benehmens an, und was darüber gehe, sei Narrheit."[106] Übrigens war auch Dr. Gudden nicht nur Arzt, sondern ein Bürger seines Landes, weshalb auch er sich den allgemeinen Vorstellungen seiner Zeit im Hinblick auf Anstand, Ehrenhaftigkeit und Moral unterwarf. Diese beachtete er und führte ein

---

102 Gerold (S. 101);

103 Liebhart, Wilhelm: Prinz Otto. In: Bialuch (S. 99)

104 Lerchenfeld-Koefering, Hugo Graf: Erinnerungen und Denkwürdigkeiten. Berlin 1935 (S. 160.) (Künftig: Lerchenfeld); Hacker: Königskrise (S.390)

105 Hacker: Königskrise (S. 390 - 391)

106 Mann, Thomas: Die königliche Daseinsform. In: Hollweck: Er war ein König: Ludwig II von Bayern. München 1979 (S. 232)

bürgerlich normales Leben. Ludwig II. widersprach diesen Vorstellungen hingegen größtenteils. Er überschritt die „Grenze vernünftigen Benehmens", die der Spießbürger peinlich beachtet oder zumindest zu beachten vorgibt, fortwährend und deshalb war es auch leicht, ihn für „närrisch" zu erklären.
Die Bevölkerungsschichten, die nach dem 13. Juni 1886 über den Tod des Königs bitter klagten und wütend über dessen mögliche Verursacher herzogen, verdrängten allem Anschein nach, dass sie noch vor Kurzem selbst ihren Beitrag zur Verunglimpfung Ludwigs II. und damit auch zu dessen Entmündigung geleistet hatten. Rupert Hacker zitiert einen „Münchner Bürger", der nach dem Tod des Königs äußerte, dass „in München die Volksstimmung, wetterwendisch wie immer, mit einem Male völlig umschlug. Jahrelang hatte niemand an der Krankheit des Königs gezweifelt, jetzt aber hieß es, er sei keineswegs geisteskrank gewesen, sondern durch die ehrgeizigen und herrschsüchtigen Machenschaften anderer in den Tod getrieben worden."[107] Erst der Tod gab dem König gleichsam seinen Platz in der bürgerlichen Normalität zurück.

### *Die Presse im In- und Ausland*

„Bayerns König Ludwig II. war schon seit seiner Thronbesteigung ein bevorzugtes Thema der deutschen, teils auch außerdeutschen Presse. [...] Je mehr er nach der Demütigung von 1870/71 zum ‚*König Sonderling*' und ‚*Einsiedler auf dem Thron*' wurde, desto interessanter wurde er in anderer Hinsicht. Die Berichterstattung [...] mehrte sich zu Beginn der Achtziger zunehmend und erreichte ab etwa Juli 1885" einen Höhepunkt. Ludwig geriet „zum Gegenstand von Gerüchten, Sensationslust und Indiskretionen, aber auch grundsätzlicher Debatten über monarchische Verantwortung. [...]"[108]
„Den Auftakt bildete [bereits im Juli 1885[!] ein längerer Bericht der ‚Frankfurter Zeitung', in dem die Problematik sehr freimutig geschildert wurde und der mit den Worten schloss: ‚An eine Umkehr, eine Einschränkung in den Ausgaben ist nicht zu denken und so ist die Katastrophe unvermeidlich, das ist hier die allgemeine Ansicht. Offenbar hat Niemand den Muth, an allein maßgebender Stelle die unverblümte Wahrheit zu sagen, – oder – man will sie nicht hören. Eine solche Katastrophe wie die in Aussicht stehende, hat Bayern noch nie erlebt.'"[109]
So wurde, oft auch mit hämischem Unterton, über die Verschuldung des Königs und dessen bisweilen seltsame Versuche zur Darlehensaufnahme hergezogen. „Selbst seriöse konservative und liberale Blätter wie der ‚Bayerische Kurier' und die ‚Neuesten Nachrichten', die sich bisher betont zurückgehalten hatten, brachten jetzt vermehrt Artikel zu diesem Thema. In Zeitungen und Flugschriften, außerhalb Bayerns auch in Witzblättern, wurden aber nicht nur die Finanzprobleme des Königs besprochen, sondern allmählich auch seine Lebensweise, die Zurückgezogenheit, der mangelnde Kontakt mit den Ministern, das Fehlen jeglicher Repräsentation."[110]
Wie bösartig gerade auch die ausländische Presse gegen den König losschlagen konnte, zeigt ein Artikel des Züricher „Sozialdemokrat" von Anfang des Jahres 1884, in dem es u.a. heißt: „Wie es, um unsere Diagnose zu beenden, mit dem Verstande Ludwigs II. aussieht, mag der eine Umstand beweisen, daß er dem viehischsten aller Laster, der Päderastes fröhnt! Nur

107 Hacker: Augenzeugenberichte (S. 424)
108 Wittmann: In Landesgschichte 2011 (S. 459)
109 Wittmann: In Landesgeschichte 2011 (S. 459) Zitiert nach: Neue Ansbacher Zeitung, 18.7.1885, Nr.169.
110 Hacker: Königskrise (S. 390–391)

junge Diener werden angestellt und der gekrönte Lüstling züchtigt seine Reitknechte. Die, welche ihm nicht zu Willen sind, werden sofort entlassen; die anderen werden glänzend entschädigt. So hat ein Jockey 30.000 Mark als Schweigegeld erhalten. [...] Die wilde Brunst des Königs ist nicht zu stillen. Wie sonst Maitressen, so werden hier männliche Geliebte gehalten [...] Ludwig II. ist bankerott an Körper, an Geist, an Sittlichkeit! Wann wird das bayerische Volk über den König den Konkurs verhängen?"[111]

Hier wurde – bereits 1884[!] – nicht mehr hinter vorgehaltener Hand getuschelt, sondern gnadenlos Tausenden von Lesern offeriert. Solche Bloßstellungen des Königs waren auch für Luitpold, das Ministerium Lutz, den Landtag und Dr. Gudden Alarmsignale von höchster Brisanz und der Anlass, dagegen endlich etwas zu unternehmen. Ein ganzes Buch ließe sich mit ähnlichen Presseartikeln gegen Ludwig II. und teilweise sogar recht bissigen Hetztiraden über ihn füllen. Somit leistete auch die Presse über Jahre hinweg ihren höchst unrühmlichen Beitrag zur Königskatastrophe.

*Die Gläubiger des Königs*

Aufgrund der Schuldenlage konnte der König immer mehr Unternehmer und Handwerker nicht mehr bezahlen. Dies führte dazu, dass seit Anfang April 1886 zahlreiche Forderungsklagen gegen die Kabinettskasse, also gegen den König, bei Gericht eingereicht und vom Landgericht München bereits für Mai und Juni 1886 die ersten Verhandlungstermine festgesetzt wurden.

„Zur großen Schar der Gläubiger gehörten der Großunternehmer Franz von Brandl, dem der König fast 1,5 Millionen Mark schuldete, ebenso wie der Zimmermeister Anton Ehrengut oder der Hofjuwelier Peter Rath, die Ausstände von 195 000 bzw. 155 000 Mark einforderten, aber auch der Dichter Ludwig Schneegans, der im Auftrag des Königs Theaterstücke für die Separatvorstellungen geschrieben hatte und nun auf Zahlung seines lange ausstehenden Honorars von rund 1700 Mark Klage erhob."[112]

Mit ihren durchaus verständlichen – manche sprachen allerdings auch von dreist überhöhten – Forderungen trugen diese Gläubiger jedoch dazu bei, dass die Aussicht auf Pfändung des Königs im Landtag und Volk große Unruhe hervorrief und die Forderung laut wurde, dass dagegen schnellstens etwas unternommen werden müsse.

Berechtigt ist auch die Frage, warum viele Handwerker, nachdem die Zahlungsunfähigkeit des Königs bekannt war, immer noch bereitwillig Aufträge entgegennahmen, anstatt sie abzulehnen. Vermutlich waren sie sich insgeheim sicher, wenn nicht Ludwig II., so würden im Ernstfall doch seine königlichen Verwandten oder die Regierung die Schulden begleichen. Hätten alle Handwerker nach Bekanntwerden der Zahlungsunfähigkeit keine Aufträge mehr entgegengenommen, hätte Ludwig II. auch nicht mehr weiterbauen können.

*König Ludwig II. selbst*

Mitverantwortlich am psychiatrischen Gutachten und an seiner Entmündigung war jedoch auch König Ludwig II. selbst. Zu Recht betont der Psychiater Hans Förstl: „Würde man in diesem Vorgang den Monarchen von jeder Verantwortung frei sprechen, so als habe er durch

---

111 Sommer (S. 209) [Bajuvarier, Das Haus Wittelsbach, in: Der Sozialdemokrat, 21.02.1884, S. 1]

112 Hacker: Königskrise (S. 390–391)

seine beharrliche Verweigerung nicht zu dieser prekären Lage beigetragen, würde man ihn bereits für unzurechnungsfähig erklären."[113]
Laut bayerischer Verfassung entschied der König allein über Berufung und Entlassung der Minister. Diese Aufgabe nahm Ludwig II. ebenso noch wahr wie die Unterzeichnung der ihm vorgelegten Akten. Was er aber sträflich vernachlässigte, war, wie der Historiker Karl Möckl betont, Folgendes: „Nach den einschlägigen Verordnungen hatte der Ministerrat nur auf Anordnung des Königs zusammenzutreten und nur unter dessen Vorsitz zu tagen."[114] Doch diese Chance, den regelmäßigen Kontakt zum Ministerium zu pflegen, um sein ihm zustehendes Mitspracherecht wahrzunehmen, verpasste Ludwig II. „Der König war immer seltener persönlich anwesend", so Möckl. „Dadurch konnte er weder den Gang der Verhandlung noch die zu behandelnden Gegenstände unmittelbar bestimmen. Der Ministerrat wurde zu einem kollegialen Gremium", das sich dem König immer mehr entfremdete, der mit dem Ministerium bald nur noch mittels seines Kabinettssekretärs verkehrte. „Kennzeichnend für diese Entwicklung war, dass die persönliche Audienz der Minister beim König immer seltener wurde. Die schriftliche Vorlage ersetzte den mündlichen Vortrag."[115] Aus dem „Monarchischen Prinzip" wurde ein „Ministerial-Prinzip". Die Minister trafen ihre Entscheidungen vielfach über den Kopf des Königs hinweg.
Als es zur Krise 1886 kam, spätestens da hätte Ludwig den Kontakt zum Ministerium suchen müssen, um die anstehenden Probleme zu besprechen und zu lösen. Doch er lehnte alle Vorschläge von Seiten des Ministeriums ab. Er forderte ohne Wenn und Aber die Deckung aller seiner Schulden durch den Landtag und drohte dem Ministerium mit Entlassung. Er beharrte auf der ungeschmälerten Fortsetzung seiner Schlossbauten und verbat sich entrüstet die Einmischung in seine Privatangelegenheiten wie etwa den Umgang mit Reitersoldaten. Er verweigerte entschieden die Rückkehr nach München und die Intensivierung von Kontakten zum Ministerium und zur Münchner Bevölkerung und schlug alle sinnvollen Ratschläge Bismarcks, Graf Dürckheims und anderer wohlmeinender Ratgeber in den Wind. Auch eine psychiatrische Untersuchung durch Dr. Gudden oder einen anderen, von ihm dazu bestellten Psychiater, um dadurch das Gerücht von seiner angeblichen Geisteskrankheit ein für allemal zu entkräften, ließ der König nicht zu. Selbst die ihm rechtlich zustehenden Möglichkeiten, seine Situation von den Gerichten klären zu lassen, nahm er nicht wahr.
Geradezu absurd ist es, wenn Ludwigs Leibarzt Max Schleiß von Löwenfeld behauptet: „An seinen [des Königs] Exzentricitäten sind jene schuld, die seit Jahren seine Umgebung bildeten, diese feilen, egoistischen, verlogenen Bedientenseelen, die ihn in seinen Phantasien bestärkten, alle seine Wünsche als ausführbar bezeichneten und ihn in die leidenschaftliche Betätigung seiner Passionen hineinhetzten und, während sie ihn zu enormen Ausgaben verleiteten, ihn aufs empörendste ausbeuteten." Ja, wusste Dr. Schleiß, der Ludwig II. angeblich doch so gut kannte, denn nicht, dass sich der König in seinen Phantasien nicht beeinflussen ließ, es sei denn allenfalls von Richard Wagner, dass er vielmehr seine Mitwelt mit seinen Phantasien zu infizieren suchte und dass ein jeder, der seinen Einfällen keine Bewunderung

113 Förstl, Hans: Ludwig II. als Patient. In: Götterdämmerung. Aufsätze (S. 72)
114 Möckl, Karl: Ludwig II., die Minister und der Landtag. In: Gregor-Dellin, Martin, u.a. (Hrsg): Ludwig II. Die Tragik des „Märchenkönigs". Regensburg 1986 (S.82) (Künftig: Möckl)
115 Möckl (S. 83)

zollte und einer Realisierung seiner Wünsche widersprach, sofort in Ungnade fiel. Der König behauptete zwar mehrfach, er wolle nur die Wahrheit hören, doch wer sie ihm ungeschminkt ins Gesicht sagte, der bekam unverzüglich seinen Zorn zu spüren, wurde bestraft oder entlassen. „Der König duldet keinen Rath, den Er nicht verlangt hat, und straft jede Vorstellung gegen eine Seiner Anordnungen durch wochen- oft monatelange Ungnade",[116] urteilte der österreichische Gesandte Gustav von Blome bereits im April 1865. „[...] ich gebe [dem König] nie einen Rath, höre blos, was befohlen wird, und mach mich keiner Widerrede schuldig"[117], gestand auch Johann von Lutz, damals noch Kabinettssekretär. Da die Bediensteten nicht ihre Arbeit verlieren wollten, wagten sie es nicht, selbst den ausgefallensten Ideen des Königs zu widersprechen. Ebenso hetzte keiner von ihnen Ludwig II. „in die leidenschaftliche Betätigung seiner Passionen hinein", das hätte er sich auch energisch verbeten. Der König ließ sich nichts einreden und tat nur, was ihm gefiel – und was ihm gefiel, das hatte auch jedem in seiner Umgebung zu gefallen. So verleitete Ludwig dadurch, dass er die ungeschminkte Wahrheit zwar forderte, aber nicht ertrug, die ängstlich um ihren Arbeitsplatz besorgten Lakaien zur Lüge, zum Kriechertum und zur Speichelleckerei. Fortwährend waren sie gezwungen, ihre Worte und Taten auf unberechenbare Reaktionen des Königs hin abzuwägen.
Grotesk ist ebenso die Behauptung, die Diener trügen die Schuld an den „enormen Ausgaben", im Gegenteil. Wer Ludwig II. nämlich unterwürfig etwa auf die zunehmende Schuldenproblematik anzusprechen wagte, der zog sofort seinen Hass auf sich. Überreiche Geschenke, die der König manchen seiner Höflinge zukommen ließ, abzulehnen, wäre eine unverzeihliche Beleidigung Seiner Majestät gewesen, von Ausbeutung also keine Rede. Überhaupt, für eventuelle Betrügereien hatte Ludwig II. ein feines Gespür. So fiel etwa die Sängerin Josefine Scheffzky, die mehr Geld von der Hofkasse forderte, als ihr zustand, sofort in Ungnade, als der König davon erfuhr. Sie durfte ihm nie mehr unter die Augen treten.

*Fazit*: Verantwortung für das Schicksal Ludwigs II. trägt also nicht vorrangig und schon gar nicht allein Dr. Bernhard von Gudden, der im Gegensatz zu vielen anderen Mitwirkenden über viele Jahre hinweg sogar wirklich von der geistigen Krankheit des Königs überzeugt war, weshalb er es als seine Pflicht ansah, in seinem Gutachten eine diesbezügliche Diagnose zu erstellen, auch wenn diese aus heutiger Sicht umstritten ist. Vielmehr wirkte ein eng verwobenes Geflecht von zahlreichen Personen und Institutionen, zu denen nicht zuletzt maßgeblich auch Ludwig II. selbst gehörte, daran mit, die Entmündigung des Königs in die Wege zu leiten, die mit seinem tragischen Tod endete. Da griff auf geradezu mysteriöse Weise wirklich ein Rädchen ins andere. Zu Recht betont der Historiker Karl Möckl: „Die Tragik des Königs bestand darin, dass sein Schicksal in den Monaten vor der Entmündigung keine medizinische, sondern eine politische Angelegenheit war"[118], in die Dr. Gudden verstrickt wurde. Es ist deshalb anzunehmen, dass bei einer Weigerung Guddens, das psychiatrische Gutachten zu verfassen, vonseiten der Regierung dennoch ein Weg gefunden worden wäre, den König zu ent-

---

116 Gustav von Blome an Alexander von Mensdorff-Pouilly, 1.4.1865, Österr. Staatsarchiv Wien/Haus-, Hof- und Staatsarchiv, PA.IV.

117 Johann von Lutz an Franz Pfistermeister, 23.10.1866. Bayer. Hauptstaatsarchiv München, Abt. III. Geheim. Hausarchiv, Nachlass Pfistermeister, Nr. 19

118 Möckl (S. 99)

mündigen. Die ihm angelasteten Phänomene – Bauschulden, angebliche Vernachlässigung der Amtsgeschäfte, seine Bausucht und die auch von der Kirche verurteilte Homosexualität – wollte niemand mehr hinnehmen. Luigi von Buerkel schreibt in seinen Erinnerungen: „Eine Dame der Gesellschaft vermerkte sehr richtig: ‚Merkwürdig. So lange der König lebte, hielt ihn jeder für verrückt, und jetzt da er tot ist, soll er nicht verrückt gewesen sein!'"[119] Nun schoben alle ihren Schuldanteil von sich und entzogen sich klammheimlich ihrer Verantwortung. Nur einer blieb übrig, der die Verrücktheit Ludwigs II. schriftlich dokumentiert hatte und deshalb plötzlich alleine im Fokus der Be- und Verurteilung stand, und das war Dr. Bernhard von Gudden. Und er eignete sich mit seinem psychiatrischen Gutachten auch bestens dazu, ihm allein die gesamte Schuld für das Schicksal Ludwigs II. zuzuschieben, ihn allein für die Königskatastrophe verantwortlich zu machen und ihn damit zum „Sündenbock" abzustempeln. Doch verdient hatte er das nicht.

## Möglichkeiten des Königs, seine Entmündigung zu verhindern

Im Nachruf auf Dr. Gudden erwähnte Dr. Grashey, Ludwig sei sehr um sein Leben besorgt gewesen, dass er vor allem an die Wiedergewinnung seiner Freiheit, an Abdankung und an einen Aufenthalt im Ausland gedacht habe. Und nicht wenige forderten posthum, vonseiten der Regierung hätte auf die Wahrung der königlichen Rechte geachtet werden müssen. So hätte man den König doch sicher dazu bewegen können, abzudanken, um dadurch die entwürdigende Entmündigung zu umgehen. Wie aber steht es damit?
- War Ludwig II. wirklich zur Abdankung bereit?
- War er willens, seine Freiheit tatkräftig zu verteidigen?
- Und unternahm er womöglich auch Anstrengungen, sich durch Flucht den gegen ihn eingeleiteten Maßnahmen zu seiner Entmündigung zu entziehen?

*Abdankung statt Entmündigung*
Mehrmals schon hatte Ludwig II. seit Beginn seiner Amtszeit im März 1864 daran gedacht, auf den Thron zu verzichten und abzudanken.
Das erste Mal geschah dies, als der von ihm angebetete Richard Wagner am 10. Dezember 1865 München verlassen musste und sich in die Schweiz zurückzog. „Mit Freuden verließe ich jetzt Land und Leute und folgte Ihm!", so gestand der König tief betroffen, aber er dankte nicht ab, nachdem auch Wagner nichts von dieser Absicht seines Finanziers hielt.
Das zweite Mal kam ihm der Gedanke, die Krone niederzulegen, im Juni/Juli 1866, als Bayern sich im Krieg mit Preußen befand und die Niederlage Bayerns unvermeidlich war. „Wenn wir unter Preußens Hegemonie zu stehen kommen", so schwor sich der König, „dann fort, ein Schattenkönig ohne Macht will Ich nicht sein!" Und am 21. Juli 1866 benannte Ludwig in einem Brief an Cosima von Bülow auch gleich einen möglichen Nachfolger: „Mein Bruder [Otto] ist volljährig. Ihm übertrage ich die Regierung." Kabinettssekretär Pfistermeister bestätigte diesbezügliche Absichten Ludwigs am 15. Mai 1866: „Der König sprach von Abdanken unter dem Vorgeben,

119 Buerkel (S. 127)

dass er geistig nicht ganz gesund sei, um dann in die Schweiz [zu Richard Wagner] zu gehen und dort leben zu können." Aber wiederum dankte Ludwig nicht ab, da ihm auch Wagner erneut davon abriet, der einen König ohne Land und finanzielle Mittel nicht brauchen konnte.
Das dritte Mal verspürte Ludwig den Drang abzudanken in sich, als 1870/71 nach dem Krieg mit Frankreich das Ende der bayerischen Souveränität bevorstand. Es war der Krieg gegen Frankreich, ein Land, dem sich Ludwig aufs Engste verbunden fühlte und das er auch deshalb schätzte, weil zum einen die Wittelsbacher Frankreich die Königskrone verdankten und Bayern zum anderen seine Staatlichkeit. Als Preußen nach dem Sieg gegen Frankreich die Vorherrschaft im Deutschen Reich beanspruchte und sich Ludwig gezwungen sah, den Brief zu schreiben, der den preußischen König zum Kaiser erhob, da wollte er wiederum nicht mehr König sein. „Es wird gut sein, das Dekret [der Abdankung] baldigst zu entwerfen", trug er damals seinem Kabinettssekretär auf. Die Krone sollte erneut sein zwar auffällig gewordener, aber noch nicht kranker Bruder Otto übernehmen. „Ich sehe ihn als den König an; nur an einem einzigen dünnen Faden hängt noch die Sache, dann wird es heißen: ‚Le Roi Louis II. est mort, vive le Roi Othon!'" Doch der „dünne Faden" riss nicht und Ludwig blieb König.
Und nicht nur diese drei Male, dazwischen und danach immer wieder dachte Ludwig an Abdankung, aber wirklich ernsthafte Schritte zur Verwirklichung unternahm er nie.
Wie rasch sich eine Abdankung hätte realisieren lassen, wusste Ludwig II. von seinem Großvater König Ludwig I., den die Ereignisse der Bayerischen Revolution und die Affäre um sein Verhältnis mit der spanischen Tänzerin Lola Montez zur Abdankung veranlasst hatten. In einem wenige Zeilen umfassenden Patent vom 20. März 1848 gab Ludwig I. seine Thronentsagung bekannt. Daran angelehnt hätte das Abdankungspatent Ludwigs II. etwa so lauten können:

> *„Wir, Ludwig II., König von Bayern, haben Uns Allerhöchst bewogen gefunden, zu Unseres geliebten Bruders, des Prinzen Otto königlicher Hoheit Gunsten auf Unsere Krone zu verzichten, und fügen mit diesem ungleich zu wissen, daß Wir von nun an die Namens-Titulatur König Ludwig (Majestät) führen werden. Vorstehende Unsere Verzichtleistung und Titulatur-Bestimmung ist in Unserem Regierungsblatte zur öffentlichen Kenntnis zu bringen.*
> *Gegeben zu München, den achtzehnten Januar des Jahres Eintausend achthundert und einundsiebzig im siebten Jahr Unserer Regierung.*
>
> *Ludwig II.*

Und auch an das bayerische Volk hätte er ähnliche Worte wie sein Großvater richten können:

> *„Mein geliebtes bayerisches Volk! Eine neue Richtung hat begonnen, eine andere als Ich sie eingeschlagen habe und in welcher Ich nun im siebten Jahre geherrscht. Ich lege die Krone nieder zu Gunsten meines geliebten Bruders, des Prinzen Otto.*
> *Treu der Verfassung regierte Ich, dem Wohle des Volkes war Mein Leben geweiht; als wenn Ich eines Freistaats Beamter gewesen, ging Ich mit den Staatsgeldern um. Ich kann Jedem offen in die Augen sehen. Und nun Meinen tiefgefühlten Dank Allen, die Mir anhingen. Auch vom Throne herabgestiegen, schlägt glühend Mein Herz für Bayern!*
>
> *München, 18. Januar 1871* *Ludwig II.*

Vor der Passage des rechtschaffenen Umgangs mit den Staatsgeldern hätte sich Ludwig nicht zu scheuen brauchen, denn die Gelder für seine Schlossbauten und für die von ihm gemachten Schulden betrafen ja ausschließlich sein Privatvermögen und nicht, wie immer wieder fälschlich behauptet, die Staatskasse. Wie sein Großvater Ludwig I., der nicht den Anschein erwecken wollte, dass er zum Rücktritt gezwungen worden war, und der einige Wochen später geschrieben hatte: „Regieren konnte ich nicht mehr, und einen Unterschreiber abgeben wollte ich nicht. Nicht Sklave zu werden, wurde ich Freiherr", hätte auch Ludwig II. genau diese Formulierung verwenden können. Doch eine Abdankung Ludwigs unterblieb nicht nur bis 1871, sondern auch die folgenden 15 Jahre bis 1886.
Regierungsrat Franz Xaver Bauer äußerte im Mai 1886 gegenüber Polizeidirektor Pechmann, dass der König schon einmal die Folgen einer Abdankung besprochen hätte, aber „als er von dem spärlichen Einkommen hörte, ließ er merken, dass er unter solchen Verhältnissen nicht leben könnte und möchte."[120] Freilich hätte Ludwig nach seinem Rücktritt mit dem dann erheblich reduzierten Einkommen seiner Bauleidenschaft keinesfalls mehr frönen können und dies gefiel ihm begreiflicherweise überhaupt nicht. Außerdem war er, wie er dies am 25. Januar 1885 seinem Marstallfourier Hesselschwerdt mitteilte, der Überzeugung: „Geld ist in der Welt in Hülle und Fülle vorhanden. Folglich muss es her um jeden Preis, man muss nur geschickt zu Werke gehen."[121]
Was wäre nun gewesen, wenn sein Neffe Prinz Luitpold – eine andere Person wäre dazu überhaupt nicht befugt gewesen – ihn im Mai oder Juni 1886 gefragt hätte, ob er denn nicht gegen eine entsprechende Entschädigung abdanken wolle? Auf diese Weise hätte man doch das Gutachten, das ihm „Paranoia" bestätigte, und die daran sich anschließende Entmündigung verhindern können, so die Meinung der Gutachtenkritiker. Eine solche Dreistigkeit hätte sich Ludwig, der an die zwei Jahrzehnte den Schritt zur mehrfach angekündigten Abdankung nicht vollzogen hatte, jedoch nicht bieten lassen. Gerade Prinz Luitpold, zu dem er doch seit Jahren ein gespanntes Verhältnis hatte, wagt es, ihm einen solchen Vorschlag zu unterbreiten. Mit einer solchen Aktion hätte sich Luitpold in eine für ihn geradezu bedrohliche Situation gebracht, der mit Sicherheit kein Erfolg beschieden gewesen wäre. Überhaupt, ein König wird nicht abgedankt, ein König trifft die Entscheidung abzudanken ganz allein. Aber Ludwig traf sie nie, obwohl er seit 18 Jahren diesen Schritt immer wieder angekündigt hatte.
Wer nun aber glaubt, man hätte Ludwig ja vor die Entscheidung stellen können, entweder abzudanken oder als Geisteskranker entmündigt zu werden, der vertritt eine solche Ansicht wohl nicht ernsthaft. In diesem Fall wäre der König ja unter Androhung einer gewaltsamen Entmündigung zur Abdankung gezwungen worden, was rechtlich nie Bestand gehabt hätte.
Als am 17. April 1886 der König seinem Ministerium die Ordnung seiner finanziellen Verhältnisse befahl, baten etwa einen Monat vor seiner Entmündigung, am 5. Mai 1886, die Minister um „allergnädigste Zurücknahme" dieses Auftrags. Hierauf tobte der König: „Die Schlechten in der Kammer müssen hinausgestoßen und durch Gute ersetzt werden, und wenn von den Ministern einer oder der andere nicht zieht, muß er weg." Nach Abdankungsabsichten des Königs hören sich diese Worte ebenso wenig an wie seine Äußerungen in zwei Kammerbefehlen. In dem einen vom 26. April 1886 betonte Ludwig: „[...] ein Thronwechsel durch Abdankung ist

120 Hacker: Königskrise (S.415)
121 Hacker: Königskrise (S. 349)

nie gut, [das] muß [...] die Kammer einsehen."[122] Und im Kammerbefehl vom 20. Mai – also drei Wochen vor seiner Entmündigung – äußerte er: „Es ist sehr verdächtig, daß von Abdankung man schon sich unterstanden hat zu sprechen. Das soll offenbar den Leuten mundgerecht gemacht werden. Um jeden Preis muß dieß sofort aufhören (dieß für die Herrn der Polizei)".[123]
Als der bayerische Zentrumspolitiker Franckenstein am 11. Juni in Marienbad ein Hilferuf-Telegramm vom König erhielt, fuhr er mit dem Zug sofort nach München und erklärte dem Prinzregenten, er sei bereit, den König zur Abdankung zu bewegen. Glaubte Franckenstein wirklich, dass ihm das gelungen wäre? Der Prinzregent hielt dies jedenfalls für nicht möglich und ebenso wenig Ministerpräsident Lutz, der sich nach dem Tod des Königs am 26. Juni 1886 vor den Kammern des Landtags im Hinblick auf eine Abdankung folgendermaßen rechtfertigte:
„Nach meiner Überzeugung war sie [die Abdankung] nicht möglich. Ich will einmal annehmen, es wäre eine Person, die es hätte wagen dürfen, Seiner Majestät von Abdankung zu sprechen, zu Allerhöchstdemselben gelangt. Daß ein Ministerium das nicht thun kann, liegt auf der Hand. Denn die Zumuthung zur Abdankung setzt eine Dispositionsfähigkeit voraus. Wenn ein Ministerium der Meinung ist, daß der König dispositionsfähig ist, sein Regierungssystem aber nicht mehr geht, dann kann ein Ministerium doch nicht zum König sagen: ‚Majestät, gehen Sie weg, es geht nicht mehr mit Ihrer Regierung', sondern es kann nur sagen: ‚So, wie Majestät regieren, geht es nicht, da können wir nicht Ihre Räthe sein. Wir müssen gehen.' Aber ich will den Fall setzen, es wäre Jemand an ihn gekommen. Der Prinzregent hat uns mitgetheilt, es sei ihm das Ansinnen gestellt worden, Jemand [gemeint ist wohl der Zentrumspolitiker Franckenstein] zu Seiner Majestät zu schicken und ihm zu erklären, er möge abdanken; denn er könne, wie die Dinge liegen, nicht länger an der Regierung bleiben, und der Gesandte solle beifügen, wenn Seine Majestät nicht abdanken würden, würden Sie als geisteskrank unter die Regentschaft gestellt. Nun, meine Herren, kann ein Ministerium etwas Derartiges unternehmen? Das ist ja der aufgelegteste Zwang, unrechtmäßiger Zwang. Denn wenn Seine Majestät geisteskrank sind, kann man Allerhöchstdemselben einen so präjudiziellen Akt, wie die Abdankung, nicht zumuthen, und wenn Seine Majestät dispositionsfähig sind, kann man nicht die Drohung beifügen, daß, wenn Sie nicht Sich geben, die Regentschaft auf Grund der geistigen Erkrankung bestellt werden würde. Gegen eine solche Abdankung hätten Seine Majestät das volle Recht gehabt, hinterher zu protestiren, und wenn ein solcher Protest erfolgt wäre, werden Sie mir Recht geben, meine Herren, wäre die größte Verwirrung, unlösbare Verwirrung in's Land gebracht worden.
Ich will aber annehmen, Seine Majestät hätten Sich wirklich für einen Augenblick dem Zwange gefügt. Wer hätte es fernegehalten, daß Seine Majestät auf eigene Gedanken oder auf andere, fremde Inspiration hin nach wenigen Tagen zu der Erklärung gekommen wäre, die Abdankung sei erzwungen? Wer hätte denn daran denken können, meine Herren, diesen unrechtmäßigen, auf der falschen Voraussetzung der Zurechnungsfähigkeit beruhenden Akt damit zu ersetzen, dass man Seine Majestät dann doch für geisteskrank erklärt und unter Regentschaft gestellt hätte? Jedenfalls, meine Herren, war es undenkbar, heute Seine Majestät abdanken zu lassen, wenn ich mich dieses Ausdrucks bedienen darf, und in demselben Augenblicke den Psychiater herbeizuziehen und ihm zu sagen, bemächtigen Sie sich der Person Sei-

122 Landesgeschichte 2011 (S. 627)
123 Landesgeschichte 2011 (S. 662)

ner Majestät, Er ist geisteskrank. Diese Dinge sind doch absolut inkompatibel. Wenn nun, meine Herren, Seine Majestät eine solche Abdankung gegeben hätten und Seine Majestät in Verzweiflung über den Sturz, den Sie vom Throne in das Krankenzimmer gemacht hätten, sich ein Leids zugefügt hätten, wer wäre verantwortlich gewesen dafür? Niemand als diejenigen, die einem Geisteskranken, der einen Selbstmord befürchten ließ, einen Akt zugemuthet hätten, zu dem der Geisteskranke nicht mehr fähig war, und das wäre das Ministerium gewesen." [124]
Ludwig II. hatte seit Jahren Kenntnis, dass „hämisch angedeutet oder sogar offen erklärt wird, ich sei ein Narr"[125] und dass seine Lage spätestens seit 1886 immer prekärer wurde. Er hätte deshalb rechtzeitig von sich aus seine Absicht, abdanken zu wollen, deutlich kundtun müssen. Dadurch hätte er alle gegen ihn unternommenen Schritte – Gutachtenerstellung, Erklärung seiner Geisteskrankheit, Entmündigung und Internierung – verhindert.
Erst als die zweite Fangkommission Ludwig II. am 12. Juni morgens in ihre Gewalt gebracht hatte, äußerte er gegenüber Dr. Gudden, der ihm das Ergebnis des Gutachtens darlegte: „So? So? Also Prinz Luitpold hat es jetzt glücklich soweit gebracht, dazu hätte es nicht so einen Aufwand an Schlauheit gebraucht, hätte er ein Wort gesagt, dann hätte ich die Regierung niedergelegt, und wäre ins Ausland gezogen."[126] Um das Gutachten aber frühzeitig zu unterbinden, wäre es sicher erfolgreicher gewesen, wenn Ludwig dieses „eine Wort" selbst gesagt hätte, dass er die Regierung niederlegen und ins Ausland gehen will, und nicht darauf gewartet hätte, dass ihm ein anderer diesen Schritt nahelegt. Und vor allem hätte die Abdankung durch ihn erfolgen müssen, bevor er für geisteskrank erklärt wurde, denn die Abdankungserklärung eines Geisteskranken hätte, wie verdeutlicht, keine Rechtskraft besessen.

### *Aktives Vorgehen gegen die Hochverräter*

Gemäß dem Prinzip, dass Angriff die beste Verteidigung sei, empfahl Bismarck am 10. Juni 1886 dem König: Seine Majestät möge sich sogleich nach München begeben, vor das Volk und die Volksvertretung treten. Bismarck erklärte später auch, weshalb er diesen Rat gab: „Ich rechnete so: Entweder ist der König gesund, dann befolgt er meinen Rat. Oder er ist wirklich verrückt, dann wird er seine Scheu vor der Öffentlichkeit nicht ablegen."[127]
Am Vormittag des 10. Juni gab Ferdinand Boppeler, Wachtmeister der vom König herbeigerufenen Gendarmerie Füssen, von Ludwig danach gefragt, einen ganz ähnlichen Rat: „Seine Majestät solle über Tirol nach München gehen und unverzüglich den Landtag einberufen", worauf der König jedoch abwinkte: „Dies wäre sicher das einfachste, doch wir leben nicht in der Zeit des Faustrechts, ich wahre mein gutes Recht und gehe nicht, mein Volk soll mich beurteilen, ob ich wahnsinnig bin oder nicht." Wie aber hätte eine Beurteilung durch das Volk von heute auf morgen denn geschehen sollen? Und was hätte sein Auftreten vor dem Landtag mit „Faustrecht" zu tun gehabt?

---

124 Merkt (132 f.)

125 Vanderpoole, Lew: Ludwig of Bavaria. A Personal Reminiscence. Boston 1886 In: Schweiggert: Edgar Allan Poe und König Ludwig II. Anatomie einer Geistesfreundschaft. St. Ottilien 2008 (S. 17 f.) (Künftig: Schweiggert: E. A. Poe)

126 Müller F.C. (S. 779); Washington (S. 1050); Hüttl (S. 416-418); Wöbking (S. 113)

127 Memminger, Anton: Der Bayernkönig Ludwig II. Würzburg 1919 (S. 160) (Künftig: Memminger)

Auch Ludwigs Flügeladjutant Graf Dürckheim-Montmartin unterbreitete dem König am Nachmittag des 10. Juni 1886 erneut den Vorschlag, sofort anspannen zu lassen und mit ihm nach München zu fahren, um sich dem Volk zu zeigen. „Alles würde Ihnen zujubeln. Jede Intrige wird zusammenbrechen, wenn das Volk den König sieht." Doch Ludwig winkte erneut ab: „Ach, Dürckheim, ich bin müde. Ich sehe schlecht aus. Es steht kein Extrazug bereit. Die Luft in der Stadt bekommt mir außerdem nicht."

Statt derart zu zögern, hätte der König doch folgende Schritte unternehmen können. Die erste Fangkommission war am späten Mittwochnachmittag, dem 9. Juni, von München nach Hohenschwangau gereist und von dort überhastet – weil vom Kutscher Osterholzer entdeckt, der diese Gruppe sofort dem König meldete – am frühen Morgen des 10. Juni nach Neuschwanstein aufgebrochen, um dort gegen vier Uhr früh den König festzunehmen. Ludwig, von Osterholzer gewarnt, ließ zur Verstärkung der eigenen Wachmannschaft die Gendarmerie von Füssen und die Feuerwehren der umliegenden Ortschaften anrücken, sodass die Fangkommission nicht ins Schloss gelangen konnte. Sie wurde abgewiesen, kurz darauf verhaftet, in Schloss Neuschwanstein eingesperrt und damit schachmatt gesetzt.

Nun hätte Ludwig sofort, wie ihm dies wenig später Boppeler, Dürckheim und Bismarck ja auch geraten hatten, begleitet von Graf Dürckheim und der Gendarmerie Füssen nach München eilen müssen, um dort in Erscheinung zu treten. Er hätte den Prinzen Luitpold, den „Prinzrebellen", festnehmen lassen können und sich dann vor dem Landtag zeigen müssen. Hier hätte er dann den Aufruf verlesen sollen, der einige Zeit später als sogenannte „Gegenproklamation an sein Volk" auftauchte und vereinzelt an die Öffentlichkeit gelangte, bevor dieses Flugblatt von den neuen Machthabern in München abgefangen wurde. Ähnlich dem Wortlaut der Gegenproklamation hätte Ludwigs Aufruf folgendermaßen lauten können:

*„Ich Ludwig II. König von Bayern, sehe Mich veranlaßt, an Mein geliebtes bayerisches Volk und an die gesamte deutsche Nation folgenden Aufruf zu erlassen:*
*Der Prinz Luitpold beabsichtigt, sich ohne Meinen Willen zum Regenten Meines Landes zu erheben, und Mein bisheriges Ministerium hat durch unwahre Angaben über Meinen Gesundheitszustand Mein geliebtes Volk getäuscht und bereitet hochverräterische Handlungen vor.*
*Ich fühle Mich körperlich und geistig so gesund, wie jeder andere Monarch, und der geplante Hochverrat war so überraschend, daß Mir kaum Zeit blieb, Gegenmaßregeln zur Vereitelung der vom Ministerium beabsichtigten Verbrechen zu treffen.*
*Damit die geplanten Gewaltakte nicht zur Ausführung kommen und Prinz Luitpold ohne Meinen Willen die Regierungsgewalt an sich reißt, beauftrage Ich Meine treuen Freunde, mit allen Mitteln und unter allen Umständen Meine Rechte zu wahren.*
*Ich erwarte von allen treuen bayerischen Beamten, insbesondere aber von jedem ehrliebenden bayerischen Offizier und jedem braven bayerischen Soldaten, daß sie eingedenk des heiligen Eides, durch welchen sie Mir Treue gelobt haben, Mir auch in diesen schweren Stunden treu bleiben und Mir im Kampfe gegen die nächststehenden Verräter beistehen werden.*
*Jeder königstreue Bayer wird aufgefordert, den Prinz Luitpold und das bisherige Gesamtministerium als Hochverräter zu bekämpfen.*
*Ich fühle Mich mit Meinem geliebten Volk eins und bin der festen Überzeugung, daß Mein Volk Mich auch gegen den geplanten Hochverrat schützen wird.*
*Ich wende Mich auch an die gesammte deutsche Nation und an die verbündeten Fürsten.*

*Soviel in meiner Macht lag, habe Ich zum Aufbau des deutschen Reiches beigetragen und darf deshalb von der deutschen Nation erwarten, daß sie es nicht duldet, wenn ein deutscher Fürst durch Hochverrat verdrängt wird.*
*Ich wende mich auch an Seine Majestät den deutschen Kaiser direct um Hilfe und vertraue der Gerechtigkeit, welche Mir keinen Widerstand entgegensetzt, wenn Ich die Hochverräter in Meinem Lande den Gerichten überliefere.*
*Meine braven und treuen Bayern werden Mich sicherlich nicht verlassen, und für den Fall, daß man mich mit Gewalt verhindern sollte, Mein Recht selbst zu wahren, soll dieser Aufruf an jeden treuen Bayer eine Aufforderung sein, sich um Meine treuen Anhänger zu schaaren und an der Vereitelung des geplanten Verrates an König und Vaterland mitzuhelfen."*

Durch ein derartig rasches Handeln vonseiten Ludwigs wäre seine Absetzung mit Sicherheit zu verhindern gewesen. Stattdessen blieb er in Neuschwanstein, ließ die gefangen gesetzten Mitglieder der ersten Fangkommission wieder frei und sie ungehindert nach München zurückkehren, wo in aller Ruhe ein neuer Plan zu seiner Festsetzung geschmiedet werden konnte, den die zweite Fangkommission am 12. Juni dann auch ausführte, indem Dr. Gudden dem König seine Absetzung mitteilte und ihn anschließend nach Schloss Berg verbrachte. Da halfen auch nicht mehr die diversen Telegramme, zu deren Aufgabe Dürckheim den König noch am Nachmittag des 10. Juni hatte überreden können. Sie sollten in Hohenschwangau, oder vorsichtshalber im österreichischen Grenzort Reutte und in Vils in Tirol durch Dürckheim und durch den Chevauleger Weber abgesandt werden. Nur dazu willigte der König schließlich ein, ohne zu bedenken, dass Telegramme ja abgefangen werden können. Statt sich selbst nach München aufzumachen, blieb er in Neuschwanstein.
In einem Telegramm ließ er noch die in Kempten stationierten Jägerbataillone zum Kommen auffordern, die aber erst nach München rückfragten, worauf ihnen vom Kriegsminister verboten wurde, auszurücken und den königlichen Befehlen Folge zu leisten. Weitere Telegramme gingen an den Prinzen Ludwig Ferdinand und den Oppositionsführer Baron Franckenstein nach Marienbad. Baron Franckenstein machte sich zwar sofort auf den Weg, gab in München die Weiterreise nach Neuschwanstein aber auf. Auch der im Kabinettssekretariat tätige Geheimsekretär Haiß wurde verständigt. Ebenso schickte man an die in Feldafing weilende Kaiserin Elisabeth und deren Mann, den Kaiser von Österreich, Franz Josef, Telegramme. Franz Josef befürchtet einen sehr peinlichen Grenzübertritt Ludwigs. Alle Telegramme bewirkten im Grunde also nichts. Als der bayerisch-königliche Postexpediteur Brummer der Telegrafen-Station Hohenschwangau, der auch Telegramme befördern sollte, in München anfragte, ob der „allerhöchste königliche Befehl" für ihn maßgebend sei, erhielt er „im Auftrag des Prinzregenten Luitpold" den Befehl, keine Telegramme des Königs und seines Hofes mehr abzusetzen, worauf er alle Telegramme Ludwigs, die er in die Hände bekam, in den Papierkorb warf. Von da an war für Ludwig auch Postsperre angeordnet.
Sobald in München bekannt wurde, dass sich Dürckheim beim König in Neuschwanstein aufhielt, schickte Kriegsminister von Heinleth dem Offizier ein Telegramm, in dem er ihn aufforderte, sofort nach München zurückzukehren. Im Weigerungsfalle mache er sich des Hochverrates schuldig. Der König, der Dürckheim bei sich behalten wollte, bat ihn daraufhin: „Telegraphieren Sie meinem Onkel (Luitpold) und fragen Sie an, ob er Sie mir läßt." Dürckheim war betroffen. Der König ersuchte seinen Gegenspieler um Erlaubnis, dass er, Dürckheim, bei ihm

bleiben dürfe. Doch das Kriegsministerium gab nicht nach, worauf der König Dürckheim gehen ließ. „Ich sehe ein, daß sie zurückkehren müssen, sonst ist ihre Karriere und Zukunft verloren." Damit hatte sich der König total isoliert und seiner Entmachtung stand nichts mehr im Wege. Jetzt war es für eine aktive Gegenwehr, die am 10. Juni noch hätte erfolgen können, endgültig zu spät.
Nach der Königskatastrophe wurde das durchgehend zögerliche Verhalten Ludwigs II. sogar als Indiz für seine geistige Krankheit angenommen, da ein gesunder Regent, den man um seinen Thron bringen will, doch sicher rasch und entschlossen reagiert hätte. Wie sagte Bismarck: „Ich rechnete so: Entweder ist der König gesund, dann befolgt er meinen Rat. Oder er ist wirklich verrückt, dann wird er seine Scheu vor der Öffentlichkeit nicht ablegen." Und Ludwig II. legte „seine Scheu vor der Öffentlichkeit" nicht ab.

### *Flucht ins nahe Ausland*

Nachdem der König Bismarcks und Dürckheims Rat, nach München zu fahren, um sich dem Volk zu zeigen, abgelehnt hatte, äußerte der Graf am 10. Juni auch noch rechtzeitig einen Alternativvorschlag:
„Wenn Majestät nicht nach München wollen, so kann man anspannen lassen, um sich in meiner Begleitung über die Grenze nach Tirol zu begeben. In einer Stunde wären Majestät frei. Das Schloß Neuschwanstein haben Majestät noch völlig in Seiner Gewalt. Majestät können hier schalten und walten, wie es Ihnen beliebt. Unzweifelhaft aber werden in kurzer Zeit von der neu proklamierten Regierung in München Vorkehrungen getroffen, die Majestät in ihrer freien Bewegung hemmen werden. Ohne Zweifel wird noch heute eine Gendarmeriemannschaft aus München eintreffen und das Schloß besetzen. Jetzt oder niemals sollten Majestät einen Entschluß fassen." Wieder lehnte der König ab: „Ich bin müde. Ich kann jetzt nicht fahren. Was soll ich in Tirol machen? Vielleicht nimmt man mich in Österreich nicht auf. Und woher soll ich dort die Mittel zum Leben nehmen? Am Ende kommt es gar zum Blutvergießen." Ludwig war wie gelähmt und ließ auch alle zu dieser Zeit noch möglichen Fluchtmöglichkeiten verstreichen.
Im Nachhinein wurde mehrfach die Frage laut: Hatten die an der Entmündigung des Königs Beteiligten – also vorrangig Lutz, Crailsheim, Gudden und Luitpold – denn keine Angst, dass ihre Absetzungspläne vom König durchkreuzt werden könnten, dass er sich also entweder plötzlich doch zur Abdankung entschließen oder nach seinem unerwarteten Erscheinen in München aktiv gegen sie vorgehen würde, oder aber, dass er sich durch Flucht ins nahe Ausland seiner Absetzung entziehen könnte, um die „Hochverräter" später dann womöglich auch noch zur Rechenschaft zu ziehen. Auf Hochverrat stand schließlich die Todesstrafe. Eine Antwort auf diese Frage gab Gudden, als er am 10. Juni 1886 Philipp Fürst von Eulenburg-Hertefeld, nach dessen Aussage „in eingehender Weise den geistigen Zustand des Königs" schilderte. „Das Resümee seiner Mitteilung war die Behauptung. Der König sei völlig zusammengebrochen, man werde ihn nach Beseitigung der äußeren Hindernisse einfach in Empfang zu nehmen haben. Er sei unfähig, sich noch einmal aufzuraffen." Mit dieser Beurteilung hatte Gudden allem Anschein nach recht, wie das untätige Verhalten Ludwigs am 10. Juni und 11. Juni belegt. Der König hatte in der Tat resigniert.
Erst am 13. Juni bei seinem letzten Spaziergang mit Dr. Gudden – aber auch das lässt sich bis heute nicht unanzweifelbar belegen – bäumte sich der König womöglich in letzter Verzweif-

lung noch einmal auf, um zu fliehen, was aber keine Flucht in die Freiheit, sondern eine in den Tod wurde.
Fazit: Weder zur Abdankung, noch zu einem aktiven Vorgehen gegen die Initiatoren seiner Entmündigung und ebenso wenig zur Flucht konnte sich Ludwig II. also entschließen, als dies noch möglich war. Bismarck hatte mit Sicherheit Recht, als er äußerte, es sei letzten Endes Ludwigs II. „Willensschwäche" gewesen, die seinen „Untergang"[128] herbeiführte.

## War Ludwigs II. Entmündigung ein rechtswidriger Vorgang?

Welche rechtlichen Regelungen waren bei der Entmündigung und Regentschaftseinsetzung auf den bayerischen König eigentlich anwendbar? Während man dies heute zu wissen glaubt, scheint es 1886 diesbezüglich erhebliche Verunsicherungen gegeben zu haben. Galt für Ludwig II., dessen Person als „heilig und unverletzlich" angesehen wurde, die „Verfassung für das Königreich Bayern" von 1818 oder das „Bayerisch Königliche Familienstatut" vom 5. August 1819 oder die „Civilprozessordnung für das Deutsche Reich" (CPO) vom 1. Oktober 1879? Sogar einen Blick auf den altehrwürdigen „Codex Maximilianeus Bavaricus civilis" von 1756 warf man, der dem nächsten Verwandten, also Prinz Luitpold, das Recht zusprach, „Maßnahmen zur Entmündigung zu ergreifen, und zwar binnen 30 Tagen, sobald ihm der Geisteszustand Ludwigs II. bekannt wurde."[129]
Für die Entmündigung Ludwigs II. war die CPO von 1879 lediglich bedingt heranzuziehen. Sie galt vorrangig für die Bürger, konnte also nicht so ohne Weiteres auf den König, „den Inhaber der Staatsgewalt", über dem es keine „Obrigkeit" gab, angewandt werden. Als Ludwig II. am 10. Juni nach dem Eintreffen der 1. Fangkommission äußerte: „Ich bin ärmer wie ein Bettler, der kann die Gerichte in Anspruch nehmen, ich als König nicht"[130], hatte er gar nicht so unrecht, wie Gerhard Immler meint: „Insofern waren [...] die Angehörigen des königlichen Hauses – und das hieße im Falle der Regentschaft auch der König selbst – tatsächlich *rechtloser als jeder andere Bürger des Königreiches*."[131] Die CPO galt für Ludwig II. und seine Familie nur, soweit nicht „besondere Vorschriften der Hausverfassungen oder der Landesgesetze abweichende Bestimmungen enthalten".[132] Solche besonderen Vorschriften enthielt das „Königliche Familien-Statut" von 1819, das die rechtliche Sonderbehandlung des Königs regelte und damit Vorrang vor der CPO hatte. Nach diesem Statut entschied der König (nach Titel X § 2) „über persönliche gerichtliche Angelegenheiten" der königlichen Familie und bei auftretender Regierungsunfähigkeit seiner Person (nach Titel I § 3) an seiner Stelle der Regent. Eigentlich schien damit alles geklärt zu sein, doch dem war nicht so.
Als hätte der Großvater Ludwigs II., König Ludwig I., das Schicksal seines Enkels vorausgeahnt, wollte er im Juni 1826, also genau 60 Jahre vor Absetzung Ludwigs II. „Vorsorge treffen,

128 Liebhart: Ludwig II. In: Bialuch (S. 10)
129 Immler, Gerhard: Der kranke Monarch als Störfall im System der konstitutionellen Monarchie: In: Landesgeschichte 2011 (S. 434) (Künftig: Immler: In Landesgeschichte 2011)
130 Gauweiler: In Hippius/Steinberg (S. 93)
131 Immler: In Landesgeschichte 2011 (S. 457, Fußnote 66)
132 Gauweiler: In Hippius/Steinberg (S. 99)

wie es bei möglicher Geistesabwesenheit eines Monarchen wegen Regentschaft, persönlicher Obhut etc. zu halten" sei[133], da ihm die verfassungsrechtlichen Bestimmungen diesbezüglich Regelungslücken aufzuweisen schienen. Ungeklärt war, wem die Feststellung der Regierungsunfähigkeit des Königs erlaubt war. Und wer durfte die Regentschaft einsetzen? Nach Ansicht des Staatsrechtslehrers Max von Seydel stand dieses Recht dem zur Regentschaft Berufenen zu – und dies sei in der Regel der nächste Verwandte des Königs, im Fall Ludwigs II. also Prinz Luitpold. Die beiden Kammern des Landtags dürften lediglich nachträglich der Regentschaft zustimmen. Doch trotz dieser damals diskutierten Überlegungen, zu einer die Unstimmigkeiten klärenden Verfassungsänderung oder wenigstens zu entsprechenden Ergänzungen kam es weder unter Ludwig I. noch unter seinem Sohn Max II. und auch nicht unter Ludwig II. Spätestens er hätte, da sein geisteskranker Bruder Otto als Thronfolger nicht in Frage kam und er selbst keinen Thronfolger aufweisen konnte, endlich dafür Sorge tragen müssen, dass bezüglich einer erforderlichen Entmündigung und Regentschaftseinsetzung eine verfassungsrechtlich klare Regelung getroffen worden wäre. Dadurch, dass er das unterließ, kam es in seinem Fall zu den bekannten Verwerfungen, wodurch er sich selbst schadete. Schon Ludwigs Bruder Otto war „ein sich nach festen Regeln vollziehendes Verfahren verweigert" worden. Er war stattdessen der „königlichen Willkür [seines Bruders] ausgesetzt" und „ohne rechtskräftiges Entmündigungsverfahren", sondern allein durch Ludwigs Entscheidung „einer lückenlosen Aufsicht durch Ärzte und Pfleger unterstellt worden."[134] Interessanterweise verwies Ludwig bei diesem Vorgang auf das Königliche Familienstatut von 1819, in welchem dem Monarchen das Recht zugestanden wird, „alle zur Erhaltung der Ruhe, Ehre, Ordnung und Wohlfahrt des Königlichen Hauses dienlichen Maßregeln zu ergreifen.[135] Deshalb war wohl auch 1886 „der Gedanke naheliegend, gegenüber seinem königlichen Bruder [Ludwig II.] genauso zu verfahren", nachdem durch das psychiatrische Gutachten festgestellt worden war, auch dieser sei geisteskrank."[136] Bezüglich der verfassungsrechtlichen Grundlagen für die Entmündigung des Königs bestand seit 1826 also eine Verfassungslücke. Demzufolge war eine korrekte Vorgehensweise umstritten.

Bis heute wird daher die Frage diskutiert, wer im Fall der Entmündigung des geisteskranken bayerischen Königs hätte aktiv werden müssen. Das in der CPO erwähnte Amtsgericht München oder doch eher die im „Königlichen Familien-Statut" genannten Präsidenten des Bayerischen Obersten Landesgerichts und des Oberlandesgerichts München? Hätte nicht auch der Landtag Ludwig II. vor Einsetzung der Regentschaft persönlich anhören müssen, vorausgesetzt der König hätte sich einem solchen Auftritt wirklich gestellt? Wie aber hätte Ludwig II. reagiert, wenn er erfahren hätte, dass Prinz Luitpold als nächster Verwandter beim „Königlich Bayerischen Amtsgericht" unter Angabe der Gründe und unter Vorlage von Beweismitteln einen Antrag auf Entmündigung seines königlichen Neffen gestellt hätte? Hätte Ludwig II. es

133 Immler: In Landesgeschichte 2011 (S. 431); In diesem Beitrag (S.431–458) verdeutlicht der Autor die „verfassungsgeschichtlichen und juristischen Aspekte der Entmachtung König Ludwigs II." Siehe dazu die konträre Argumentation Peter Gauweilers In: Hippius/Steinberg (S. 93–107)

134 Immler: In Landesgeschichte 2011 (S. 457)

135 Königliches Familienstatut, IV. Titel, § 3, zitiert nach: Cajetan von Aretin: Die Erbschaft des Königs Otto von Bayern. Höfische Politik und Wittelsbacher Vermögensrechte 1916–1923. München 2006, (S. 326)

136 Immler: In Landesgeschichte 2011 (S. 457)

seiner königlichen Würde als angemessen empfunden, wenn ihm das Amtsgericht diesen Antrag und die Beweismittel zur Einsicht zugestellt hätte? Wäre dies in seinen Augen nicht Majestätsbeleidigung gewesen, gegen die er sich entrüstet zur Wehr gesetzt hätte? Hätte der König das ihm zustehende Recht auf Anhörung überhaupt wahrgenommen, sich dem Amtsgericht gegenüber geäußert und die Zuziehung eines oder mehrerer Sachverständiger selbst beantragt? Was hätte es für Ludwig II. als bayerischen König bedeutet, wenn ihm mitgeteilt worden wäre, dass sein „Fall" vor dem Amtsgericht verhandelt würde, das letztlich auch befugt sei, seine Entmündigung auszusprechen? Hätte der König einen eventuellen Entmündigungsbeschluss überhaupt innerhalb eines Monats angefochten und den als Beistand zur Verfügung gestellten Anwalt seinerseits akzeptiert? Und wie hätte der König reagiert, wenn sein Fall von den Präsidenten des Bayerischen Obersten Landgerichts und des Oberlandesgerichts München untersucht worden wäre, deren Erkenntnisse über das Justizministerium ihm vorgelegt worden wären und nach einem gemeinsamen Gutachten der Ministerien des Königlichen Hauses und der Justiz in erster und letzter Instanz über ihn eine Entscheidung getroffen worden wäre? Wäre also eine – und wenn ja, welche? – rechtliche Vorgehensweise im Fall Ludwigs II. von diesem akzeptiert worden und überhaupt durchsetzbar gewesen?
Wäre in erster Linie nicht vielmehr Ludwig II. gefordert gewesen, sich den ihm längst bekannten Angriffen und der Vorgehensweise gegen seine Person vor dem Landtag zu stellen und für sich die rechtlichen Vorgaben einzufordern, die von ihm vorher natürlich unmissverständlich zu regeln gewesen wären? Warum verhinderte er die bis heute kritisierten Komplikationen und Rechtswidrigkeiten bei seiner Entmündigung nicht dadurch, dass er den klugen Ratschlägen Bismarcks, Graf Dürckheims und anderer folgte, die ihm dringend nahelegten, der Entmündigungsaktion zuvorzukommen, indem er sich rasch nach München begibt und dort seine Rechte und Forderungen vor dem Landtag vertritt? Oder hatte womöglich Ludwig II., der seinen kranken Bruder Otto gegen dessen Willen und ohne Beachtung des Rechtsweges in Fürstenried internieren ließ, keine Ahnung von der korrekten rechtlichen Vorgehensweise? Hätte das Ministerium Lutz nicht gegen die Interessen des bayerischen Staates gehandelt, wenn es keine den Gegebenheiten angemessene Initiative eingeleitet hätte, um Gefahren für den Bayerischen Staat abzuwenden, die diesem nach dem damaligen Verständnis durch die Verhaltensweisen Ludwigs II. drohten?
Das Ministerium unter Johann von Lutz studierte sicher die verschiedenen Gesetzesvorgaben und interpretierte Verfassungsbestimmungen, diskutierte Paragrafen und erörterte Möglichkeiten, suchte nach vertretbaren Lösungen, wobei – dies sei nicht in Frage gestellt – „zu einem erheblichen Maß auch Eigennutz"[137] eine Rolle spielte, und gelangte zu Überzeugungen, die dann letztlich mit etlichen Rechtsfehlern behaftet waren, da sich zum einen „die Verfassung als lückenhaft erwies"[138], zum anderen Ludwig II. als Hauptperson zwar nach Recht und Gesetz rief, aber keine Anstalten machte, dieses Recht durch eigenes offensives Handeln unmissverständlich zu formulieren und danach selbstbewusst auch wahrzunehmen. Den durch diese Versäumnisse sich eröffnenden Spielraum nutzte das Ministerium Lutz, um die Entmündigung und Regentschaftseinsetzung zu realisieren. Wenn man annimmt, dass der König mit hoher Wahrscheinlichkeit auf alle ihm rechtlich zustehenden Maßnahmen, über die er

137 Immler: In Landesgeschichte 2011 (S. 453)
138 Immler: In Landesgeschichte 2011 (S. 458)

wohl keine Kenntnis besaß, überhaupt nicht eingegangen wäre, sich stattdessen sowohl dem Entmündigungsvorgang wie auch den Internierungsmaßnahmen kurzerhand entzogen hätte, wäre dem Ministerium Lutz und Prinz Luitpold, um jede rechtswidrige Aktivität zu vermeiden, am Ende nichts anderes übrig geblieben, als den weiteren Aktivitäten des Königs tatenlos zuzusehen und ihn einfach weiter gewähren zu lassen. Doch so weit wollten sie es nicht kommen lassen. Da der König nicht aktiv wurde und nach Überzeugung Luitpolds und des Ministeriums – dies auf der Grundlage des psychiatrischen Gutachtens – im Juni 1886 dazu auch gar nicht mehr in der Lage war, übernahm Prinz Luitpold als nächster Verwandter unter Zuziehung des Ministeriums und später des Parlaments die Verantwortung für das Entmündigungsverfahren und die Regentschaftseinsetzung, auch wenn dieser Vorgang verfassungsrechtlich nicht einwandfrei geklärt war. Hieraus entstanden die diversen nachweisbaren Verfahrensfehler und formalen Mängel, die zu einem offenkundigen Unbehagen, ja uneingestandenen Schuldgefühl der Akteure führten. Die verfassungsrechtlichen Unklarheiten zwangen sie außerdem „zunächst zu einem verdeckten Vorgehen, das den Geruch des Verschwörerischen an sich haben musste."[139] Nur der König „selbst hätte das Verhängnis aufhalten können durch energisches und rationales Handeln. Aber dazu war Ludwig II. psychisch nicht mehr in der Lage, und so hat er selbst den Beweis seiner Regierungsunfähigkeit geliefert."[140]

## Dr. Guddens Verwicklung in die Entmündigung Ludwigs II.

Dr. Gudden hat als Arzt diese komplexen juristischen Fragen zur Entmündigung des Königs und zur Einsetzung der Regentschaft mit Sicherheit nicht durchschaut und dies auch nicht als seine Aufgabe angesehen. Ist es deshalb zulässig, Gudden vorzuwerfen, er sei es gewesen, der den König „zur Regierung unfähig gemacht"[141] habe, weshalb er auch Mitschuld an rechtlichen Verfahrensmängeln der Regentschaftseinsetzung trüge, obwohl diese doch wohl von der Regierung und Prinz Luitpold zu verantworten waren? Als Psychiater war er nur für die medizinische Seite zuständig und nicht für die Beurteilung der verfassungsrechtlichen Grundlagen der Entmündigung.

Am 7. Juni 1886 äußerte Gudden bei einer Ministerratsitzung in Anwesenheit von Prinz Luitpold, dass eine persönliche Untersuchung des Königs, „solange er aktiver Herrscher sei, unzulässig und unmöglich und eine Abdankung Ludwigs II. ein Widerspruch in sich" wäre. Zu einer derartigen verfassungsrechtlichen Aussage, urteilt Gerhard Immler, sei er als Psychiater jedoch nicht befugt gewesen. Doch Gudden war sich dessen nicht bewusst. Er wollte damit lediglich zum Ausdruck bringen, dass Ludwig II. als noch aktiver Monarch das Recht habe, eine persönliche Untersuchung seines geistigen Zustands abzulehnen und einer solchen aufgrund seiner notorischen Menschenscheu auch niemals zustimmen würde, dass außerdem „eine von einem Geisteskranken unterzeichnete Abdankungsurkunde rechtlich unwirksam" sei. Bei aller Kritik an den Vorgängen um die Entmündigung Ludwigs II. darf nie vergessen

139 Immler: In Landesgeschichte 2011 (S. 435)

140 Immler: In Landesgeschichte 2011 (S. 458)

141 Gauweiler, Peter: Wie der Kini Freiheit und Krone verlor. Rede bei der Festveranstaltung zum 125. Todestag Ludwigs II. – Götterdämmerung König Ludwig II. vor der Bayer. Vertretung, Berlin, am 9. Juni 2011

werden, dass der „Fall Ludwig II." ein außergewöhnlicher Sonderfall war. Dadurch, dass alle Aktionen großenteils unter Ausschluss der Öffentlichkeit abliefen, wollte man den König schonen und nur drei Dinge publik werden lassen, nämlich dass der König auf Grund einer geistigen Erkrankung regierungsunfähig sei, einer ärztlichen Behandlung bedürfe und deshalb die Regentschaft des Prinzen Luitpold in Kraft treten müsse. Dass es dabei peinliche Pannen gab und alles in Berg in die „Königskatastrophe" mündete, sei nicht vorherzusehen gewesen. Deshalb den Beteiligten, insbesondere auch Dr. Gudden, „Hochverrat" und „Mittäterschaft an einer Fremdtötung" zu unterstellen, wie dies Peter Gaulweiler tut, mag aus juristischer Sicht zwar vertretbar sein, den Absichten der Beteiligten, insbesondere denen Guddens, wird ein solcher Vorwurf jedoch nicht gerecht, denn „Zweifel an der materiellen Berechtigung der Regentschaftseinrichtung sind nicht angebracht"[142], wie Gerhard Immler betont.

## Dr. Gudden in Neuschwanstein

In seinen beiden Auftritten in Neuschwanstein, zusammen mit der „Staatskommission" am 10. Juni 1886 – später als „Erste Fangkommission" bezeichnet – und am 12. Juni mit der „Ärztekommission" – später als „Zweite Fangkommission" bezeichnet – trat Gudden dem König – im Gegensatz zu Graf Holnstein – mit Ehrerbietung gegenüber und zeigte Respekt vor ihm. Als die „Erste Fangkommission" scheiterte, da man es versäumt hatte, die maßgeblichen Stellen von der Regentschaftsproklamation zu unterrichten, reagierte Gudden sehr beunruhigt. Er nannte die Aktion eine Blamage – „da haben wir uns schön blamiert, es ist schrecklich"[143] –, da er erkannte, dass sie von Seiten der Regierung mangelhaft vorbereitet worden war, was ihn sichtlich ärgerte. Über den Zornesausbruch des Königs und dessen Anordnung, die „Staatskommission" gefangen zu nehmen, schien er nicht überrascht zu sein, da er diese Reaktion für einen Ausdruck der geistigen Erkrankung des Königs hielt, der dazu von der „Staatskommission" unnötigerweise provoziert worden war.

Damit dies nicht wieder geschähe, übernahm er in der Folge Verantwortung und erklärte sich bereit, als Leiter der „Zweiten Fangkommission", an der keine staatlichen Vertreter mehr teilnahmen, sondern nur noch medizinisches Fachpersonal – also Ärzte und Pfleger –, das peinliche Versagen der „Staatskommission" gleichsam auszubügeln, indem er dem König respektvoll und in aller Ruhe, die er auch sonst seinen Patienten gegenüber zeigte, die Notwendigkeit einer umgehenden Behandlung auf Grund der diagnostizierten geistigen Erkrankung mitteilen wollte. Dies gelang ihm am 12. Juni, nachdem von Regierungsseite nunmehr alle längst fälligen und erforderlichen Vorbereitungen – Veröffentlichung der Regentschaftsproklamation, Information der Polizeibehörden in Schwangau und Umgebung, Sicherung des Schlosses – getroffen worden waren. Der zweiten, von Dr. Gudden geleiteten Kommission kam am 12. Juni kurz nach Mitternacht beim Betreten des Schlosses Neuschwanstein Kammerdiener Lorenz Mayr aufgeregt mit der Botschaft entgegen: „Gehen Sie sofort hinauf in die Gemächer des Königs. Wenn Sie nicht schnell machen, dann stürzt sich Seine Majestät zum Fenster hin-

142 Immler: In Landesgeschichte 2011 (S. 458)

143 Müller, F. C. (S. 774)

aus. Er ist furchtbar aufgeregt. Er hat ausgesprochene Selbstmordgedanken." Gudden reagierte mit seiner Gruppe sofort und nahm kurz darauf den König in Gewahrsam.
Wie der damalige bayerische Verfassungsrechtler Max von Seydel in seinem „Staatsrecht für das Königreich Bayern" hinwies, seien „Regierungsfähigkeit" und „privatrechtliche Handlungsfähigkeit" nicht dasselbe. Demzufolge war Ludwig II., nachdem er für regierungsunfähig erklärt worden war, deshalb nicht auch gleich privatrechtlich handlungsunfähig. Von Peter Gauweiler[144] wird deshalb die Sicherheitsverwahrung des Königs, die in Bayern das „Polizeistrafgesetzbuch für Bayern" und später das „Gesetz zur Ausführung der Reichs-Strafprozessordnung" regelte, beanstandet, denn eine Entmündigung, so Gauweiler, zog nicht unmittelbar eine Verwahrung mit Freiheitsbeschränkung nach sich.

- Die Gendarmerie [Polizei] war nicht ermächtigt, den Entmündigten gegen seinen Willen in eine Anstalt einzuliefern. Bei Ludwig II. sei dies jedoch der Fall gewesen.
- Eine Internierung war nur erlaubt, wenn die betreffende Person „einen Angriff gegen Personen oder fremdes Eigentum verübt oder die öffentliche Sittlichkeit verletzt". Der König habe jedoch bei seiner Inverwahrnahme in Neuschwanstein keine diesbezüglichen Verhaltensweisen gezeigt. Lediglich im psychiatrischen Gutachten wurde ihm Körperverletzung durch tätliche Angriffe auf Angehörige der Dienerschaft vorgeworfen.
- Für die Einweisung in eine Anstalt wäre außerdem ein amtsärztliches Gutachten erforderlich gewesen. Auch das habe nicht vorgelegen.

Nach Gauweiler sei es demzufolge rechtswidrig gewesen, den König ohne seine Zustimmung nach Berg zu verschleppen, ihn durch Internierung in dem dort gelegenen Schloss Berg unter Kuratel, d.h. unter Aufsicht zu stellen, ihn damit seiner Freiheit zu berauben und ihn auf diese Weise förmlich zu entrechten. Man hätte den König also, nachdem man ihm, falls dies tatsächlich rechtens gewesen wäre, seine Entmündigung und Luitpolds Einsetzung als Regent an seiner statt mitgeteilt gehabt hätte, ihn in Schloss Neuschwanstein einfach sich selbst überlassen sollen, seine Freiheit also nicht einschränken dürfen.
Falls Ludwig II. tatsächlich geistig gesund gewesen wäre – aber warum hätte man ihn dann überhaupt entmündigt und die Regentschaft eingesetzt? –, wäre das korrekt gewesen. Doch bei Ludwig II. war im Gutachten „Paranoia" diagnostiziert worden, eine schwere geistige Erkrankung mit ungünstigem Verlauf, aufgrund der ihm Regierungsunfähigkeit bescheinigt wurde. Deshalb sah sich Gudden als Arzt verpflichtet, den König in Obhut und ihn in Schloss Berg in ärztliche Betreuung zu nehmen. Diese Vorgehensweise wurde auch vom neuen Regenten, vom Ministerium und nachträglich vom Landtag als rechtmäßig erklärt.
Wie aber ging die Inverwahrnahme des Königs vor sich? Ludwig II. wurde weder von der Gendarmerie verhaftet, noch von ihr in eine Anstalt eingeliefert. Vielmehr vertraute man diese sensible Aufgabe dem Psychiater Dr. Gudden an, der dem König die Diagnose „Paranoia" eröffnete und ihn daraufhin nach Schloss Berg geleitete. Dies geschah aufgrund der diagnostizierten Geisteskrankheit und der Befürchtung, Ludwig II. könne, was er mehrfach angedroht hatte, nach der für ihn schockierenden Nachricht in geistiger Umnachtung Suizid begehen. Er verübte zwar keinen Angriff gegen eine andere Person oder fremdes Eigentum, drohte aber mehrfach mit einem Angriff gegen die eigene Person. Hätte man also durch die Unterlassung der Verwahrung seine Selbsttötung billigend in Kauf nehmen sollen? Eine Schutzhaft durch

144 Gauweiler: In Hippius/Steinberg (S. 102 f.)

die Gendarmerie kam für einen König natürlich nicht in Frage. In Guddens Augen war die Inverwahrnahme Ludwigs II. also keine Freiheitsberaubung, sondern eine unumgängliche Maßnahme, um einen suizidgefährdeten Patienten vor sich selbst zu schützen und den an „Paranoia" leidenden König möglichst umgehend in ärztliche Behandlung nehmen zu können. Der Zugriff, so Gudden, solle rasch erfolgen, da dies „für den Kranken schonender sei als eine sukzessive Einschränkung seiner Handlungsfreiheit."[145]
Peter Gauweilers[146] „gegen Gudden erhobener Vorwurf, [bei der Inverwahrname des Königs in Neuschwanstein] das Delikt der Freiheitsberaubung begangen zu haben, obwohl er die fehlende rechtliche Voraussetzung einer Festsetzung des Königs hätte erkennen müssen", nennt der Historiker und Archivdirektor Dr. Gerhard Immler „irrig".[147] „Gauweiler", so Immler, „datiert" die Gefangennahme des Königs „durch die zweite Kommission unter Leitung Guddens versehentlich um 24 Stunden zu früh und nur deshalb auf einen Zeitpunkt vor Ausstellung der Legitimation des Prinzen Luitpold." Das heißt, Gudden war durch Luitpold also sehr wohl legitimiert, den König am 12. Juni, kurz nach Mitternacht, in Gewahrsam zu nehmen.
Aber musste die Inverwahrnahme ausgerechnet zu dieser nachtschlafenden Zeit stattfinden, so ein weiterer Vorwurf? Scheuten die Häscher also das Tageslicht? Wer Kenntnis von Ludwigs Lebenswandel hat und weiß, dass sich der König angewöhnt hatte, erst abends gegen 18.00 Uhr aufzustehen und zu frühstücken, gegen 1.00 Uhr nachts zu dinieren und danach eine Ausfahrt zu unternehmen, nach der er sich morgens gegen 8.00 Uhr zur Nachtruhe begab, der stellt eine solche Frage nicht. Für den König war Mitternacht demnach Mittagszeit. Wäre Guddens Kommission am Vormittag gekommen, wäre der König aus dem Schlaf gerissen worden. Ludwig II. war also um 0.45 Uhr hellwach.
In dem Augenblick, als Gudden mit seinem Gutachten vor den König trat und ihm die Entmündigung verkündete, wandelte sich Ludwigs Einstellung ihm gegenüber. Erst jetzt beschwerte er sich, dass er ohne Untersuchung für krank erklärt werde. Als er die Befürchtung äußerte, nie mehr freigelassen, eventuell sogar ermordet zu werden, wies Gudden diese Anschuldigung gekränkt von sich. Darauf zu antworten verbiete ihm seine Ehre. Von diesem Zeitpunkt an, so wird vermutet, sei Gudden vom König als „Todfeind" betrachtet worden, an dem er sich womöglich am 13. Juni gerächt haben könnte. Als Gudden 1886 das Gutachten verfasste und sich in Berg für die Betreuung Ludwigs II. zur Verfügung stellte, handelte er jedoch sicher nicht als dessen Feind, sondern als ein Arzt, der sich für die Behandlung eines Patienten zur Verfügung stellt, den er für krank hält.
Vielleicht erinnerte sich der König in der Nacht seiner Arretierung an die von ihm selbst am 23. Januar 1872 angeordnete Internierung seines Bruders Otto, nachdem sich dessen Gesundheitszustand verschlechtert hatte und die Ärzte eine Internierung und konsequent durchzuführende Behandlung als unbedingt notwendig erachteten. Es sei sein königlicher Wille, so teilte Ludwig damals Otto ohne Umschweife mit, dass er sich mit seinem Gefolge und dem Hofstabsarzt Dr. Brattler nach Schloss Nymphenburg zu begeben und dort den Anordnungen der Ärzte Folge zu leisten habe. Er, Ludwig, habe den Ärzten dazu die nötige Voll-

---

145 Immler: In Landesgeschichte 2011 (S. 438 f.)

146 Gauweiler, Peter: Bernhard von Gudden und die Entmündigung und Internierung König Ludwig des Zweiten aus juristischer Sicht. In: Hippius/Steinberg (S. 104f.)

147 Immler: In: Landesgeschichte 2011 (S. 449, Fußnote 44)

macht erteilt. Gleichwohl versicherte er Otto seine aufrichtige, brüderliche Teilnahme und Liebe und die Hoffnung auf Gottes Beistand.
Die Inverwahrnahme Ottos weist eine erstaunliche Ähnlichkeit mit der seines Bruders Ludwig auf. Statt von Dr. Gudden, Dr. Müller und einigen Pflegern, wie das später bei Ludwig der Fall war, wurde Prinz Otto spät abends im Schlafzimmer seiner Wohnung in der Münchner Residenz von Dr. Gietl und Dr. Solbrig, Guddens Vorgänger, in Begleitung einiger Krankenwärter „überfallen", wie er klagte, und zum „augenblicklichen Aufstehen aus dem Bett gezwungen", wo er ruhig und sorglos gelegen habe; zum Anziehen genötigt, sei er bei strömendem Regen in einem Wagen nach Schloss Nymphenburg „geschleppt" worden, wo er „wie zum Hohn" von Leuten in Livreen und mit strahlenden Flambeaux [gemeint sind Lakaien mit Fackeln] empfangen worden sei. Wie Ludwig fühlte sich der bereits kranke Otto völlig gesund: „Ich danke Gott, daβ er mich so klar erhalten hat", lieβ er am 4. März 1872 seinen Bruder wissen. Doch Ludwig war diesbezüglich anderer Ansicht, wie er in einem Brief an seine ehemalige Erzieherin betonte: Das eine Mal „gebärdet [Otto] sich wie ein Wahnsinniger macht schreckliche Faxen [...] dann ist er oft wieder ganz natürlich u. vernünftig wie sonst."[148] Wie später bei Ludwig gehörte es auch zu Ottos Erkrankung, dass er anfänglich immer wieder vernüftig reagierte. Ottos Protest gegen seine Entmündigung könnte fast von Ludwig formuliert worden sein: „Viel kann ich vergeben u. gern, aber niemals etwas Derartiges, was mich so tiefinnerlich verletzt!" schrieb Otto seinem Bruder. „Man ist gegen mein Verbot in das Innere meiner Zimmer gedrungen, man hat meinen Hausfrieden gestört, der heilig u. unverletzlich sein soll, aller Sitte u. Anstand Hohn gesprochen, man hat Gewalt bei mir Schuldlosem angewendet, man hätte sich fast am Königlichen Blut vergriffen, das ist zu viel u. das vergesse ich nie! Man hat mir zu unaussprechlich weh gethan, mich zuschreiend gekränkt! [...] Du hast nicht das Recht", wetterte Otto, „mir im Inland zu befehlen, mich an diesen oder jenen Ort zu begeben, Du hast nicht das Recht, mich, da ich kein Unrecht begangen, also zu behandeln. Nur der Gewalt bin ich gewichen u. ich bin ein Gefangener; unerhört hat man an mir gehandelt! [...] Ich bin jetzt Dein Gefangener, so lange bis es Dir beliebt, mir die Freiheit wieder zu schenken!"[149]
In der Nacht vom 11. auf den 12. Juni wiederholte sich Ottos Schicksal an Ludwig II., als er in Neuschwanstein von Dr. Gudden abgeholt wurde. Auf dem Schreibtisch lag noch der letzte Krankenbericht vom 16. Mai 1886 über Otto. Ludwig pflegte diese Berichte stets aufmerksam zu lesen. Vielleicht war dieses Schriftstück die letzte Lektüre der Königs, bei der er ahnte, dass ihm Ähnliches bevorstand.

## Dr. Gudden und König Ludwig II. in Schloss Berg

Als künftiger Aufenthaltsort für Ludwig II. wurde Schloss Berg am Starnberger See gewählt, nachdem zuvor vier andere Möglichkeiten – Fürstenried, Neuschwanstein, Hohenschwangau und Linderhof – zur Diskussion standen. Graf Holnstein erwähnt in einem Brief vom 6. Juni 1886 an seine Frau, dass Dr. Gudden den „Transport [des Königs] nach [Schloss] Fürstenried

148 Ludwig II. an Sybilla von Leonrod, 6.1.1871
149 Otto an Ludwig II. 4.3.1872 GHA, KA L II, Nr. 62; Rall, Hans/Petzet, Michael: Leben und Tod König Ludwigs II. München–Zürich 1986 (S. 47 f.)

wünscht", doch Ottos Vormund Freiherr von Prankh „verweigert ganz mit Recht, dass sein Prinz [Otto] da ausziehen soll – zusammen ginge es ohnehin nicht [...]."[150]
„Wäre es nicht viel einfacher, natürlicher und richtiger gewesen, ihn [den König] vorerst in Neuschwanstein zu belassen, oder ihm nach seiner eigenen Wahl Hohenschwangau oder Linderhof zum Aufenthaltsorte darzubieten, welch letzteres ja auch hiezu in Aussicht genommen und bereits hergerichtet war?"[151], so fragte Gottfried von Böhm. Tatsächlich überlegte man als Zweites, ob man den König nicht in Neuschwanstein belassen und ihn dort behandeln könne, da er sich hier „in gewohnten und liebgewordenen Räumen" befände. Später könne man dann ja, falls erforderlich, einen anderen Aufenthaltsort suchen. Gudden lehnte dies jedoch kategorisch ab und erklärte, dass er in Neuschwanstein die Behandlung des Königs nicht übernehmen könne und auch keine Ärzte und Wärter bereitstellen würde, „weil es ihm nach Art des Schlosses ganz unmöglich sei, für die Sicherung der Person S. M. einzustehen. Wenn auch bisher die Drohungen mit Selbstmord nicht allzu viel Grund zu Befürchtungen gegeben hätten, so könne er doch nicht mehr dafür stehen, daß sie zu einer Bedeutung gelangten nach dem ungeheueren Sturze, von der höchsten Macht zum Krankenzimmer. Es mußte deshalb von [Neu]Schwanstein oder Hohenschwangau abgestanden werden."[152] Nun wurde beschlossen, den König in Schloss Linderhof einzuquartieren, da ihm auch dieser Ort „höchst angenehm" sei. „Nur mit schwerem Herzen" akzeptierte Gudden Linderhof „schon wegen der weiten Entfernung von München und wegen der Schwierigkeit", von München aus die Behandlung der Person des Königs „in der Hand zu behalten, wenn Allerhöchstdieselbe soweit von München abwesend waren." Doch nach den üblen Erfahrungen der 1. Fangkommission, die sich von der Bevölkerung bedroht fühlte, befürchtete man auch in Linderhof eine ähnliche „Aufregung der Bevölkerung", weshalb man auch davon Abstand nahm.
„So kam man dann auf Schloß Berg. Gudden hatte hier kein Bedenken; die Nähe des Schlosses schien ihm sehr genehm bei dem doppelten Amte, das er zu pflegen hatte." Berg wurde also deshalb gewählt, weil es wegen seiner räumlichen Nähe zu München am geeignetsten erschien. So konnte Gudden einerseits weiterhin seine Tätigkeit als Leiter der Kreisirrenanstalt in München wahrnehmen, andrerseits die Pflege des Königs im nahe gelegenen Berg überwachen. Wenn Gottfried Böhm vermutete, „daß, wenn es Gudden anderweitige Berufspflichten und Interessen nicht gestatteten, die Behandlung zu übernehmen, sie Dr. Müller oder ein anderer Irrenarzt hätte übernehmen und vielleicht sogar mit mehr Glück durchführen können", so bedachte er nicht, dass Gudden die Behandlung des Königs keinem Assistenzarzt überlassen wollte, sondern dies als Chefsache ansah, sich also selbst dafür verantwortlich fühlte.
Warum aber wurde Ludwig II. überhaupt isoliert oder, wie Kritiker betonen, weggesperrt? Dies hängt mit der von C. F. W. Roller 1831 formulierten „Isolierungstheorie" zusammen. Die Ursachen für Geisteskrankheit sah Roller „in fehlgeleiteter Erziehung, ungeordnetem Umgang in Familie und Umwelt und ausschweifender Lebensführung."[153] Deshalb müsse „jeder Seelengestörte [...] von den Personen getrennt werden, mit welchen er früher Umgang pflegte. Er muß an einen anderen, ihm unbekannten Ort verbracht werden; die welche ihn pflegen, müs-

150 Häfner (S.405)
151 Böhm (S. 666)
152 Böhm (S. 667–668)
153 Häfner (S. 294)

sen ihm fremd sein. Er muß mit einem Wort gesagt, ISOLIERT werden."[154] Gudden, ein Schüler Rollers, richtete sich danach.
Guddens Absicht war es allerdings mit Sicherheit nicht, wie vielfach bis heute kolportiert wird, Schloss Berg zu einer düsteren Irrenanstalt umzugestalten, wo der König in zwei abgedunkelten Zimmern gleichsam hinter Schloss und Riegel eingesperrt sein würde. Die in Eile von Dr. Grashey getroffenen Vorkehrungen wie abgeschraubte Türdrücker, die mit einem Schrank verstellte Verandatür und geschlossene Fensterläden wurden vorgenommen, da man glaubte, Ludwig II. würde ähnlich wie sein Bruder Otto auch zu Tobsuchtsanfällen neigen. Als man erkannte, dass der König ein ruhiger Patient war, wären diese Maßnahmen vermutlicht reduziert worden. Darauf deutet auch ein Hinweis Graf Holnsteins in einer Nachricht an seine Frau hin, in der er betont, Gudden wünsche „sofort eine complett eingerichtete Wohnung für Geisteskranken [König] [...] will sonst keine Verantwortung übernehmen."[155] Wer weiß, dass Gudden in der Anstalt Werneck dafür Sorge trug, dass die Patienten in den rund um das Schloss angelegten großzügigen Parkanlagen reichlich Bewegungs- und Arbeitsmöglichkeiten fanden und sich dort sogar frei im Haus und im Park bewegen konnten, dass ihnen von angestellten Lehrern Musik-, Zeichen- und Turnunterricht erteilt wurde, dass für sie Tagesausflüge, Besuche von Konzerten und Theateraufführungen organisiert wurden, dass Gudden und seine Familie mit den Kranken eng zusammen lebten, der kann sich vorstellen, dass auch Schloss Berg nicht zu einer finsteren geschlossenen Anstalt umgestaltet werden sollte. Dem König wären sicher noch mehr Möglichkeiten geboten worden als den bürgerlichen Patienten in Werneck. Zumindest wäre er ebenso rücksichtsvoll und mit Respekt behandelt worden wie sein Bruder Otto in Fürstenried, worüber am 10. Juli 1886 im „Bayerischen Kurier" Folgendes berichtet wurde:
„Von Seite der Kuratoren ist alles aufgeboten worden, um den hohen Kranken [gemeint ist Ludwigs Bruder Otto] mit all dem der königlichen Würde entsprechenden Komfort zu umgeben [...] Fürstenried liegt inmitten nervenstärkender duftender Nadelwälder und bietet entzückende Aussicht auf das herrliche Panorama der Alpenkette. Durch Um- und Neubau, durch geschmackvolle Einrichtung und Ausschmückung des Inneren, durch Anlage kunstvoller Gärten wurde ein Landsitz geschaffen, würdig jedes Fürsten und so behaglich, wie er nur gedacht werden kann. Der hohe Kranke bewohnt die Hochparterreräume des Schlosses, wo demselben eine Flucht von Zimmern mit prächtigen Salons zur Verfügung steht. Die Einrichtung ist eine fürstliche, alles geschmackvoll, nicht überladen [...] Im Schlosse und in den Gärten genießt der hohe Kranke jede mit seinem Befinden nur irgendwie vereinbare Freiheit, häufige Spazierfahrten wechseln mit Promenaden in den Anlagen ab, und von einer Gefangenschaft, wie in manchen Blättern gefaselt wurde, ist keine Rede. Der Aufenthaltsort unseres unglücklichen Königs [Otto I.] ist eines Fürsten würdig; das ganze Arrangement, die Einrichtung, der Ton, der im Schlosse herrscht, kurz alles trägt fürstliches Gepräge, und man darf sich in den weitesten Kreisen davon überzeugt halten, dass die maßgebenden Faktoren, vor allem die Kuratoren, ihr ganzes Bestreben darauf richten, die Würde der umflorten Majestät in jeder Weise zu wahren."[156]

154 Roller, zitiert in: Häfner (S. 294)
155 Häfner (S.405)
156 Bayerischer Kurier, 10. Juli 1886

Auch über Ludwigs II. angebliche schreckliche Einkerkerung in Berg wurde damals und wird bis heute allerlei Düsteres „gefaselt". Aber aus Schloss Berg wäre keine mittelalterliche Irrenanstalt mit brutalen Behandlungsmethoden geworden. Während in der Münchner Kreisirrenanstalt für etwa 550 Patienten nur ein Oberarzt und vier Assistenzärzte zur Verfügung standen und ein Pfleger sieben und mehr Kranke zu versorgen hatte, standen für die aufwendige Sonderbetreuung Ludwigs II. in Schloss Berg mehrere Ärzte, Kuratoren, Pfleger und Bedienstete zur Verfügung. Da es sich beim König außerdem aller Voraussicht nach um einen ruhigen Patienten handelte, hätte er sicher „jede mit seinem Befinden nur irgendwie vereinbare Freiheit" genießen können. Es ist nicht auszuschließen, ja sogar sehr wahrscheinlich, dass nach einiger Zeit, wenn sich die öffentliche Aufregung gelegt hätte, doch noch ein Umzug in das erheblich geräumigere Schloss Linderhof mit seinen herrlichen Parkanlagen erfolgt wäre, das ursprünglich als Aufenthaltsort für den König vorgesehen war. Dort wäre dann sicher „ein komfortabler Ruhesitz" für ihn entstanden. Dieser Gedanke ist auch deshalb naheliegend, da das räumlich extrem beengte Schloss Berg, in welchem dem König lediglich zwei Räume zur Verfügung standen, den „Ansprüchen des Komforts nicht mehr" entsprach und „es an allen sanitären und heiztechnischen Einrichtungen mangelte"[157], Aufenthalte darin also allenfalls in der Frühjahrs- und Sommerzeit vertretbar waren. Zum Zweiten war der Park „gegen die Seeseite [...] vollkommen offen, und ist da die Bewachung eine schwierige"[158], wie der österreichische Gesandte Bruck zu Recht bemängelte.
In Schloss Berg schien Ludwig II. Vertrauen zu Gudden zu fassen, wie Stabskontrolleur Friedrich Zanders bemerkte: „Der König zeigte gegen Gudden keine Antipathie, er war im Gegenteil mit ihm sehr liebenswürdig."[159] Auch Gudden scheint dies so empfunden zu haben. Überrascht vermerkte er: „Der König ist folgsam wie ein Kind." Und noch kurz vor dem letzten Spaziergang äußerte er zu Baron Washington: „Ich bin wirklich verwundert, Baron, wie folgsam seine Majestät ist, wie sie auf alle Vorschläge eingeht und alle Anordnungen von mir ohne Murren hinnimmt und befolgt. Den Grund sehe ich darin, dass der König selbst fühlt, dass er krank ist. Aber er hat die Hoffnung, wieder hergestellt zu werden."[160] Dass es sich vonseiten Ludwigs II. um eine Täuschungsabsicht handeln könnte, scheint Gudden nicht bemerkt zu haben, und das vielleicht aus folgendem Grund: „Die ab dem 7. Juni 1886 sich entwickelnden Ereignisse erforderten von Gudden einen überdurchschnittlichen Arbeits- und Kräfteeinsatz. Insbesondere kam er zu deutlich verminderten Schlaf- und Erholungsphasen."[161] Es lässt sich nicht ausschließen, dass sein Bewusstseinszustand infolgedessen „überdreht" und „euphorisch" war, wie er „nach Phasen größeren ‚Stresses' mit Schlafentzug auftreten kann." [162]
In Berg wollte Gudden auch unverzüglich mit der Behandlung des Königs beginnen. Als therapeutischen Einstieg schlug er vor, zunächst den Tageslauf zu normalisieren. Dies bedeutete im Einzelnen:

157 Konstantin von Bayern: Schloß Berg und Ludwig II. In: Merian. 14. Jg. 1961, Heft 7. (S. 16–20)
158 Karl Ludwig von Bruck an Gustav von Kálnoky, 13.6.1886. Österreichisches Staatsarchiv Wien/Haus-, Hof- und Staatsarchiv P.A.IV.
159 Gerold (S. 107)
160 Washington (S. 1052–1053)
161 Gudden, W. (S. 205 f.)
162 Gudden, W. (S. 205 f.)

a) alle Aufregungen vom König fernhalten;
b) übermäßigen Alkoholgenuss des Königs unterbinden;
c) dem König Kontakt mit den anderen Menschen ermöglichen, um die Isolierung zu beenden;
d) den König an einen normalen Tagesablauf gewöhnen: am Tage wachen und aktiv sein, in der Nacht schlafen und ruhen;
e) dem König regelmäßige Bewegung bei Spaziergängen verschaffen;
f) eine sinnvolle Beschäftigungstherapie, wobei sich der König nach seinen Neigungen betätigen soll;
g) den König möglichst bald mit standesgemäßen Personen umgeben, um ihn wieder an einen seiner Stellung angemessenen Umgang zu gewöhnen.

Von Beginn an wollte Gudden also das von ihm seit Jahren beachtete „No restraint"-Prinzip, das heißt den Umgang mit seinen Patienten ohne jeglichen Zwang, auch bei Ludwig II. zum Maßstab seiner Behandlung machen. Dabei ließ er die sonst üblichen Sicherheitsmaßnahmen im Umgang mit Geisteskranken allerdings außer Acht, was zur „Königskatastrophe" geführt haben könnte. Die Psychiater Hanns Hippius und Reinhard Steinberg urteilten 2007 unter Berücksichtigung sämtlicher Aspekte und Fakten über Guddens Rolle als Gutachter und Arzt: „Aus heutiger Sicht hat Gudden als Arzt verantwortungsvoll und konsequent gehandelt [...] Vom psychiatrischen Standpunkt aus muss der Auffassung nachdrücklich widersprochen werden, Gudden habe ärztlich unverantwortlich gehandelt. Er handelte anfangs nach bestem Wissen und Gewissen als ein von der Staatmacht geforderter Gutachter – später handelte er – nach Abgabe der gutachterlichen Stellungnahme – als Arzt gegenüber einem suizidgefährdeten Patienten, für dessen weitere Betreuung er sich verantwortlich fühlte."[162]

163 Hippius/Steinberg (S. 111)

# V. Dr. Bernhard von Gudden, der umstrittene Gutachter

## Dr. Guddens Motive für die Erstellung des Gutachtens

Da Dr. Gudden seit mehr als 125 Jahren insbesondere negative Motive für sein Handeln im „Fall Ludwigs II." unterstellt werden, blieben alle in der Literatur vereinzelt angeführten positiven Motive, weshalb er den heiklen Auftrag zur Begutachtung Ludwigs II. übernahm, meist im Dunkeln. Deshalb sollen sie hier einmal Erwähnung finden.

- *Überzeugung, richtig zu handeln*: Gudden sei von sich aus von der geistigen Erkrankung des Königs überzeugt gewesen, weshalb er sich bereit erklärt habe, den Gutachterauftrag zu übernehmen, ohne von irgendjemandem dazu gedrängt worden zu sein. Ohne persönliche Überzeugung, richtig zu handeln, hätte er den Gutachter-Auftrag nicht übernommen.
- *Verantwortungsbewusstsein*: Gudden habe als angesehener Wissenschaftler und verantwortungsbewusster Staatsbürger seine Mitwirkung als Gutachter deshalb nicht verweigert, weil es darum ging, vom Staat großen Schaden abzuwenden, der diesem von einem geistig nicht zurechnungsfähigen König zugefügt werde.
- *Ärztliches Ethos*: Gudden habe sich gemäß dem Eid des Hippokrates verpflichtet gefühlt, sich als Arzt einem jeden Kranken, so auch dem König, zur Verfügung zu stellen, ihn zu begutachten, ihn anschließend nach bestem Wissen und Gewissen zu behandeln und nach Möglichkeit auch von seinem Leiden zu heilen.
- *Wissenschaftliches Interesse*: Gudden sei in seinem ganzen Leben von dem Interesse geleitet gewesen, durch seine Arbeit der Medizin, in seinem Fall der Psychiatrie, zum Fortschritt zu verhelfen. Erkenntnisse habe er durch zahllose wissenschaftliche Versuche und den Umgang mit Patienten in den von ihm geleiteten Anstalten gewonnen, denen er deshalb alle seine Kräfte widmete.
- *Wagemut*: Gudden sei der Ansicht gewesen, dass nur er der schwierigen Aufgabe, den König zu begutachten, gewachsen sei. Im „Fall Ludwig II." musste das Gutachten nach Aktenlage erstellt werden, da eine persönliche Untersuchung des Königs als unmöglich erachtet wurde. Gudden sei überzeugt gewesen, dieser besonderen Herausforderung und Ausnahmesituation gewachsen zu sein.

Dr. Guddens Kritiker widersprechen einer derartigen Sichtweise natürlich vehement. Sie unterstellen dem Psychiater weiterhin folgende negative Motive:

- *Obrigkeitshörigkeit*: Gudden habe den künftigen Machtinhabern, also dem Prinzregenten Luitpold, Johann von Lutz und seinem Ministerium, als Staatsbeamter blind gehorcht und entgegen seiner inneren Überzeugung den Gutachter-Auftrag übernommen.
- *Untertanengeist*: Gudden habe sich unterwürfig gezeigt und sich als „verlängerter Arm der Staatsmacht" und als „Erfüllungsgehilfe von Putschisten" bewusst zur Gutachtenerstellung missbrauchen lassen, ohne dagegen Einspruch zu erheben, da er als Untertan dazu nicht den Mut besessen habe.

- *Karrierebewusstsein*: Dr. Gudden sei von der staatstragenden Bedeutung seiner Person und seiner Gutachter-Tätigkeit überzeugt und sich bewusst gewesen, dass sein Handeln, das er als unrechtmäßig erkannt habe, seiner Karriere nützt.
- *Krankhafter Ehrgeiz*: Gudden habe den Gutachterauftrag aus Prestigegewinn für seine Person übernommen. Er war sich sicher, nachdem er schon als Chef der Prinzenärzte für Ludwigs II. Bruder Otto Ansehen gewonnen hatte, dass sich dieses als Gutachter Ludwigs II. noch erheblich steigern ließe.
- *Überheblichkeit*: Gudden habe sich an die Gutachter-Tätigkeit gewagt, obwohl er in diesem Feld keine Erfahrung besessen habe, weshalb er den Auftrag eigentlich hätte ablehnen müssen. Aber aus Überheblichkeit habe er als angesehener Neurologe wohl geglaubt, auch dieser Aufgabe gewachsen zu sein. Er habe damit trotz besseren Wissens ein fehlerhaftes Gutachten billigend in Kauf genommen.

Im öffentlichen Urteil besteht also bis heute keine einhellige Meinung über Guddens Motive und Qualitäten als Gutachter. Der Psychiater Heinz Häfner betonte 2008, dass Guddens Gutachten über Ludwig II. „unter Vernachlässigung der damals bekannten Regeln psychiatrisch-forensischer Begutachtung und unter Missachtung von Normen ärztlicher Ethik erstattet worden“[164] sei. „Jede historische Persönlichkeit (auch die Psychiater)“, so hingegen die Überzeugung des Psychiaters Norbert Nedopil, „können nur mit den ihnen zu Lebzeiten zur Verfügung stehenden Wissen und Denkmodellen operieren, man kann ihnen nicht die wissenschaftlichen, moralischen oder normativen Maßstäbe späterer Zeiten entgegenhalten und ihren Verstoß gegen diese Maßstäbe rügen. Dies gilt noch mehr für Sachverständige, die verpflichtet sind, auf dem Boden der jeweiligen gesellschaftlichen Regeln und des etablierten Wissens Schlussfolgerungen und Empfehlungen für die jeweiligen Entscheidungsbehörden abzugeben.“[165] Die Psychiater Hanns Hippius und Reinhard Steinberg konstatieren, dass im Hinblick auf den damaligen Entwicklungsstand der noch jungen Psychiatrie Gudden durchaus „nach bestem Wissen und Gewissen als ein von der Staatsmacht geforderter Gutachter“ gehandelt habe. Dabei sei er jedoch in einen „nicht lösbaren Konflikt“[166] geraten.

Als Gutachter – und nur in dieser Funktion – spaltet Gudden bis heute die Meinung von Psychiatern, Historikern, Juristen und Laien. Deshalb ist ein Blick auf diese seine Rolle unerlässlich.

## Dr. Gudden – ein erfahrener oder unerfahrener Gutachter?

Als psychiatrischer Gutachter hatte Gudden nur geringe Erfahrung. Während seiner Tätigkeit als Assistenzarzt in der Irrenanstalt Illenau von 1851 bis 1855 erlebte er bei seinem Lehrer Dr. Christian Roller erstmals, wie ein Ludwig II. – es war allerdings der Erbgroßherzog Ludwig II. von Baden, der 1844 an einer Psychose erkrankt war – durch das psychiatrische Gutachten Rollers 1852 für dauerhaft regierungsunfähig erklärt und daraufhin entmündigt wurde. Da-

164 Häfner (S. 466 f.)
165 Nedopil, Norbert: Standpunkte der Forensischen Psychiatrie in der Zeit Bernhard von Gudden und das Gutachten über König Ludwig II. (S.81) (Künftig: Nedopil: In Hippius/Steinberg)
166 Hippius/Steinberg (S. 111 )

mals ahnte Gudden sicher nicht, dass er 34 Jahre später selbst ein psychiatrisches Gutachten über den bayerischen König Ludwig II. verfassen würde, das zu dessen Entmündigung führte. Womöglich aber prägte ihn die damalige Erfahrung, als er die Gutachtertätigkeit Rollers miterlebte.

1868 wurde Gudden, damals Direktor der Irrenanstalt Werneck, selbst zum „Mordprozess Chorinsky" als sachverständiger Gutachter zugezogen. Zusammen mit vier weiteren Psychiatern – K.A. Solbrig (München), L. Meyer (Göttingen), B. A. Morel (Rouen, Frankreich) und dem Gerichtsarzt Dr. Martin – sollte er einen Mann beurteilen, der seine Geliebte zum Mord an seiner Ehefrau angestiftet hatte. Während er und die Co-Gutachter Solbrig und Martin – Letzterer hatte den Angeklagten immerhin 7 Monate untersucht – dem Mann Zurechnungsfähigkeit bescheinigten, beurteilten ihn Morel und Meyer als unzurechnungsfähig, was sich später als zutreffend herausstellte, denn der Angeklagte musste aufgrund von Tobsuchtsanfällen aus dem Gefängnis in eine Irrenanstalt eingeliefert werden, wo er 1871 starb.[167] Dass sich damals die Gutachtermeinungen unterschieden, verwundert nicht, da dies auch heute im 21. Jahrhundert häufig zu geschehen pflegt. Noch immer gibt es zahlreiche sich widersprechende psychiatrische Gutachten und Fehlgutachten, was nach wie vor auf die besondere Schwierigkeit einer zuverlässigen psychiatrischen Gutachtenerstellung hinweist. Es ist deshalb fragwürdig, Guddens damaliges von zwei Kollegen unterstütztes Urteil, als die Psychiatrie noch in den Kinderschuhen steckte, zu verurteilen und deshalb seine Fähigkeit als Gutachter grundsätzlich in Frage zu stellen. Auch der erwähnte Dr. Morel hatte übrigens einmal persönlich Kontakt zu Ludwig II., wie Gottfried von Böhm vermerkt: „Beim Anblick dieser zuweilen etwas unsteten Augen [Ludwigs II.] soll der französische Psychiater Morel ausgerufen haben: ‚O, dieses Auge! – Es spricht von künftigem Wahnsinn.'"[168] Auch ein solches Urteil würde sich heute kein Psychiater mehr erlauben.

1886 wurde Gudden ein zweites Mal als Gutachter bestellt, diesmal für Ludwig II. Aufgrund seiner festen Überzeugung, der König sei geistig krank, traute sich Gudden als psychiatrische Koryphäe trotz der geringen Erfahrung als Gutachter diese Aufgabe zu. Vielfach wird bei der Beurteilung seines Gutachtens der heutige Stand der Psychiatrie herangezogen, ohne zu bedenken, dass es 1886 noch keine vergleichbaren Gutachter-Spezialisten gab. Damals hielten sich viele Psychiater dafür geeignet und zuständig.[169]

Heinz Häfner[170] ist der Ansicht, dass die Regierung Lutz nicht Dr. von Gudden als ersten und einzigen Psychiater bezüglich der Gutachtenerstellung ins Auge gefasst habe. Häfner fand „in Wien eine Quelle, die belegt, dass der Wiener Ordinarius für Psychiatrie, Prof. Max Leidesdorf (1818–1889), in diese Überlegungen einbezogen und offenbar auch gefragt worden war. Er hatte einige Jahre vorher den Sultan des osmanischen Reichs, Murad V., in Konstantinopel, begutachtet. Ein Gutachten über Ludwig II. hat er jedoch nicht erstellt. Wahrscheinlich hat man ihn mangels Aussicht auf verlässliche Befolgung des Auftrags nicht als Gutachter beauftragt."[171] Als weiterer Name tauchte, allerdings erst am 7. Juni 1886, als Gudden kurz vor Ab-

167 Gudden, W. (S. 81 ff.); Häfner (321 f.)
168 Böhm (S. 709)
169 Nedopil: In Hippius/Steinberg (S.81–88)
170 Häfner (S. 262 ff.)
171 Häfner in einer Nachricht an A. Schweiggert vom 28.11.2013

gabe seines Gutachtens stand, in den „Münchner Neuesten Nachrichten" auch ein Prof. Erb auf, „der damals weithin bekannte Neurologe in Heidelberg", der eine „besondere Kompetenz für Nervenkrankheiten" besessen haben soll. „Der Name Prof. Erb", so Häfner, „ist mir überhaupt nur durch die Gästeliste des Dinners bekannt geworden, wozu Prinz Luitpold nach der entscheidenden Ministerratssitzung am 7. Juni die prominenten Mitglieder der Entmachtungskommission in sein Palais geladen hatte. Einen anderen Grund, warum Prof. Erb als einziges Nichtmitglied der von Graf Crailsheim geleiteten Kommission mit eingeladen war, als dass man ihn zur Begutachtung gefragt hätte", hält Häfner „ für schwer vorstellbar."[172] Dass diese beiden Ärzte auch wirklich gefragt wurden, ist allerdings nicht eindeutig belegt. Vielleicht dachte man auch an folgende Psychiater: Prof. B. A. Morel (Rouen, Frankreich), Prof. Richard Krafft-Ebing (Graz/Wien) oder Dr. L. Meyer (Göttingen). Diese sind jedoch, so Häfner, „im Kontext der erwogenen Gutachter nicht erwähnt. Wir müssen heute davon ausgehen, dass diese Gespräche, weil sie hoch sensibel waren, nur mündlich erfolgten und nicht schriftlich dokumentiert wurden, weshalb wir auch geringe Chancen haben, Hinweise auf einzelne als Gutachter erwogene Persönlichkeiten in Archivalien zu finden. Dr. von Mundy/ Wien ist mit hoher Wahrscheinlichkeit nicht als Gutachter erwogen worden. Er hat jedoch den ersten großen Artikel über das bayerische Königsdrama in der *Wiener Medizinischen Wochenschrift* wenige Tage nach dem Tod des Königs publiziert und hierin auch nachdrücklich kritisiert, dass die Auftraggeber versäumt hatten, einen unabhängigen und international angesehenen Psychiater mit diesem äußerst sensiblen Auftrag zur Begutachtung des Königs zu versehen. (Der erste Teil dieses Artikels erschien fünf Tage nach dem Tod des Königs!) Er war eindeutig der Meinung, dass von Gudden von den Auftraggebern abhängig war. Von Mundy bezweifelte das Recht der bayerischen Regierung, die Entmachtung des Königs als ‚Haus- und Hofangelegenheit des eigenen Landes' zu behandeln. Er betonte, die Regierung habe die Pflicht gehabt, ‚alles aufzubieten, um unparteiische Wahrheit zu erlangen'."[173] Wenn man jedoch bedenkt, „wie sensibel die Auswahl eines geeigneten Auftragnehmers für die Begutachtung des Königs war, muss man zwingend davon ausgehen, dass nicht eine europaweite Suche nach einer geeigneten Persönlichkeit unternommen werden konnte."[174] Vermutlich kamen deshalb außerbayerische oder gar ausländische Gutachter, die man hätte zuziehen können, für ein intern bayerisches und dazu so heikles Problem wie die Begutachtung Ludwigs II. wohl aus politischen Gründen nicht in Betracht. Stattdessen wandte man sich, was durchaus naheliegend war, an Dr. Gudden als den exponierten Psychiater in München und Bayern. Ihn zu übergehen, wäre einerseits ein Affront gegen ihn gewesen. Andrerseits konnte es sich Gudden als Staatsbeamter auch gar nicht leisten, den Gutachterauftrag abzulehnen. Da er selbst aber von der Erkrankung des Königs fest überzeugt war, übernahm er von sich aus die Gutachtenerstellung, musste sich also nicht erst, wie immer wieder behauptet wird, vom Ministerium Lutz und von Prinz Luitpold dazu nötigen lassen.

Die Auswahl der Co-Gutachter war auch nicht, wie bisweilen kritisiert wird, die „Verschwörung einer fränkischen psychiatrischen Interessengemeinschaft". Sie ergab sich vielmehr aus der Existenz dreier Universitäten in Bayern: Würzburg (Dr. Grashey), Erlangen (Dr. Hagen) und

172 Häfner in einer Nachricht an A. Schweiggert vom 28.11.2013

173 Häfner in einer Nachricht vom 28.11.2013 an A. Schweiggert

174 Häfner in einer Nachricht vom 28.11.2013 an A. Schweiggert

München (Dr. Gudden). Dr. Hubrich war Direktor der Kreisirrenanstalt Werneck und dort Nachfolger Guddens.[175]
Auch wenn „Paranoia" schon im Altertum bei Äschylos, Euripides und Plato als allgemeine Bezeichnung für Geisteskrankheit Erwähnung fand, so wurde dieser Begriff 1863 von dem Psychiater Karl Ludwig Kahlbaum neu definiert.[176] Als Symptome der „Paranoia" (griechisch: *parà* „neben" und *noûs* „Verstand"; wörtlich also „neben dem Verstand", „verrückt", „wahnsinnig") benannte er Wahnvorstellungen, Sinnestäuschungen, Verfolgungs- und Größenideen, Verrücktheit und Geistesstörung. „Emil Kraepelin, Guddens Schüler und bedeutendster Psychiater seiner Zeit, definierte Paranoia als ein schleichend beginnendes, unerschütterlich bleibendes Wahnsystem bei vollkommener Erhaltung und vollkommener Klarheit im Denken, Wollen und Handeln."[177] 1886 diagnostizierte Gudden bei Ludwig II. eben diese „Paranoia", da er deren Symptome – sowohl wahnhaftes Verhalten, aber auch „Klarheit im Denken, Wollen und Handeln" – beim König wahrzunehmen glaubte. Wer ihm vorwirft, seine Diagnose „Paranoia" sei abstrus, verkennt die Tatsache, dass zu seiner Zeit ein solcher Befund bei Vorliegen entsprechender Symptome durchaus nicht unüblich war.
Psychiatrische Gutachter im 19. Jh. pflegten bei der Beurteilung geistiger Erkrankungen unter anderem auch die 1857 von dem oben erwähnten französischen Psychiater B. A. Morel eingeführte sogenannte „Degenerationslehre"[178] zu berücksichtigen. Sie besagt, dass der Mensch durch ungesunden Lebenswandel degeneriert und in vier Stufen krank wird: Auf nervöse Reizbarkeit folgen körperliche Krankheiten und psychische Störungen, die schließlich in Verrücktheit, Schwachsinn und Demenz münden können. Es ist anzunehmen, dass diese „Degenerationslehre" auch Guddens Denken beeinflusste, da zumindest die ersten drei erwähnten Stufen auch bei Ludwig II. beobachtbar waren. In Schloss Berg wollte Gudden deshalb auch vorrangig die ungesunde Lebensweise des Königs normalisieren, da er diese zumindest als mitverantwortlich für den geistigen Zustand des Königs erachtete.
Was man auch immer zur Entlastung des Gutachters Gudden vorbringen mag, seine Aktivitäten im Zusammenhang mit der Entmündigung Ludwigs II. waren stets umstritten und werden das in den Augen der Kritiker auch künftig bleiben. Doch eines sollte nicht mehr geschehen, diesem Psychiater ausschließlich nur negative Motive zu unterstellen und alle anderen denkbaren Beweggründe strikt auszublenden. Was man bei der Beurteilung Ludwigs II. zu Recht beachtet, nämlich bezüglich aller ihn betreffenden Aspekte immer das Für und Wider zu berücksichtigen, das sollte man künftig auch Dr. Gudden nicht mehr verweigern.

175 Gudden, W. (S.203)
176 Häfner (S. 382)
177 Schmidbauer/Kemper (S. 45)
178 Häfner (S.298 ff.)

## Dr. Franz Carl Gerster, ein psychologischer Gutachter vor dem psychiatrischen Gutachter Dr. Bernhard von Gudden

Bis heute gilt Dr. Gudden vielfach als der Arzt, der als Erster und Einziger bei Ludwig II. die Diagnose „Geisteskrankheit" stellte. Kein anderer, so die Kritiker Guddens, hätte sich zu einer solch fragwürdigen Diagnose hergegeben. Doch trifft das wirklich zu?

Am 5. Februar 1884, also $2^{1}/_{4}$ Jahre vor Guddens Gutachtenerstellung über Ludwig II., erlebte, wie bereits oben erwähnt, der Zahnarzt Dr. Franz Carl Gerster, ein Zeitgenosse Guddens, im Alter von 31 Jahren den König bei einer nächtlichen Audienz im Schloss Hohenschwangau, die $4^{1}/_{2}$ Stunden dauerte. Der König, dessen verbliebene Zähne in den letzten Lebensjahren extrem schadhaft geworden waren, bestellte Dr. Gerster wegen einer Zahnbehandlung zu sich. Üblicherweise fürchtete sich Ludwig vor Zahnärzten, zu Dr. Gerster schien er jedoch Vertrauen gefasst zu haben, was folgende Gründe hatte. 1883 bot Ministerialrat Friedrich von Ziegler Gerster im Auftrag des Königs an, mit finanzieller Unterstützung Seiner Majestät in Paris und London unter anderem Zahnheilkunde zu studieren. Der König wünschte sich einen kompetenten Zahnarzt, dem er vertrauen konnte. Gerster nahm das Angebot an und studierte in Paris bei dem Nervenpathologen Dr. Jean-Martin Charcot (1825–1893) und später Zahnheilkunde in London. Im Januar 1884 legte er in München sein medizinisches Staatsexamen ab und promovierte zum Doktor der Medizin.[179]

Bei der nächtlichen Audienz 1884 wollte der König, wie Dr. Gerster in seinem aufschlussreichen Bericht, der 1926 in der Frankfurter Zeitung veröffentlicht wurde, äußerte, u.a. wissen, „wie mir [während des Pariser Aufenthalts] Professor Charcots Vorlesungen über Hysterie und Balls Anschauungen über Geisteskrankheiten gefallen hätten [gemeint ist der Neurologe Benjamin Ball (1833–1893)]." Nach dem Gespräch, bei dem der König „mit großen Schritten auf und abging, allerlei fragend und erzählend [...] nahm [er] endlich wieder auf dem Sessel Platz. Ich befestigte die lockeren Zahnreihen, so gut es eben ging, mit Darmsaiten, was er geduldig geschehen ließ. Er sagte noch, ich möge mich bereithalten, wenn er mich wieder rufen ließe, und solle einstweilen über sein Nervensystem recht eingehend nachdenken. Gegen zwei Uhr morgens entließ mich der König [...] Im Hotel ‚Zur Rose' [gemeint ist: Alpenrose], wo ich im Dorf Hohenschwangau übernachtete, war ich kaum eingeschlafen, als mich gegen vier Uhr morgens ein Leibjäger des Königs aufweckte, um mir mitzuteilen, ich solle ja nicht vergessen, mich im Binden von Zähnen mit Darmsaiten zu üben und über Heilung lästiger Nervenzustände recht fleißig nachzudenken."[180]

Die Äußerungen des Königs während der Audienz irritierten Dr. Gerster außerordentlich, wie er notierte: „Der beschleunigte Ideengang des Königs ging oft in Gedankenflucht über. Die

---

179 Franz Carl Gersters Enkel, Wolfgang Gerster (Braunfels), stellte mir aus seinem Familienarchiv zahlreiche Materialien zur Verfügung; Fuchs, Michael (Hrsg.): Gersters Studie. Dr. med. Franz Carl: Der Charakter Ludwigs II. von Bayern. Eine psychologisch-psychiatrische Studie auf Grund authentischer Mittheilungen und eigener Beobachtung von Dr. Franz Carl Gerster aus dem Jahre 1886. Originaltext mit zahlreichen erklärenden Anmerkungen und biografischen Ergänzungen. Berlin 2010

180 Frankfurter Zeitung. Nr. 666 vom 7.9.1926, teilweise abgedruckt in: Riehl, Hans: Märchenkönig und Bürgerkönige, Wittelsbacher Geschichten 1806–1918. Pfaffenhofen 1979 (S. 234–236); Hacker: Königskrise (S. 368 ff.)

blitzartig auftauchenden Vorstellungen wurden auch in Gedanken nicht mehr logisch aneinandergereiht (Verwirrtheit), weil der logische Vorstellungsgang durch Wahnideen, illusorische und hallucinatorische Wahnideen fortwährend gestört wurde und somit zwangsmäßig gar nicht zur Sache gehörige Vorstellungen sich einschoben. Nach München zurückgekehrt, berichtete ich dem Kabinettssekretär v. Ziegler und anderen hohen Beamten, auch Landtagsabgeordneten, von meinen Eindrücken bei der nächtlichen Konsultation des Königs. [Es ist nicht auszuschließen, dass auch Dr. Gudden davon Kenntnis erhielt.] Ich äußerte, dass man mit aller Bestimmtheit sagen könne, der König sei geisteskrank. Bayerische Psychiater würden sicher diese Ansicht teilen und man möge mit der Aufklärung aller maßgebenden Instanzen und Faktoren nicht warten, bis es zu spät sei. Von allen Seiten wurde mein Urteil abgelehnt: Der König sei ein Sonderling, der nur die Bauwut habe wie sein Großvater Ludwig I., seine Phantasie sei hochfliegend, aber seine Intelligenz unversehrt. Verdacht auf ernst fortschreitende Geisteskrankheit werde das ganze Land als Hochverrat auslegen und brandmarken."[181]

Wäre es nach Dr. Gerster gegangen, hätte man den König bereits 1884 möglichst umgehend einer ärztlichen Behandlung zuführen müssen. Da er aber befürchtete, seine Diagnose über den König könne ihm als Hochverrat ausgelegt werden, hielt er sich mit seiner Auffassung bis 1886 bedeckt, schrieb seine Ansichten aber auf, sodass sie unmittelbar nach dem Tod Ludwigs II. noch 1886 unter dem Pseudonym „Dr. med. Franz Carl" erscheinen konnten. Der Titel lautete: „*Der Charakter Ludwig's II. von Bayern. Eine psychologisch-psychiatrische Studie auf Grund authentischer Mittheilungen und eigener Beobachtung*". Obwohl Gerster in München praktizierte, erschien die 43 Seiten umfassende Schrift – Guddens Gutachten umfasste 45 Seiten[182] – in nur geringer Auflage im Leipziger Verlag von L. Staackmann. Erst später wurde bekannt, dass sich hinter dem Pseudonym „Franz Carl" Dr. Gerster verbarg.

Warum ist Gersters Studie nun eigentlich von Bedeutung? Und wodurch unterscheidet sie sich von Guddens psychiatrischem Gutachten?

- Während Dr. Gudden den König vor Erstellung seines psychiatrischen Gutachtens nicht persönlich untersuchte, was bis heute kritisiert wird, hatte Dr. Gerster 1884 persönlichen Kontakt zum König. Seine dabei gemachten Beobachtungen flossen in seine Veröffentlichung ein. Außerdem sind darin auch weitere von ihm gesammelte Informationen über den König enthalten.
- Seine Studie stützt sich nicht auf die Aussagen von Hofbediensteten, sondern nach Gersters Auskunft „theils auf die authentischen öffentlichen Mittheilungen über den König, theils auf solche privater Natur, sowie auf die Erinnerung an eine mehrstündige Audienz beim König [...]".[183]
- Gerster schrieb seine Studie aus eigenem Antrieb, ohne von irgendjemandem – also weder von Johann von Lutz oder Prinz Luitpold – dazu aufgefordert worden zu sein, was man Dr. Gudden immer vorwirft.

181 Hacker: Königskrise (S. 369 f., Fußnote 71); Gerster (S. 27)

182 Wolf, Peter/Richard Loibl u.a. (Hrsg): Götterdämmerung. König Ludwig II. und seine Zeit. Katalog. München 2011 (S. 252)

183 Gerster (S. 8)

- Auch wenn seine Studie kein psychiatrisches Gutachten darstellt – er war ja kein Psychiater, sondern Zahnarzt –, verdient sie wegen der detailreichen Kenntnisse über den König und seiner bemerkenswerten psychologischen Urteile dennoch Aufmerksamkeit.
- Gerster besaß u.a. aufgrund seines Kontaktes zu dem Pariser Nervenpathologen Dr. Jean-Martin Charcot und dem Neurologen Benjamin Ball grundlegende psychologische Kenntnisse, die er durch das Studium der „geist- und lichtvollen Darstellungen Krafft-Ebings“[184] vertiefte. Er fand diese in dessen damals bekanntem „*Lehrbuch der Gerichtlichen Psychopathologie*“, aus dem er in seiner Studie ausführlich zitiert.
- Bereits zwei Jahre vor Gudden kam er zu einem ähnlichen Ergebnis in der Burteilung des geistigen Zustandes Ludwigs II.
- In der Folge verfasste er seine Studie, ohne Guddens Gutachten gekannt zu haben, das 1886 noch nicht öffentlich zugänglich war, sondern erstmals 1925 in vollem Umfang publiziert wurde.

Bemerkenswert ist, dass Gersters Studie im Hinblick auf das Gutachten Dr. Guddens bislang in der Ludwig II.-Literatur so gut wie keine Erwähnung fand. Er darf künftig mit seiner Studie nicht mehr unberücksichtigt bleiben, wenn Guddens psychiatrisches Gutachten diskutiert wird.

Gerster unterscheidet „in der Lebensgeschichte des Königs zwei Abschnitte: die Zeit von der Geburt bis etwa zum Jahre 1871, als die Zeit der allmählichen Entwicklung der Krankheit [des Königs], und die Zeit von 1871–86, als die Zeit rascherer Entwicklung“. In diesen beiden Phasen befasst sich Gersters Ludwig II.-Studie mit:

- Anomalien der Sphäre des Gemüthslebens beim König
- Störungen im Ablauf des Vorstellungsprozesses (Verstand, Erinnerungen, Phantasie)
- Wahnideen
- Anomalien der motorischen Seite des Seelenlebens (Störungen im Triebleben, des Wollens)
- Sinnestäuschungen
- Störungen der Funktionen der Empfindungsnerven
- Abschließend urteilt Dr. Gerster:

„Wie konnte man, fragen soundso viele Menschen, mit der Einsetzung einer Regentschaft solange zuwarten, nachdem man doch längst wissen musste, wie es um den König stand? [...] Wer wusste überhaupt Genaueres über den Zustand des Königs? Man erzählte sich tausend Absonderlichkeiten, man schüttelte drüber den Kopf, man ahnte die Wahrheit, aber wer konnte sich erkühnen, dies öffentlich auszusprechen und sich den Beweis hierfür abfordern zu lassen? Millionen Menschen nahmen an dieser Angelegenheit ein mächtiges Interesse, sie verlangten *kräftige, unwiderlegliche* Beweise für eine Geisteskrankheit ihres Königs. Solche hatte man aber erst in der allerletzten Zeit sammeln können, erst dann konnte man ans Werk gehen, ohne den Kopf zu riskieren. Und eine zweite Frage wird von diesen Tausenden gestellt: Warum ist nichts geschehen, um den König vor seinem Schicksal zu bewahren? Die Antwort ist unmöglich. Was hätte geschehen müssen? Man hätte dem König eine seiner Geistesanlage völlig entsprechende Erziehung geben, man hätte ihn erst mit mindestens 30 Jahren auf den Thron berufen, man hätte alle

184 Gerster (S. 14)

politischen und alle sonstigen Aufregungen von ihm fernhalten, man hätte seine Lebensweise und seine Umgebung ihm ganz genau vorschreiben müssen dann, ja dann *vielleicht* wäre es nicht so weit mit ihm gekommen. Aber wer in aller Welt hätte diese Forderungen erfüllen können? Fast jeder Mensch seufzt im Rückblick auf sein vergangenes Leben:

O si praeteritos referat mihi Jupiter annos!
[Oh, gäbe mir Jupiter doch die vergangenen Jahre zurück! – Vergil, Aeneis]

Aber die Jahre sind dahin, geschehene Fehler wie unglückliche äußere Verhältnisse können wohl beklagt, aber nicht mehr geändert werden!"[185]

## Dr. Krafft-Ebings Gutachterregeln – Richtschnur für Dr. Gudden?

Das „*Lehrbuch der Gerichtlichen Psychopathologie*" des Psychiaters Richard von Krafft-Ebing erschien 1875. Es enthält Regeln für die sorgfältige Erstattung psychiatrischer Gutachten in Gerichtsverfahren. Folgendes sei unerlässlich:

- eine persönliche Beobachtung des Kranken bei mehreren Informationsbesuchen mit genügender Beobachtungszeit
- die Erhebung des gesamten geistigen und körperlichen Vorlebens
- die Darlegung des gegenwärtigen geistigen und körperlichen Zustandes
- eine richterliche Zeugenvernehmung
- Misstrauen gegenüber Angaben aus der Umgebung und Verwandtschaft des Kranken
- detaillierte Begründung, weshalb der gegenwärtige Zustand krankhaft ist.[186]

Es besteht die Annahme – so u.a. Häfner, Nedopil, Gauweiler –, dass Gudden dieses Buch gekannt hat. Deshalb hätte er sich, so Guddens Kritiker, nach den dort beschriebenen Regeln richten müssen. Doch war dies für Gudden realisierbar?

- Eine persönliche Beobachtung Ludwigs II. mit mehreren Informationsbesuchen in entsprechender Beobachtungszeit hätte der König niemals zugelassen.
- Viele Bereiche des geistigen und körperlichen Vorlebens Ludwigs II. als exponierter Persönlichkeit waren hinreichend bekannt,
- ebenso der gegenwärtige geistige und körperliche Zustand, der öffentlich diskutiert wurde.
- Eine richterliche Zeugenvernehmung konnte nicht Gudden anordnen. Sie hätte vom Ministerium organisiert werden müssen.
- Misstrauen gegenüber Angaben aus der Umgebung und Verwandtschaft des Kranken hätte bedeutet, dass Gudden weder positive noch negative Aussagen als zuverlässig hätte annehmen dürfen.
- Eine detaillierte Begründung, weshalb der gegenwärtige Zustand krankhaft ist, versuchte Gudden in seinem Gutachten zu liefern, wenngleich diese Begründungen heute scharf kritisiert werden.

Der oben erwähnte Dr. Franz Carl Gerster, der nach seiner Audienz beim König 1884 Ludwig II. als geisteskrank beurteilte, zitiert in seiner Studie die Regeln Krafft-Ebings wie folgt:

185 Gerster (S. 42)
186 Gauweiler: In Hippius/ Steinberg (S. 106)

„1. Die Geistesstörungen sind Gehirnaffektionen [Gehirnreizungen] mit vorwaltenden, aber doch nicht ausschließlich psychischen (auf dem Gebiet des Seelenlebens liegenden) Symptomen. Sind die psychischen Symptome zweifelhaft, so ist die Frage allgemein nach dem Bestehen einer (angeborenen oder erworbenen) Gehirn-Nervenkrankheit zu stellen. Finden sich dann neben körperlichen Entartungszeichen (Unregelmäßigkeiten des Schädelbaus, auffallend frühe geistig-körperliche Entwicklung, abnorme Nervenerregbarkeit) außerdem psychische Symptome von zweifelhaftem Wert (Gemütsreizbarkeit, verkehrte Handlungen, abnorme Neigungen usw.), so wird die Vermutung, dass auch sie krankhaft bedingt sind, ziemlich zur Gewissheit.
2. Die Geisteskrankheiten sind nicht nur Krankheiten des Gehirns, sondern auch zugleich Krankheiten der ganzen Person. Der Schwerpunkt für die allgemeine wie für die spezielle Diagnose des Irreseins liegt im Studium der ganzen Persönlichkeit und der ganzen Lebensgeschichte des Kranken. Die Individualität geht aus den ererbten Anlagen, der Erziehung und den Lebensschicksalen hervor und diese drei Faktoren sind daher gründlich zu studieren.
3. Die Geisteskrankheiten gehen auch mit Störungen des körperlichen Allgemeinbefindens einher und sind deshalb auch diese zu berücksichtigen.
4. Das Irresein als eine Krankheit hat Ursachen. Ist keine einzelne veranlassende Ursache aufzufinden, so besteht immer eine angeborene oder erworbene Disposition oder angeborene Krankheit. Das Studium des Vorlebens lehrt vielfach das zweifelhafte Krankheitsbild als die Höheentwicklung einer von Kindesbeinen auf defekten, krankhaft angelegten Persönlichkeit erkennen.
5. Das Wichtigste nächst den Symptomen einer Krankheit ist deren Verlauf. Auch das Irresein hat wie andere Krankheiten einen durch Erfahrung festgestellten ziemlich gesetzmäßigen Verlauf. Je deutlicher die Einzelsymptome inneren Zusammenhang und gesetzmäßige Begründung aufweisen, umso sicherer ist der Schluss, dass der Vorgang ein krankhafter sei.
6. Im Irresein handelt es sich wie in jeder anderen Krankheit um Leben unter abnormen Bedingungen. Der Unterschied zwischen dem Geistesgesunden und dem Geisteskranken ist wesentlich der, dass beim ersteren die seelischen Vorgänge im Allgemeinen in Beziehung mit den Eindrücken und tatsächlichen Verhältnissen der Außenwelt stehen, beim Geisteskranken dagegen aus inneren organischen krankhaften Bedingungen sich ergeben. Es ist also nicht der Inhalt, sondern die Entstehung und Begründung der seelischen Vorgänge entscheidend.
7. Das Irresein ist wie jede andere Krankheit ein komplizierter Vorgang, der nie durch ein einziges Symptom gedeckt wird. Nur im Zusammenhalt und gesetzmäßigen Zusammenhang der Symptome, bei richtiger Kombination und Erklärung gewinnt das Einzelsymptom, das einzeln herausgegriffen vieldeutig ist, Wert und Beachtung.
8. Das Irresein als eine Krankheit der Person nötigt zu einer individuellen Beurteilung der betreffenden Symptome. Viele Symptome äußern sich je nach Erziehung, Bildung usw. des Kranken verschieden.
9. Wo die sehr wichtige persönliche Untersuchung des fraglich Kranken fehlt, entgehen der Diagnose überaus wichtige direkte Beurteilungsmomente (physiognomischer Ausdruck, äußeres Wesen, Wohnung, Kleidung, Beschäftigung und Umgebung des Kranken). Die Schriften können inhaltlich zur Ermittlung verborgen gehaltener Wahnideen,

stilistisch zu Kennzeichnung der Geistesfähigkeiten und in ihrer äußeren Ausstattung zur Beurteilung des Bewusstseinszustandes wesentlich beitragen."[187]

Wie Dr. Gerster bereits 1884 scheint auch Dr. Gudden diese Regeln vermutlich gekannt und auch überdacht zu haben. Allerdings unterließ er die von Krafft-Ebing in Punkt 9 geforderte persönliche Untersuchung des Königs, wofür jedoch nachvollziehbare Gründe vorlagen. Die Regeln 1 bis 8 scheint Dr. Gudden aber in vielem berücksichtigt zu haben. So bezog er in sein Gutachten folgende Aspekte ein: ob des Königs „Gehirn-Nervenkrankheit angeboren oder erworben" war, auch dessen „abnorme Nervenerregbarkeit" und „Gemütsreizbarkeit", seine „verkehrten Handlungen und abnormen Neigungen", die seltsame „Lebensgeschichte" sowie mögliche „ererbte Anlagen", „Aspekte der Erziehung", „Störungen des körperlichen Allgemeinbefindens" und auch „die Höheentwicklung einer von Kindesbeinen auf defekten, krankhaft angelegten Persönlichkeit" des Königs. Natürlich ließ es sich Dr. Gudden als psychiatrische Koryphäe nicht nehmen, die gesammelten Symptome nach dem Stand der damaligen Psychiatrie auf seine Art und Weise zu interpretieren und danach zu der von ihm getroffenen Schlussfolgerung zu kommen. In der Folge war er überzeugt, bei diesem Leiden handle es sich um eine unheilbare Krankheit, die vor vielen Jahren unmerklich begann, sich seit etwa 1872 bis 1886 – also „über eine größere Reihe von Jahren" – „allmählich" verschlimmerte, worauf die Zunahme der diversen Verhaltensauffälligkeiten des Königs hindeuteten. Wer an „Paranoia" litt, dem stünde „ein noch weiterer Verfall der geistigen Kräfte mit Sicherheit" bevor. Dadurch würde „die freie Willenbestimmung" des Königs mit der Zeit derart reduziert werden, dass er nicht mehr fähig sein würde, seinen Verpflichtungen als Regent nachzukommen.

Wie steht es aber mit Richard von Krafft-Ebing? Richtete er sich eigentlich selbst nach seinen Regeln? Zumindest im folgenden Fall eigenartigerweise nicht. 1886, als Ludwig II. für geisteskrank erklärt wurde, wurde auch seine ehemalige Verlobte *Sophie in Bayern* – ganz ohne Beteiligung Guddens – in eine psychiatrische Anstalt gesteckt. Der Grund: Nach ihrer Heirat mit dem Herzog Ferdinand von Alençon brach sie aus dieser Ehe aus und begann ein Verhältnis mit dem Arzt Dr. Glaser. Doch dieses „sündige Verhältnis" wurde beendet, indem Sophie wegen angeblicher „Nervenschwäche" kurzerhand in Krafft-Ebings private Irrenanstalt in Maria Grün bei Graz interniert wurde. Die Diagnose lautete, Sophie leide an „moral insanity", also ausgerechnet an jener Krankheit, die auch König Ludwig zugeschrieben wurde. Mit Sicherheit unterblieb bei Sophie eine gewissenhafte persönliche Exploration durch Krafft-Ebing, dem dies als Verfasser der Gutachterregeln nicht hätte passieren dürfen. Stattdessen schrieb er an den Herzog von Alençon: „Habe Kranke ausgeforscht [...] Erwarte Befehle." Damit machte er sich zum Handlanger des Ehemanns. Wie man sieht, ist es eine Sache, Regeln aufzuschreiben, aber eine andere, danach auch wirklich zu handeln! Erst als sich Sophie wieder in die ungeliebte Ehe einfügte, erklärte sie Krafft-Ebing 1887 von der „Perversität des Instinkts" geheilt.

„Dr. von Gudden sah in seinem [königlichen] Patienten einen Wahnkranken, versuchte, sich in die Entwicklung des Wahns einzudenken"[188], urteilt der Psychiater Ernst Holzbach und vermutet: „Von Gudden hatte ein eigenes Konzept für das Genese-Verständnis der Erkrankung des Königs." Dies trifft sicher zu. Gleichwohl wird er sich außer bei Krafft-Ebing Rat auch in an-

187 Gerster (S. 12–14); siehe auch: Nedopil. In Hippius/Steinberg (S. 87)

188 Merkt (S. 249)

deren wissenschaftlichen Veröffentlichungen zur Gutachtenerstellung geholt haben, so etwa in „Johannes Baptist Friedenreichs ‚*System der gerichtlichen Psychologie*', das 1842 bereits in der 2. Auflage erschien" und „das am weitesten verbreitete Lehrbuch für forensische Psychiatrie in der Mitte des 19. Jahrhunderts war."[189]

## Befunde im psychiatrischen Gutachten über König Ludwig II.

Das psychiatrische Gutachten über König Ludwig II. wurde von Dr. Gudden in der Nacht vom 7. auf den 8. Juni mit Tinte auf 45 Bogen Papier „ins Reine geschrieben". Wenn Kritiker mutmaßen, Gudden habe das Gutachten „in einer einzigen Nacht zusammengeschustert", so irren sie auch diesbezüglich. Denn bereits am 23. März hatte Gudden seine Bereitschaft signalisiert, das Gutachten zu verfassen, worauf ihm Mitte Mai der Gutachterauftrag erteilt wurde und die erste Zeugenbefragung am 19. Mai begann. Spätestens seit diesem Tag, also etwa drei Wochen vor der „Niederschrift ins Reine" fertigte Gudden auch die ersten Entwürfe für das Gutachten, die in den folgenden drei Wochen bis zum 7. Juni ständig ergänzt und korrigiert wurden. Zur Reinschrift kam es dann in der Nacht vom 7. auf den 8. Juni. Am Vormittag des 8. Juni legte Gudden das Gutachten dann seinen Cogutachtern vor. Im Anhang des Buches ist es im Wortlaut aufgeführt.

An eben diesem 8. Juni schilderte Prinz Luitpold in einem Schreiben an den Deutschen und Österreichischen Kaiser sowie an die wichtigsten deutschen Bundesfürsten, weshalb die Entmündigung Ludwigs II. unumgänglich sei, mit folgenden Worten:

„*Das bayerische Land und Volk ist zurzeit von einer schweren Sorge, die von der Krone ausgeht, belastet und es hat sich in immer weiteren Kreisen die Überzeugung befestigt, dass der gegenwärtigen unheilvollen Entwicklung der Dinge Stillstand geboten werden muss, wenn Dynastie und Land vor unabsehbarem Schaden bewahrt werden sollen. Seine Majestät König Ludwig II. hat im Lauf der letzten Jahre die Abschließung von dem in treuer Hingebung an seinem Herrscherhause hängenden bayerischen Volke zu einer nahezu vollständigen gesteigert. Unzugänglich für die Angehörigen der königlichen Familie wie für die berufenen Ratgeber der Krone, unnahbar sogar für die in unmittelbarem Dienste befindlichen Sekretäre und Adjutanten, unsichtbar für sein Volk, verkehrt der Monarch nur mit Angehörigen der untersten Klasse, mit Soldaten und niederen Bediensteten, in deren Vermittlung die wichtigsten Angelegenheiten des Hofes und Staates gelegt sind. Seit mehr als Jahresfrist hat der König Seine Residenzstadt nicht mehr betreten. Jede Repräsentation der Krone hat längst und gänzlich aufgehört. Dafür hat ein alles Maß übersteigender Aufwand für kostbare Bauführungen und Erwerbungen die Königliche Cabinetskasse vor eine Krisis geführt, die schon vor zwei Jahren nur durch das Dazwischentreten der Agnaten des Königlichen Hauses gewendet werden konnte, jetzt aber einen Höhegrad erreicht hat, der eine Heilung im gewöhnlichen Wege als ausgeschlossen erscheinen läßt. Die eindringlichsten Gegenvorstellungen sind wirkungslos geblieben; der König drängt auf Weiterführung der begonnenen Bauten und erläßt neue Aufträge. Durch alle Länder gehen in königlichem Auftrage Darlehensgesuche, welche die Würde der Krone blosstellen und die, soweit sie sich an das Ausland wenden, sogar eine politische Gefahr in sich bergen. Den hohen Aufgaben aber, die ein monarchisches Gemeinwesen dem Staatsoberhaupte zuweist, den mannigfaltigen und für das Landeswohl bedeutsamen Regierungsgeschäften, welche die bayerische Verfassung dem Monarchen vorbehält, steht König Ludwig II. teilnahmslos gegenüber. Alle diese bedauerlichen*

189 Nedopil: In Hippius/Steinberg (S. 85 f.)

*Erscheinungen, die der auswärtigen Presse reiche Nahrung geliefert und im eigenen Lande tief verstimmt haben, wurzeln in einer gemeinsamen, nicht minder betrübenden Ursache. Nach dem übereinstimmenden pflichtmäßigen Gutachten der befragten ärztlichen Autoritäten ist es als eine zweifellose Thatsache festgestellt, dass die Anomalien in der Haltung des Königs auf eine geistige Erkrankung desselben zurückgeführt werden müssen, die sich allmählich bis zu einem Grade gesteigert hat, welcher die Fähigkeit zur ferneren Ausübung der Regierungsgewalt ausschließt [...]*"[190]

Im Gutachten Dr. Guddens sind die von Luitpold angeführten Auffälligkeiten durch Schilderungen der Zeugen illustriert und ergänzt. Wer dieses berühmte und berüchtigte Schriftstück im Detail studiert, wird sich bei der Fülle der zitierten Zeugenaussagen immer wieder dabei ertappen, so manche der darin aufgeführten Verhaltensauffälligkeiten des Königs anzuzweifeln und in Frage zu stellen. Entsprechen etwa all die erwähnten ungewöhnlichen Wünsche Ludwigs II., seine emotionalen Ausbrüche und unerhörten Strafandrohungen, seine exzentrische Lebensweise, die befremdlich wirkenden Willkürmaßnahmen und die Forderung nach Einführung des chinesischen Hofzeremoniells wirklich der Wahrheit? Dies scheinen auch andere so empfunden zu haben, so der königstreue Reichsrat Freiherr von Franckenstein, der etwa an Zieglers Zeugenbericht kritisierte, dass dieser sich „in kleine nichtssagende Détails verliere".[191] Und deuten diese Eigenarten tatsächlich auf eine Geisteskrankheit oder Geistesschwäche hin? Der Psychiater Heinz Häfner verneint dies und lässt als Auffälligkeiten von Ludwigs Persönlichkeit nur „sein narzistisch übersteigertes Selbstbewusstsein", „eine schwere soziale Phobie mit Panikzuständen" und ausgeprägten „Ängsten", eine „homoerotische Disposition" mit einem sich daraus ergebenden „homoerotischen Missbrauch junger Reitersoldaten" und seine „Bausucht"[192] gelten. Inzwischen neigt Häfner dazu, „diese Annahme [Bausucht] nicht mehr weiter zu betonen, denn das zugrundeliegende Verhalten ist so außergewöhnlich – wenige Privatleute wären durch verfügbare Mittel oder als Herrscher in der Lage, solch großartige Schlösser zu bauen und einzurichten wie König Ludwig II."[193]

Werden jedoch alle im Gutachten geschilderten Auffälligkeiten des Königs zusammengefasst und zu übergeordneten Verhaltenskomplexen gebündelt, stellt man erstaunt fest, dass der nun entstandene Stichwortkatalog nicht erst im Gutachten, sondern bereits seit der Thronbesteigung Ludwigs II. innerhalb und außerhalb Bayerns nach und nach entstand. Die Minister, die Abgeordneten des Landtags, die Hofbediensteten, die Bevölkerung, die Journalisten, außerbayerische Beobachter und viele andere prägten lange vor Gudden in Bezug auf den König Begriffe wie „Irrationalität", „Schuldenanhäufung", „Vernachlässigung der Repräsentationsverpflichtungen", „wirklichkeitsfremde Phantasien", „sittenwidriger Umgang", „Rückzugstendenzen", „Bauwut", „Abneigung gegen die Minister und gegen die Stadt München" und anderes mehr. Vieles davon findet sich heute in der viel zitierten „*Internationalen Klassifikation psychischer Störungen* (ICD-10-R)" für eine „schizotype Störung" (F 21), so des Königs Menschenscheu und Ängstlichkeit, seine Reizbarkeit und Aggressivität, seine Neigung zu exzentrischer Lebensweise und ungewöhnlichen Ritualen, seine extreme Selbstisolierung, sein Misstrauen

190 Wöbking (S. 78 ff.)
191 Aretin (S. 218)
192 Häfner (S. 460–463)
193 Nachricht von Häfner an A. Schweiggert vom 13.9.2013

gegenüber der Außenwelt, seine auffallenden Stimmungsschwankungen gerade auch im Hinblick auf freundschaftliche Beziehungen u. a. mehr.[194]
Bündelt man also die im Gutachten angeführten Befunde, wie das im Folgenden geschieht, ohne sich in den von den Zeugen aufgeführten detaillierten Beobachtungen zu verlieren, so tauchten diese nicht erst im Gutachten Dr. Guddens auf, vielmehr waren sie bereits längst vorformuliert. Fast scheint es, als seien alle über die Jahre hinweg aus unterschiedlichen Anlässen und Beobachtungen entstandenen und öffentlich oder im Geheimen verbreiteten Aussagen über das eigenwillige Verhalten des Königs im psychiatrischen Gutachten lediglich mit Beispielen illustriert. Im Folgenden seien nun diese im psychiatrischen Gutachten aufgeführten Befunde im Überblick aufgeführt.

**Erbliche Belastung**
- geistige Krankheiten Verwandter
- Geisteskrankheit des Bruders Otto

**Körperliche Krankheitserscheinungen**
- Kopfschmerzen
- Schlafstörungen
- Zahn- und Kieferschmerzen (fast totaler Zahnverlust im Oberkiefer)
- Adipositas

**Auffällige Verhaltensweisen**
- Illusionen und Sinnestäuschungen
- Halluzinationen
- Wirklichkeitsfremde Phantasien
- Abnorme Bewegungen
- Zwangshandlungen
- Vernachlässigung der Esssitten

**Abnorme Gemützustände**
- Angst vor Menschenansammlungen
- Angst vor Attentaten
- Soziale Phobie
- Rückzugstendenzen
- Überschwängliche Gefühlsausbrüche
- Übermäßige Belohnungen
- Aggressionen
- Bestrafungsphantasien

**Mangel an Nationalgefühl**
- Frankophile Einstellung
- Hass auf München
- Verkauf des Königreichs Bayern

**Suchtverhalten**
- Bausucht
- Herrschsucht
- Verschwendungssucht
- Medikamentensucht
- Alkoholismus

**Anormale geschlechtliche Beziehungen**
- Homosexualität (nicht ausdrücklich erwähnt, aber insgeheim unterstellt)

**Geistesschwäche/Geisteskrankheit**
- Paranoia
- Wahnsinn, Verrücktheit
- Verfolgungswahn
- Größenwahn
- Irrationalität
- Denkstörungen

194 Hacker, Rupert/Seitz M./Förstl, Hans: Ludwig II. von Bayern – schizotype Persönlichkeit und frontotemporale Degeneration? In: Medizinische Wochenschrift 132. 2007 (S. 2098)

Darf der König wegen dieser Befunde als „geisteskrank" oder „geistesschwach" und damit als „regierungsunfähig" bezeichnet werden? Diese Frage bewegt bis heute Fachleute und Laien in gleicher Weise. Diesbezüglich gilt es zunächst zu hinterfragen, ob heute im 21. Jahrhundert mit den Begriffen „geisteskrank" und „geistesschwach" dasselbe gemeint ist wie Ende des 19. Jahrhunderts? Das ist ganz sicher nicht der Fall. Bis zum Ende des 19. Jahrhunderts bezeichnete man damit Verhaltens- und Denkmuster, die von den damals akzeptierten sozialen Normen abwichen, die sich also durch Verhaltensformen ausdrückten, die in der Gesellschaft nicht akzeptiert wurden. Was man unter „geisteskrank" verstand, bestimmten demnach primär gesellschaftliche Konventionen. Damit war der Begriff „geisteskrank" vorrangig nicht ein medizinischer Begriff. Welche Normabweichungen noch als „absonderlich" oder „verschroben" geduldet wurden und welche bereits als „verrückt" oder „geisteskrank" galten, konnte sich also abhängig vom kultur- und sozialgeschichtlichen Verständnis, von regionalen und zeitbedingten Gegebenheiten sowie von schicht- und klassenbezogenen Normen erheblich unterscheiden. So fand der Begriff „geisteskrank" Ende des 19. Jahrhunderts sowohl für bloße Abweichungen von Konventionen Verwendung, gegen die eine Person bei vergleichsweise normalen Verstandesfunktionen verstieß, aber ebenso für auffallende Verhaltensweisen bis hin zur Kennzeichnung völlig bizarrer und (selbst-) zerstörerischer Handlungen.
Meint die heutige Psychiatrie mit den Begriffen „geisteskrank" und „geistesschwach" wirklich dasselbe wie Dr. Gudden und seine Co-Gutachter im Juni 1886, also 128 Jahre früher, als sie diese Begriffe in ihrem Gutachten verwendeten? Heute besteht zwar weithin Konsens, dass man Ludwig II. nach gegenwärtigem Verständnis nicht als „geisteskrank" oder „geistesschwach" bezeichnen könne, doch darf man deshalb Gudden wirklich vorwerfen, er hätte das zu seiner Zeit ebenso sehen müssen, wie dies heutige Psychiater tun? Hanns Hippius äußerte in einem Rundfunk-Interview auf die Frage, ob Guddens Diagnose „Paranoia" falsch war: „Diagnosen von vor 125 Jahren sind nicht vergleichbar mit heutigen Diagnosen. Paranoia war damals ein Begriff für Verrücktheit, also ein sehr weiter Begriff, aber aus der Zeit heraus war das eine sehr präzise Diagnose."[195] Diese von den Gutachtern diagnostizierte „Paranoia" sei beim König nicht erst 1886 ausgebrochen, sie habe schon sehr früh eingesetzt. Guddens Assistenzarzt Franz Carl Müller zitiert in diesem Zusammenhang aus einer Broschüre aus dem Jahr 1869 von E. Salles: La Bavière depuis 1866 (Bruxelles, Leipzig et Livorno, Lacrois, Verboeckhoven et Co. Éditeurs), in der es heißt: „Seine [Ludwigs II.] Untertanen halten ihn für halb verrückt ..." Es musste also „doch wohl Leute geben", so Müller, „die schon 17 Jahre vor der Katastrophe [d.h. seit 1869] den König für ‚halb verrückt' hielten."[196] Dazu gehörte auch der preußische Gesandte Georg von Werthern, der bereits 1868 an Bismarck schrieb: „Als ich vor einigen Wochen die Ehre hatte Seine Majestät auf einem Hofballe wieder zu sehen, ist mir eine wesentliche Veränderung seines Blickes aufgefallen. Es liegt in demselben etwas Nachholendes, Düsteres. Er sieht den, welcher mit ihm spricht, in einer Weise an, als brauche das Wort, welches er hört, mehr Zeit um bis zum Geiste zu dringen; als sei der Weg von der Außenwelt bis zu seinem Innern weiter als früher. In der That nimmt auch seine Neigung, sich zu isoliren, immer mehr zu und es geschehen Dinge, die vermuthen lassen, die haarscharfe Grenze zwi-

195 Hippius, Hans. In: Interview mit BR-online am 25.05.2011
196 Müller F.C. (S.770)

schen Originalität und Geistesstörung sei bereits erreicht."[197] Selbst eine dem König wohlwollend gesonnene Person wie Freiherr von Franckenstein schreibt in seinen Erinnerungen, die im Gutachten aufgeführten „verschiedenen Aufträge und Äußerungen des Königs beweisen allerdings, dass der König kein ganz normaler Mann gewesen ist."[198] Er wiederholte dies nach dem Tod des Königs, „dass er überzeugt sei, König Ludwig II. sei regierungsunfähig gewesen", wobei er betonte, „daß ich nicht begreife, weshalb von Seiten des Ministeriums diese Regierungs-Unfähigkeit nicht schon längst zu constatiren versucht worden sei, nachdem das Gutachten der Ärzte und die vorgelegten sechs Berichte [der Zeugen] darthun, daß schon in den 1879er Jahren partielle Störungen beobachtet worden sind, die im Jahre 1880 nach Ansicht der Ärzte und Zeugen dominierend waren."[199]

Dr. Gerster, der 1884 den König bei einer vierstündigen Audienz persönlich erlebte und ihn als geisteskrank beurteilte, schreibt in seiner 1886 erschienenen psychologisch-psychiatrischen Studie über Ludwig II.[200]:

„Ein König wird mit anderem Maße gemessen als andere Sterbliche. Die Machtfülle, die im monarchischen Staate der Herrscher in sich vereinigt, bedingt es, dass man seiner Intelligenz und seinem Charakter von vorneherein und willig abnorme und Ehrfurcht erregende Eigenschaften zuschreibt und es werden daher intellektuelle oder moralische Gebrechen entweder völlig übersehen oder man macht die Minister, die Hofleute oder äußere Verhältnisse dafür verantwortlich. Bei denjenigen Völkern, bei denen das, was man ‚Gemüt' nennt, dem Volkscharakter ein bestimmtes Gepräge gibt, z.B. bei den Bayern und Österreichern, ist die Wärme und Nachhaltigkeit der patriotischen Empfindungen für die Person und das Haus des Staatsoberhauptes eine so große, dass die Verehrung und Anhänglichkeit selbst die härtesten Proben zu bestehen im Stande ist.

So klagte man wohl in Bayern seit Jahren über den Hang König Ludwigs zur Einsamkeit, man verwunderte sich über seine Absonderlichkeiten, die man meist mehr oder weniger entstellt zu hören bekam, man tadelte sogar Manches sehr lebhaft, aber man wusste immer wieder neue Gründe zur Entschuldigung des Königs aufzufinden. Zuerst war Richard Wagner der ‚Dämon' des Königs, der sich mit Arglist des harmlosen Jünglings bemächtigt und ihn zu egoistischen Zwecken ausgebeutet haben sollte, dann wurde eine einfältige Liebesgeschichte erfunden und die dabei erlittene Täuschung sollte dem König das Herz gebrochen haben, dann waren die Münchener Bürger an allem Schuld, die des Königs auf die Verschönerung Münchens gerichteten Pläne zerstörten und ihn dadurch in die Einsamkeit trieben, dann waren es wieder die politischen Verhältnisse, die ihm alles Leid verursachten, und schließlich beschuldigte man die Leute des Hofstalls und die Diener, sie hätten den König künstlich isoliert und sich seiner völlig bemächtigt. So gab es noch vielerlei Anschauungen und Vermutungen, aber keinem Menschen fiel es ein, dass die kuriosen Dinge, die man sich vom Leben und Treiben des Königs öffentlich und heimlich erzählte, Anzeichen einer sehr ernsten, stets zunehmenden geistigen Krankheit seien, dass sie somit keineswegs ‚Launen' seien, sondern vom Willen bis

197 Georg von Werthern an Otto von Bismarck, 20.2.1868, Politisches Archiv des Auswärtigen Amtes, R 2706/2707

198 Aretin (S. 218)

199 Aretin (S. 223)

200 Gerster (S. 9 f.)

zu einem gewissen Grade unabhängige Zwangsäußerungen einer krankhaft angelegten Seele." So weit Dr. Gersters Ansicht.
Fest steht also, dass das Leben Ludwigs II. ein auffallend eigenwilliger Sonderweg war, der von seiner Mitwelt zwar als nicht normal empfunden, gleichzeitig aber lange akzeptiert wurde. Dies betraf nicht nur die Finanzprobleme, die zu erkennen und zu lösen der König weder bereit noch fähig war, sondern auch sein anachronistisches Verhalten, also sein absolutistisches Herrschergefühl nach dem Vorbild Ludwigs XIV., seine unzeitgemäßen Schlossbauten, aber ebenso all jene Aspekte, die zeigten, dass er seiner Zeit in manchen Dingen durchaus voraus war – z.B. sein Wunsch, über den Alpsee zu fliegen –, wofür die damalige Gesellschaft allerdings noch kein Verständnis besaß, weshalb sie den König auch diesbezüglich als anormal empfand. Insbesondere war es der in seiner Zeit so beurteilte unsittliche Lebenswandel, der seine Mitwelt extrem entrüstete, aber ebenso seine zunehmende Verweigerung, die von ihm erwarteten Repräsentationspflichten angemessen wahrzunehmen und regelmäßige Kontakte zur Regierung und zum Volk zu pflegen, also sein Narzissmus, der ihn aus der Normalität seiner Zeit fallen ließ.
Davon abgesehen litt Ludwig II. schon in frühen Jahren selbst empfindlich unter verschiedenen Symptomen, die nach dem damaligen Stand der Medizin und Psychiatrie durchaus als behandlungsbedürftig angesehen wurden. So war der König, wie Kabinettssekretär Pfistermeister dem kgl. Leibarzt am 15. Mai 1866 berichtete, also bereits 20 Jahre vor seiner Entmündigung „so aufgeregt, dass Er ganz elend aussah und mir Aufträge an Sie erteilte, die ich gar nicht in die Feder nehmen kann. Er sprach von Abdanken unter dem Vorgeben, daß er geistig nicht ganz gesund sei [...]"[201] In einem Brief vom April 1876 gestand er Marie Dahn-Hausmann, „daß ich oft von einem wahren Fieber des Zornes und des Hasses erfaßt und befallen werde, mich voll des Ingrimmes abwende von der heillosen Außenwelt, die mir so wenig bietet [...]" Seiner Mutter berichtete Ludwig 1884 und 1886 in einer Selbstcharakterisierung von „außergewöhnlicher Erregtheit" und „depressiver Stimmung" und bat sie jeweils „um Verschwiegenheit".[202] Ludwig II. nahm, wie Christoph Biermann urteilte, gesundheitliche Störungen also selbst wahr, litt unter ihnen, bezeichnete sich gegenüber wenigen vertrauten Menschen als krank und „entwickelte sein subjektives Leidensgefühl bewusst oder unbewusst in beträchtlichen Grade."[203]
Vieles, was im Gutachten noch hätte angeführt werden können, wurde, wie es heißt, aus Rücksichtnahme gegenüber dem König, auch gar nicht erst erwähnt. „Offenkundig war es Absicht aller staatlichen Stellen", so urteilt Hanns Hippius, „den als Skandal empfundenen Lebenswandel Ludwigs nicht Gegenstand des Verfahrens werden zu lassen, ihn nicht schriftlich zu fixieren, um Schaden von Königtum und Staat abzuwenden [...] Gudden und seine Kollegen erwähnen diesen Punkt auch nur in einem kurzen Satz des Gutachtens vom 8. Juni 1886: ‚Die ge-

201 Hacker: Augenzeugenberichte (S. 114)
202 Ludwig II. an seine Mutter Marie von Preußen, zitiert nach Biermann, Christoph: Leiden eines Königs – Ludwig II. von Bayern. Krankengeschichte ohne Patient.In: Deutsches Ärzteblatt, 41/1972, (S. 2949)
203 Biermann, Christoph: Leiden eines Königs. Ludwig II. von Bayern: Krankengeschichte ohne Patient. In: Merkt (S. 226)

schlechtlichen Beziehungen berührt Herr Ministerialrath von Ziegler in seinen Aufzeichnungen. Bogen 16.' Dieser Bogen 16 enthält allerdings auch nur sehr indirekte Hinweise auf die homophilen Aktivitäten Ludwigs."[204]
Auch wenn keine persönliche Untersuchung Ludwigs II. durch Dr. Gudden erfolgte, da sie der König nicht zugelassen hätte, so gab es doch über Jahre hinweg gleichsam eine „öffentliche Untersuchung" seiner Person innerhalb und außerhalb Bayerns durch die Presse, den Landtag und das Ministerium sowie durch die Bevölkerung und durch siebzehn ausländische Diplomaten – besonders bekannt wurde der preußische Gesandte Georg von Werthern durch seine detaillierten Nachrichten über Ludwig II. an Bismarck –, bei der sämtliche Eigenheiten und Verhaltensauffälligkeiten des Königs in allen Einzelheiten registriert, publiziert und diskutiert wurden, die aber auch von Gerüchten und Mutmaßungen durchsetzt waren. Ludwig II. konnte keinen Schritt tun, der nicht sofort von irgendjemandem öffentlich gemacht und dann in diversen Presseartikeln breit kommentiert worden wäre. Er war also keine Person, über die nichts bekannt war und über die deshalb nur durch eine persönliche Untersuchung, die er mit Sicherheit vehement abgelehnt hätte, etwas in Erfahrung zu bringen gewesen wäre. Daher vermerkte Gudden in der Einleitung seines Gutachtens auch, „daß eine persönliche Untersuchung Seiner Majestät, was weiter auseinanderzusetzen überflüßig sein wird, unthunlich, bei dem vorliegenden Aktenmaterial aber auch nicht nothwendig war." Bei dem von ihm erwähnten „vorliegenden Aktenmaterial" handelte es sich nicht nur um die Aussagen der vereidigten Zeugen, sondern um das seit Jahren penibel in der Presse und Öffentlichkeit gesammelte umfangreiche, belastende Material über Ludwig II., an das Gudden mit Sicherheit dachte, auch wenn er es nicht in seinem Gutachten zitierte.
Wenn Heinz Häfner der Ansicht ist: „Das Ergebnis der Begutachtung stand nämlich bereits bei der Auftragerteilung fest, die Materialien zur Begründung der negativen Prognose wurden erst daraufhin gesammelt, ein Verfahren also, das jedweder Ethik widerspricht"[205], so trifft dies insofern zu, dass Gudden in der Tat bereits seit 1874 mit den Jahren immer mehr von der Geisteskrankheit des Königs überzeugt war. Doch „die Materialien zur Begründung der negativen Prognose" wurden nicht erst im Juni 1886 von ihm gesammelt, sie wurden ihm vielmehr, u.a. auch von Ludwig II. selbst, spätestens seit 1872 Jahr für Jahr durch dessen Verhaltensauffälligkeiten geliefert. Ja, schon kurz nach seiner Thronbesteigung – und nicht erst 1885/86 – tauchten bekanntlich die ersten Fragen nach der Regierungsfähigkeit und der geistigen Verfassung des Königs auf, die dann in den folgenden 20 Jahren mit Zunahme der differenzierteren Kenntnisse über seinen ungewöhnlichen Lebenswandel immer häufiger gestellt wurden.
Beachtenswert in diesem Zusammenhang ist das ausgeprägte Vertrauen, das Königin Marie, die Mutter Ludwigs II. und Ottos, zu Dr. Gudden gefasst hatte. Mehrere überlieferte und im Geheimen Hausarchiv der Wittelsbacher aufbewahrte Briefe Maries an Gudden belegen, dass die Königin den Psychiater sehr schätzte und große Hoffnung auf ihn setzte. Sie war nicht nur um ihren kranken Sohn Otto in Sorge, sondern auch um Ludwig wegen dessen Verhaltensaufälligkeiten, die auch ihr nicht verborgen blieben und vielfach rätselhaft erschienen. Wandte sie sich diesbezüglich womöglich ratsuchend an Dr. Gudden?„Ganz seltsam mutet es an", so Walter von Rum-

204 Steinberg , Reinhard/Hippius, Hanns: Bernhard von Gudden zum 125. Todestag. In: Der Nervenarzt 2011–82 (S. 602) (Künftig: Steinberg/ Hippius: In Nervenarzt 2011)
205 Sommer (S. 286)

mel, „daß der König bereits im Jahr 1881 sich erkundigt, was der öfter zur Königin kommende Dr. von Gudden [...] mit der Königin denn spreche. Ob es denn [nur] den Prinzen Otto betreffe?" Oder auch seine Person?[206] „Es ist davon auszugehen, dass Gudden über die Sorgen und Befürchtungen hinsichtlich psychischer Auffälligkeiten bei Mitgliedern des Hauses Wittelsbach frühzeitig und umfassend [u.a. auch durch Ludwigs Mutter] informiert war."[207]
Immer wieder wird behauptet, Gudden hätte sich eine Audienz beim König doch ohne Weiteres unter dem Vorwand erschleichen können, er habe ihm etwas Wichtiges über den Gesundheitszustand seines Bruders Otto mitzuteilen. Dem hätte sich Ludwig II. sicher nicht verweigert und dabei hätte er beobachtet werden können. Diese Vorgehensweise war jedoch aus ärztlicher Sicht auch damals keinesfalls gestattet. Nach gutachterlichen Regeln hätte Gudden den König wahrheitsgemäß informieren müssen, dass er das Gespräch als ein vom Ministerrat beauftragter Gutachter führen wolle, dass es sich also um eine Untersuchung seines Geisteszustandes handle.[208] Einer solchen Bitte hätte sich Ludwig aber, wie Versuche belegen, ihn selbst zu harmlosen Audienzen zu bewegen, mit Sicherheit verweigert. Übrigens ist auch noch heute im 21. Jh. eine Gutachtenerstellung nach Aktenlage durchaus möglich. „Es ergebe sich bis in unsere Zeit hinein", so äußerten 2007 die Psychiater Hanns Hippius und Reinhard Steinberg, „immer wieder Situationen, in denen der Psychiater ein ‚Gutachten nach Aktenlage' erstatten muss, ohne den Patienten untersucht zu haben (z.B. wenn der zu Untersuchende die Untersuchung ablehnt)."[209]

Besondere Kritik erfährt bis heute die Zusammenfassung des Gutachtens, in dem für Ludwig II. Folgendes prognostiziert wurde:

1. *Seine Majestät sind in sehr weit vorgeschrittenem Grade seelengestört und zwar leiden Allerhöchstdieselben an jener Form von Geisteskrankheit, die den Irrenärzten aus Erfahrung wohl bekannt mit dem Namen Paranoia (Verrücktheit) bezeichnet wird;*
2. *Bei dieser Form der Krankheit, ihrer allmähligen und fortschreitenden Entwicklung und schon sehr langen, über eine größere Reihe von Jahren sich erstreckenden Dauer ist Seine Majestät für unheilbar zu erklären und ein noch weiterer Verfall der geistigen Kräfte mit Sicherheit in Aussicht;*
3. *Durch die Krankheit ist die freie Willensbestimmung Seiner Majestät vollständig ausgeschlossen, sind Allerhöchstdieselben als verhindert an der Ausübung der Regierung zu betrachten und wird diese Verhinderung nicht nur länger als ein Jahr, sondern für die ganze Lebenszeit andauern.*

„Das ist doch ungeheuerlich", so echauffieren sich die Gutachten-Kritiker, insbesondere der 3. Schlusssatz, in welchem dem König eine lebenslange Regierungsunfähigkeit attestiert wird. „Deutlicher kann der politische Hintergrund der ganzen Entmündigungsprozedur kaum werden", so äußert der Psychiater Joannes Kemper. „Ludwig II. musste mindestens ein Jahr (‚unheilbar') krank und regierungsunfähig sein, damit ihm die Rückkehr auf den Thron ein für allemal verwehrt werden konnte!"[210] Doch das konnte ein solches Attest eben nicht. Ludwig II. blieb nämlich auch nach der Entmündigung weiterhin König, war also nicht vom Thron

206 Rummel (S. 182)
207 Steinberg/Hippius: In Nervenarzt 2011 (S. 601)
208 Hippius/Steinberg (S. 110)
209 Hippius/Steinberg (S. 110)
210 Schmidbauer/Kemper (S. 72 f.)

gestoßen worden. Somit konnte ihm auch die „Rückkehr auf den Thron" nicht verwehrt werden. Zum Verständnis dieses Sachverhalts Folgendes: Nach der bayerischen Verfassung vom 26. Mai 1818 trat für den Fall der Regierungsunfähigkeit des Königs eine Reichsverwesung, also Regentschaft u.a. unter folgender Voraussetzung ein. Unter Tit. II §11 heißt es:

> *„Sollte der Monarch durch irgend eine Ursache, die in ihrer Wirkung länger als ein Jahr dauert, an der Ausübung der Regierung gehindert werden, und für diesen Fall nicht selbst Vorsehung getroffen haben, oder treffen können, so findet mit Zustimmung der Stände, welchen die Verhinderungs-Ursachen anzuzeigen sind, gleichfalls die für den Fall der Minderjährigkeit bestimmte gesetzliche Regentschaft statt."*

Mit dieser Formulierung sollte wohl verhindert werden, dass die Regentschaft bereits dann eintritt, wenn der König aufgrund einer kürzeren, etwa nur einige Wochen oder Monate dauernden Erkrankung an der Ausübung der Regierung gehindert ist. In einem solch kurzen Zeitraum eine Regentschaft einzusetzen, hielt man nicht für sinnvoll. Gudden diagnostizierte in seinem Gutachten als Ursache der Regierungsunfähigkeit Ludwigs II. jedoch „Paranoia (Verrücktheit)", also eine nach damaligem Urteil schwere Erkrankung. Da diese beim König im Verlauf mehrerer Jahre bereits „sehr weit fortgeschritten" sei, so Guddens Diagnose, und „ein noch weiterer Verfall der geistigen Kräfte mit Sicherheit in Aussicht" stehe, sei der König für „unheilbar" zu beurteilen. Deshalb sei Seine Majestät „nicht nur länger als ein Jahr, sondern für die ganze Lebenszeit an der Ausübung der Regierung" als verhindert zu betrachten. Doch auch diese Aussage bedeutete nicht, dass der König damit für immer entthront war. Er blieb vielmehr weiterhin König von Bayern. Der Regent – in seinem Fall Prinzregent Luitpold – übte die Staatsgewalt also nur stellvertretend für den durch eine schwere Erkrankung verhinderten Monarchen aus. Auch wenn Gudden dem König lebenslange Regierungsunfähigkeit bescheinigte, hieß das deshalb noch nicht, dass er auch lebenslang regierungsunfähig bleiben würde. Sobald der König trotz Guddens ungünstiger Prognose wieder gesund sein würde, war die Regentschaft beendet, da der Grund dafür – d.h. die diagnostizierte Geisteskrankheit – nicht mehr existent war. Dennoch wird immer wieder Guddens letzter Satz, den er im Schlussurteil seines Gutachtens formulierte, besonders beanstandet:

> *„3. Durch die Krankheit ist die freie Willensbestimmung Seiner Majestät vollständig ausgeschlossen, sind Allerhöchstdieselben als verhindert an der Ausübung der Regierung zu betrachten und wird diese Verhinderung nicht nur länger als ein Jahr, sondern für die ganze Lebenszeit andauern."*

Folgende Formulierung wäre mit Sicherheit angemessener gewesen:

> *„3. Durch die Krankheit ist die freie Willensbestimmung Seiner Majestät* ***derzeit*** *vollständig ausgeschlossen, sind Allerhöchstdieselben als verhindert an der Ausübung der Regierung zu betrachten.* ***Aller Voraussicht nach*** *wird diese Verhinderung nicht nur länger als ein Jahr, sondern* ***bei der zu erwartenden ungünstigen Entwicklung möglicherweise*** *für die ganze Lebenszeit andauern."*

Auch wenn Gudden dies nicht so formulierte, muss er es doch so gemeint haben, denn auf die Frage des Königs, wie lange die Kur wohl dauern würde, antwortete er, dass „ein Jahr vorläufig der kürzeste Termin sein würde."[211] Gudden schloss also eine Besserung nach einem Jahr ebenso wenig aus wie sein Schwiegersohn Dr. Grashey, der in Berg bei einem Gespräch mit dem König auf dessen Frage: „Wie lange die Sache dauern soll, ob denn für immer, oder bis wann", wahrheitsgemäß äußerte: „Eine bestimmte Angabe der Dauer der gegenwärtigen Lage kann nicht gemacht werden. [...] Majestät sind jedoch nach wie vor der König von Bayern.

---

211 Müller, F.C. (S. 779)

Wenn einmal durch ein neues Gutachten die Genesung Eurer Majestät nachgewiesen ist, dann wird die Reichsverwesung ohne Zweifel wieder aufhören."[212]
Für die Bewertung des Gutachtens entscheidend ist nach dem Urteil des Münchner Psychiatrieprofessors Norbert Nedopil, „ob sich die Gutachter an die damals gängigen Lehrmeinungen und Gepflogenheiten gehalten haben, ob ihr Gutachten somit dem damaligen Stand der Wissenschaft und Praxis genügt hat." Nedopil bejaht dies: „Die von den Gutachtern beschriebenen Symptome und insbesondere die bekannten psychischen Krankheiten in der unmittelbaren Verwandtschaft des Königs, die von den Gutachtern durch direkte Beobachtung diagnostiziert und behandelt wurden, legten einem Psychiater des ausgehenden 19. Jahrhunderts ohne Zweifel die Diagnose eines ‚Wahnsinns', wie er von Krafft-Ebing beschrieben wurde, nahe."[213] „Als problematisch kann angesehen werden", so schränkt Nedopil ein, „dass die Gutachter ohne eigene Untersuchung über die Diagnose hinausgehende schwerwiegende Konsequenzen gezogen haben (‚3. Durch die Krankheit ist die freie Willensbestimmung Seiner Majestät vollständig ausgeschlossen, sind Allerhöchstdieselben als verhindert an der Ausübung der Regierung zu betrachten und wird diese Verhinderung nicht nur länger als ein Jahr, sondern die ganze Lebenszeit andauern.') Die persönliche Untersuchung oder die Beobachtung des Kranken in einer Irrenanstalt werden in den Lehrbüchern der damaligen Zeit als eine der wichtigsten Erkenntnisquellen für den psychiatrischen Sachverständigen bezeichnet. Sie sind es his heute geblieben."[214]
Doch wer kann beurteilen, ob Dr. Gudden diese „persönliche Untersuchung oder die Beobachtung" des Königs, die ihm vor dessen Inverwahrnahme verwehrt war, in Schloss Berg nicht gründlich nachgeholt hätte. Anzeichen dafür lassen sich mehrfach in seinen Äußerungen entdecken. Womöglich wäre er im weiteren Verlauf seiner Beobachtungen doch noch zu der Erkenntnis gelangt, Ludwig II. sei an der Ausübung der Regierung keineswegs lebenslang verhindert.

## Bewertung der Gutachterzeugen

Da eine persönliche Untersuchung des Königs ausschied, wurden Hofbedienstete gesucht, die sich bereit fanden, ihre Beobachtungen über Verhaltensauffälligkeiten des Königs mitzuteilen. Warum nahm man nur Hofbedienstete und Lakaien? Die Antwort ist naheliegend und wurde bereits von Gottfried von Böhm gegeben, der in seiner frühen Ludwig II.-Biografie schreibt: „Der Kreis der intimen Lebenszeugen des einsamen Königs war im Laufe der Jahre ein immer engerer geworden. [...] Die Absonderung des Monarchen von Hof, Staat und Volk war bis zu dem Grade geduldet worden, daβ man sich bei dieser Gelegenheit auf die Zeugenschaft der Kabinetts- und Hofsekretäre und von Hofbediensteten untergeordneten Ranges angewiesen sah."[215]
Es wurden also nur Personen aus der engsten Umgebung des Königs – und dies waren seit 1885 vorrangig eben nur mehr ganz wenige Hofbedienstete und Lakaien, die Ludwig II. noch

212 Hacker: Augenzeugenberichte (S. 377–379); Wöbking (S. 131–132); Bericht Grasheys vom 17.06.1886
213 Nedopil: In Hippius/Steinberg (S.89)
214 Nedopil In Hippius/Steinberg (S. 89)
215 Böhm (S. 643 f.)

regelmäßig an sich heranließ – zur Aussage geladen, vorausgesetzt, sie erklärten sich dazu bereit. Nur deren Aussagen würden ein einigermaßen zuverlässiges Bild liefern können. Zeugen, die mit dem kontaktscheuen König nur in großen zeitlichen Abständen verkehrten oder solche, die überhaupt keinen Kontakt zu ihm hatten, mit ihm nur schriftlich in Verbindung standen oder ihn lediglich ab und zu aus der Ferne erblickten, schieden von vorneherein aus. Die Zeugen wurden offensichtlich mit dem Hinweis zu einer Aussage bewogen, dass sie dadurch mithalfen, Schaden vom bayerischen Staat und bayerischen Königshaus abzuwenden. Darauf weist etwa Zieglers einleitende „Versicherung" hin, „dass ich nur im Hinblick auf die Pflicht gegen die Dynastie meines Vaterlandes und gegen mein Vaterland selbst mich überwinden konnte, Offenbarungen zu machen, die ich sonst nicht gemacht hätte."[216]
An der Auswahl geeigneter Zeugen beteiligte sich Gudden nicht, da ihm diesbezüglich der erforderliche Einblick in das Hofleben fehlte. Auf Bitte von Lutz nimmt er nur einmal, am 3. Juni um 19.00 Uhr, zusammen mit Graf Holnstein und Baron von Crailsheim an der Vernehmung des Marstallfouriers Hesselschwerdt und des Kammerdieners Welker teil. Es ist deshalb unzulässig, Gudden zu unterstellen, er habe die Zeugen gut gekannt und über ihren womöglich problematischen Charakter Bescheid gewusst.
Auch für das gelieferte Material darf nicht er verantwortlich gemacht werden. Er gab Lutz deutlich zu verstehen, er könne der Gutachtenerstellung nur unter der Bedingung zustimmen, dass ihm „ausreichendes, eidlich erhärtetes, vom Staatsministerium selbst beizubringendes Actenmaterial" vorgelegt werde. Er betrachte sich lediglich für die Auswertung und Interpretation der bereitgestellten Unterlagen zuständig. Gudden ging also davon aus, dass ihm Material geliefert würde, das die Zeugen eidlich bestätigten und das von seiner Seite deshalb nicht mehr auf den Wahrheitsgehalt überprüft werden müsse. So endet Karl Hesselschwerdts Befragung vom 18. Mai 1886 mit dessen Versicherung: „Der Unterzeichnete bestätigt die volle Wahrheit des Inhalts obiger Zusammenstellung auf seinen Diensteid." Und August von Müller fügt seinen Aussagen vom 3. Juni 1886 die „ausdrückliche ehrerbietige Versicherung" bei, er nehme es auf seinen „Diensteid", dass alles, was er ausgesagt habe, der Wahrheit entspräche.[217] Folgende sechs Personen sagten aus:

- Friedrich von Ziegler (1839–1897), ehemaliger Kabinettssekretär
- Ludwig von Müller (1846–1895), ehemaliger Kabinettssekretär
- Richard Hornig (1841–1911), Stallmeister
- Karl Hesselschwerdt (1840–1902), Marstallfourier
- Adalbert Welker, Kammerdiener
- Friedrich von Thelemann, Ministerialsekretär

Die Aussagen dieser Personen aus dem engsten Umkreis Ludwigs II. über dessen Verhaltensauffälligkeiten wurden protokolliert und fanden in Guddens Gutachten Eingang. Lorenz Mayr, Kammerlakai und siebter Zeuge, sagte erst nach Beginn der Regentschaft aus. Bis heute wird immer wieder am Wahrheitsgehalt der Zeugenaussagen gezweifelt. Doch von wem wurde die Behauptung, alle Gutachterzeugen hätten größtenteils die Unwahrheit gesagt, in die Welt gesetzt?

216 Landesgeschichte 2011 (S.702)
217 Landesgeschichte 2011 (S. 680 und 696)

Der eine war Ludwigs Leibwundarzt Schleiß von Löwenfeld, der in einem Brief vom 10. Juni 1886 an Bismarck schrieb: „Gewissenlose Schmeicheleien und erheuchelte sklavische Unterwerfung Seiner über *die Maßen lügenhaften Diener* [Bismarck unterstrich die letzten vier Worte, als er diesen Brief las] hat Ihn [den König] abgewöhnt nackte Wahrheit anzuhören."[218] Obwohl Schleiß mit diesen Worten überhaupt nicht auf die Zeugenaussagen anspielte, sondern auf das Verhalten aller Diener in den vorausgegangenen Jahren, wurde diese seine Bemerkung später kurzerhand auf die Zeugenaussagen bezogen. Unklar ist, auf welcher Grundlage es sich Dr. Schleiß erlaubte, die Diener pauschal als lügenhaft zu beurteilen und damit auch den Wahrheitsgehalt ihrer Aussagen in Frage zu stellen? Wer übrigens Dr. Schleiß zustimmt, muss sich bewusst sein, dass er demzufolge auch den Aussagen jener Hofbediensteter, die den König für geistig gesund beurteilten, nicht trauen darf, da ja angeblich alle Diener „Heuchler" und „über die Maßen lügenhaft" waren. In der Folge bemerkte dann auch Bismarck in einer Unterredung mit dem Redakteur Anton Memminger: „Aus den Zetteln, die die Bedienten aus dem Papierkorb und Klosett gesammelt und die Minister als Anklagematerial benutzten, kann man kein Todesurteil über den König bestätigen."[219] Doch in demselben Gespräch berichtet Bismarck auch von seinem Rat an den König, „sofort nach München zu fahren, sich seinem Volk zu zeigen und selbst sein Interesse vor dem versammelten Landtag zu vertreten [...] Ich rechnete so, entweder ist der König gesund, dann befolgt er meinen Rat. Oder er ist wirklich verrückt, dann wird er seine Scheu vor der Öffentlichkeit nicht ablegen. Der König ging nicht nach München [...] es musste schließlich so kommen wie es gekommen ist. Der König war wirklich verrückt und regierungsunfähig geworden. Sein Verhalten meinen Telegrammen gegenüber beweist das für jeden Verständigen."[220] Diese Passage wird meist nicht mitzitiert.
Beide Äußerungen, die Bismarcks – der angeblich aus dem fernen Berlin beobachtet haben will, dass von den Dienern Zettel aus Ludwigs II. Papierkorb und Klosett entnommen worden seien – und die von Dr. Schleiß, sind jedoch mit keinen stichhaltigen Beweisen unterlegt. Es handelt sich um Mutmaßungen. Dennoch fanden sie in der Folge, zumeist mit weiteren negativen Attributen noch reichlich ausgeschmückt, in viele, seit dem Tod des Königs erschienene Veröffentlichungen Eingang. So wirft Gottfried von Böhm in seiner 1921 (!) erschienenen Ludwig-Biografie diesen sechs bis sieben Zeugen vor, dass sie „den Kreisen ungebildeter oder halbgebildeter Bediensteter entstammten, die in Ungnade gefallen oder ‚gewonnen' waren [...] Wann hätte je ein Herr Gnade in den Augen seiner Diener gefunden? [...] Manches in ihren Angaben erwies sich denn auch als entstellt übertrieben, unrichtig aufgefasst."[221] Doch darf man die beiden Kabinettssekretäre, den Ministerialsekretär und den Marstallfourier wirklich als „un- und halbgebildetes" und „primitives, analphabetisches Hofgesindel" bezeichnen, dem nicht zu trauen gewesen sei? Der Kabinettsekretär war der Verbindungsmann zwischen König und Regierung, hatte also eine herausragende Position inne. Welche Stellung Marstallfourier Hesselschwerdt einnahm und welchen Einfluss er auf den König hatte, verdeutlicht der Titel „Reichskanzler", den

218 Hüttl (S. 396 f.); Dr. Schleiß von Löwenfeld an Bismark. München 10.6.1886, Politisches Archiv des Auswärtigen Amtes Bonn (PAAA) Bayern 56 Nr. I secr. vol 2, A 7328. Der Brief wurde an Graf Berchem weitergeleitet, Empfangsdatum 14.06.1886 – einen Tag nach dem Tod Ludwigs II.

219 Bismarck zu Anton Memminger. In: Memminger (S. 175)

220 Bismarck zu Anton Memminger: In Memminger (S. 160 f.)

221 Böhm (S. 646)

man ihm hinter vorgehaltener Hand gab. Dennoch ist bis heute von „lügenhaften, bestochenen oder erpressten Domestikenseelen" die Rede und bei dem Material habe es sich um Zettel gehandelt, auf denen, so eine spätere Erfindung, plötzlich auch noch „undefinierbare Kritzeleien und Zeichnungen" zu finden gewesen seien. Doch wahrer wurden diese Vorwürfe durch derartige Ausschmückungen nicht. Vielmehr handelt es sich lediglich um Unterstellungen von Kritikern, die von einigen im Gutachten aufgeführten besonders erschütternden Aussagen nassforsch ableiteten, alle Äußerungen müssten deshalb erfunden und erlogen sein. „Mögen sie [die Aussagen der Zeugen] auch übertrieben oder aufgebauscht sein", urteilt der Ludwig II.-Biograf Wilfried Blunt, „können wir nicht bezweifeln, daß die meisten Äußerungen über die sonderbaren Vorgänge in den Schlössern, besonders während der letzten zwei, drei Jahre von Ludwigs Regierung, letztlich auf Tatsachen beruhten. Einige werden von Zeugen bestätigt, deren Königstreue über jeden Zweifel erhaben ist. Hornig mochte zwar wegen seiner Entlassung im Jahre 1885 Groll im Herzen tragen, aber er ließ sich nur widerwillig zu einer Aussage bewegen, und da er nur aus Pflichtgefühl Zeugnis ablegte, darf angenommen werden, daß er die Wahrheit sagte."[222]

Wie diese Äußerung zeigt, differenzieren manche ihr Urteil über die Gutachterzeugen auch, gestehen etwa Friedrich von Ziegler zu, dass die meisten der von ihm berichteten Auffälligkeiten des Königs nicht frei erfunden sein können, da er über sie schon früher geklagt habe. Ludwig von Müller wird sogar als durchaus glaubwürdiger Zeuge bezeichnet, der sich zurückhaltend über des Königs Menschenscheu und dessen düstere Gemütsstimmungen geäußert habe. Taktvoll erwähnte er Ludwigs Phantasien von einem Land mit absoluter Regierung sowie dessen Pläne, eine „Coalition" – eine Art Geheimpolizei – zu gründen. Sein Bericht sei „kürzer und weit klüger abgefasst als jener des Ministerialrathes von Ziegler"[223], urteilte Freiherr von Franckenstein. Während Welker vorrangig bereits bekannte motorische Auffälligkeiten und Misshandlungen der Dienerschaft erwähnt habe, seien die Auskünfte Thelemanns für das Gutachten nur wenig ergiebig gewesen.

Besonders im Fokus der Kritik stehen bis heute neben Friedrich von Ziegler, Karl Hesselschwerdt, dem „Königsverrat" unterstellt wurde, und Richard Hornig, dem Fürst Hohenlohe-Schillingsfürst Mitschuld am Persönlichkeitsverfall Ludwigs gab. Doch wer waren diese drei Hofbediensteten?

Am 4. März 1866 lernte der 21-jährige König den fünf Jahre älteren Karl Hesselschwerdt (1840–1902) kennen, seinen späteren Marstallfourier und engsten Vertrauten, dem er bald seine „Liebe aus tiefstem Seelgrund" gestand und das „Du" anbot. 20 Jahre von 1866 bis 1886 genoss Hesselschwerdt das besondere Vertrauen des Königs. Im Volk sprach man nicht umsonst vom „Ministerium Hesselschwerdt". Der Marstallfourier war einerseits in das intimste Privatleben des Königs eingeweiht, andrerseits aber ständig seinen Launen ausgeliefert. So drohte ihm Ludwig: „Du hast mich [...] empört. Geht es so fort, so ergreift Mich eine wohl immer bleibende Antipathie gegen Dich [...] Gehe also den Weg, den Ich Dir zeige u. vorschreibe." Ständig war Hesselschwerdt einem Wechselbad der Gefühle ausgesetzt. „Der Peitsche folgten Zuckerbrot und wieder die Peitsche."[224] Schließlich fiel er 1886 in Ungnade und wurde als königlicher Se-

222 Blunt, Wilfried: Ludwig II. König von Bayern. München, 7. Aufl. 1970 ( S. 171 f.) (Künftig: Blunt)

223 Aretin (S. 219)

224 Reichold, Klaus: Keinen Kuß mehr! Reinheit! Königtum! Ludwig II. von Bayern (1845–1886) und die Homosexualität. München 2003 (S. 57) (Künftig: Reichold 2003)

kretär und Bote durch den Hoffriseur Hoppe ersetzt. Was Hesselschwerdt am 18. Mai und 3. Juni 1886 unter Eid aussagte, hatte er im Verlauf von 20 Jahren erlebt. Freilich hätte er sich weigern können, doch er tat es nicht. Ist er aber allein deshalb schon unglaubwürdig?
Auch der vier Jahre ältere Richard Hornig (1841–1911) stand seit 1866 dem König sehr nahe. 18 Jahre war er dessen Reisebegleiter, Stallmeister, Privatsekretär und Vertrauter, den Böhm „als eine durchaus honette Persönlichkeit" bezeichnete. Er sei „gewandt, gebildet", könne sich mit dem König über Musik, Literatur und das Theater unterhalten. Er verhalte sich loyal, sei zuverlässig und handle gewissenhaft und aufrichtig. Der König beauftragte ihn mit „Kommissionen", „insbesondere [...] mit solchen, die er geheim halten wollte."[225] Wie Böhm vermerkt, sei für den König „Hornigs Verheiratung [...] ärger gewesen als das ganze Jahr 1870", weswegen er „in seiner Geistesumnachtung" den Auftrag erteilt habe, Hornigs „junge Frau bei einer Kahnfahrt zu ertränken."[226] Bei Ausfahrten des Königs in Winternächten musste ihm Hornig „zu Pferde folgen, und unzählige Male froren ihm die erstarrten Finger am Zügel an. Nur durch den Genuß von Likören vermochte er sich im Sattel aufrecht zu halten."[227] Großzügige Geschenke des Königs wie eine Villa am Starnberger See wechselten mit Schuldzuweisungen und Verwünschungen. 1885 wurde er aus dem Hofdienst entlassen und nach Neuburg an der Donau an das Gestüt von Rohrenfeld verbannt. Ist der Wahrheitsgehalt seiner Aussagen, die er machte, deshalb schon anzweifelbar?
Am 1. Januar 1876 übernahm der sechs Jahre ältere Friedrich von Ziegler (1839–1897), ein promovierter Jurist, das Amt des Kabinettschefs. Angetan von dessen musischer Persönlichkeit erhielt Ziegler vom König bald Einladungen in den Wintergarten und schwärmerische Briefe und Gedichte. Auch ihm bot Ludwig das „Du" an. Aber ebenso bekam Ziegler häufig den königlichen Unmut zu spüren, worauf ihm Ludwig in Reimform versicherte: „Wenn auch des Zorns Dämonen mich erfassen, selbst gegen Dich der Ärger mich erfüllt, beschwör ich dich, gib niemals Raum dem Hassen, den Zorn zu dämpfen bin ich fest gewillt."[228] Doch „des Zorns Dämonen" erfassten den König recht häufig, ganz zu schweigen von den alltäglichen Strapazen, die er seinem Kabinettssekretär zumutete. Täglich hatte Ziegler stundenlang stehend Vorträge vor dem König zu absolvieren, die hektischen Ortswechsel mitzumachen und die Umkehr der Tag- und Nachtzeit mit häufig anfallender Nachtarbeit zu verkraften. Dabei war er den ständig wechselnden Launen des Königs ausgesetzt, bis er nervlich zusammenbrach und am 6. September 1879 sein Entlassungsgesuch einreichte, dessen Annahme Ludwig verweigerte. Auf Grund eines ärztlichen Attestes wurde Ziegler schließlich bis Mitte November 1879 ein Urlaub gewährt. Als er nicht mehr in seine Stellung zurückkehren wollte, umschmeichelte ihn der König erneut, sodass Ziegler am 19. Mai 1880 ins Amt zurückkam. Zweieinhalb Jahre hielt er es wieder aus, bevor es Anfang Januar 1883 zum endgültigen Bruch kam. „Rückhaltlos, in schweigender, treuester Pflichterfüllung hat er [Ziegler] sein bestes Können und seine ganze Kraft für König und Land eingesetzt, hat jeder Bequemlichkeit und Annehmlichkeit des Lebens entsagt, und sogar die meiste Zeit auf das Zusammensein mit Frau und Kindern verzichtet, hat auch in diesen elf langen Jahren beständi-

225 Reichold (S.30 f.); Böhm (S.566); Hüttl (S.241)
226 Böhm (S. 566), Reichold (S. 31)
227 Böhm (S. 566)
228 Rummel, Walter von: Ludwig II. Der König und sein Kabinettchef. München 1930 (S. 80) (Künftig: Rummel)

ger Unruhe, nie endender Aufregungen und körperlicher Strapazen zweifellos den Grund zur frühzeitigen Zerrüttung seiner Gesundheit gelegt. Das einmal übernommene Amt legte er erst aus der Hand, als er sah, daß all seine Arbeit da nichts mehr helfen, dass dem kommenden Verhängnis von seinem Arm nicht mehr Einhalt geboten werden konnte."[229] Dieses Urteil Walter von Rummels unterstreicht Christof Botzenhart: „Unter allen Kabinettssekretären war Ziegler zweifellos derjenige, der unter seinem Amte am meisten litt und der für dieses Amt ein Gutteil seines Lebensglücks und seiner Gesundheit opferte [...] Ihm missfielen nicht nur der eintönige Tagesablauf und die langen Phasen der Trennung von seiner Familie, sondern die im Kabinettssekretariat bestehenden Verhältnisse ganz allgemein, angesichts derer es um jedes gebrachte Opfer schade sei [...] Die enge Zusammenarbeit [mit dem König], mitunter auftretende Meinungsverschiedenheiten, die manchmal fast unerträglichen Arbeitsbedingungen, die große soziale Kluft, die zwischen ihnen bestand: all dies begann schon 1878 dazu zu führen, dass das gegenseitige Verhältnis sich rasch abkühlte und heftigen Schwankungen unterworfen war, die schließlich zur totalen Zerrüttung der Beziehung führten."[230] Auch könne man Ziegler, so Botzenhart weiter, „weder den Vorwurf machen, dass er früher an seinem einflussreichen Amt geklebt wäre, noch dass er vor den schon ab den frühen Achtzigerjahren sich immer problematischer gestaltenden Verhältnissen um den König die Augen verschlossen hätte." Besorgt über das Verhalten des Königs hatte Ziegler nicht erst 1886, sondern bereits 1882 und 1883 seine Beobachtungen über die Verhaltensauffälligkeiten des Königs dem Ministerratsvorsitzenden Lutz mitgeteilt und betont, „dass es auf Länge so nicht mehr weitergehen könne."[231] Lutz und die anderen Minister winkten ab, ein Eingreifen sei nicht erforderlich, „wenn und solange nicht durch irgendwelche Handlung der Majestät das Gemeinwohl gefährdet und der weitere Gang der Staatsmaschine unmöglich gemacht würde". Erst 1886 wurde Ziegler gebeten, seine Beobachtungen, die er schon in früheren Jahren verschiedentlich geäußert hatte, als Grundlage für das Gutachten über den Geisteszustand Ludwigs zur Verfügung zu stellen.

Bis heute wird jedoch insbesondere Hesselschwerdt, Hornig und Ziegler unterstellt, sie wollten mit ihren Zeugenaussagen die Gelegenheit ergreifen, dem König alle ihnen zugefügten Demütigungen und Verletzungen heimzuzahlen. Doch eine solche Behauptung ist zumindest fragwürdig, auch wenn diese drei – und nicht nur sie – in der Tat häufig unter den königlichen Launen massiv zu leiden hatten. Der Historiker Rupert Hacker, der sich mit den Vernehmungsprotokollen und Zeugen-Berichten befasste, ist der Ansicht: „Im Ganzen dürften die Aussagen und Berichte [der Zeugen] weitgehend glaubwürdig sein, abgesehen von einer Reihe von Irrtümern, Wahrnehmungsfehlern und Übertreibungen. Anzeichen für absichtliche Falschaussagen und Unwahrheiten sind nicht feststellbar."[232] Die Zeugen, die vereidigt wurden, hätten es sich außerdem nicht so ohne Weiteres erlaubt, durch lügenhafte Aussagen meineidig und damit straffällig zu werden. Allenfalls hätten sich bei ihren Informationen durch subjektive Beurteilungen der beobachteten Verhaltensweisen des Königs ungewollt Fehler einschleichen können.

Auch Prinz Luitpold wurde vorgeworfen, er habe sich am König, der ihn mehrfach brüskiert habe, rächen wollen. Doch auch dies ist, so Rupert Hacker, „im Hinblick auf den Charakter des

229 Rummel (S. 163)
230 Botzenhart (S. 153 ff.)
231 Rummel (S. 111)
232 Hacker: Königskrise (S.484)

Prinzen unwahrscheinlich." Auch er habe „nach allen überlieferten Zeugnissen [...] nur schweren Herzens und aus Pflichtgefühl dem Vorgehen der Minister und der Übernahme der Regentschaft zugestimmt."[233]

Wichtig ist auch der Hinweis, dass die Gutachterzeugen nur Verhaltensweisen des Königs aufschrieben, die ihnen auffällig erschienen, sich aber nicht dazu äußerten, ob sie diese Verhaltensweisen für Zeichen einer Geisteskrankheit hielten. Ein derartiges Urteil erlaubten sie sich als Laien nicht. Hingegen bezeichneten etliche jener Personen, die nicht zu einer Aussage bereit waren, den König sehr wohl als „nicht geisteskrank", ohne detaillierte Gründe dafür zu nennen. Nach Ansicht auch heutiger Psychiater können jedoch Laien eine Person weder als „geisteskrank" noch als „nicht geisteskrank" beurteilen. Sie können lediglich Beobachtungen mitteilen, die Diagnose darf sich allein der Arzt erlauben. Die Gutachterzeugen hielten sich daran.

Es wäre längst fällig, die ständig wiederholten negativen Pauschalurteile über den angeblich fragwürdigen Charakter der Gutachterzeugen und deren als unwahr bezeichnete Aussagen einmal vorurteilslos im Detail auf den Prüfstand zu stellen und wirkliche objektive Beweise für deren bis heute behauptete Unkorrektheit anzuführen anstatt ständig nur Vorwürfe zu wiederholen, die subjektiven Empfindungen einiger weniger entsprungen sind und die anschließend von vielen unbesehen nachgebetet wurden und das bis heute auch werden.

Möglich wäre das durchaus mit Hilfe der wissenschaftlichen Aussagenpsychologie, von der Dr. Gudden noch keine Kenntnis besaß, da deren Beginn sich erst um 1900 mit der Veröffentlichung von A. Binets Buch „La suggestibilité" (Paris 1900) und von William Sterns Artikel „Zur Psychologie der Aussage" (1902) ereignete. Merkmale der Aussagenpsychologie weisen darauf hin, dass Guddens Gutachterzeugen durchaus zuverlässig waren. Zur Information: Um eine Zeugenaussage zutreffend würdigen zu können, sind Kenntnisse der Aussagepsychologie hilfreich. Sie basiert auf der „Undeutsch-Hypothese", benannt nach dem bedeutenden deutschen Aussagepsychologen Udo Undeutsch (1917–2013). Diese geht davon aus, dass Aussagen über selbst erlebte Ereignisse und über erfundene Ereignisse hinsichtlich ihrer Qualität Unterschiede aufweisen. Auf Realerlebnisse basierende Aussagen lassen sich auf bestimmte Merkmale hin analysieren, die sie von phantasierten oder erlogenen Geschichten unterscheiden. Ob sie allerdings auch richtig, objektiv wahr oder tatsächlich sind, steht damit noch nicht fest. „Die belastenden Aussagen gegen König Ludwigs II. weisen z. T. eine Fülle origineller Merkmale auf, die kaum erfindbar sind und daher den Charakter von Realkennzeichen besitzen",[234] betont etwa der Psychologe Rudolf Sponsel. Dr. Mario Gmür von der Universität Zürich zitiert in seinem Beitrag „Das psychiatrische Glaubwürdigkeitsgutachten"[235] Steller & Köhnken sowie Bender, die Kennzeichen nennen, aus denen man Rückschlüsse darauf ziehen kann, ob es sich bei einer Zeugenaussage um Realität oder Phantasie handelt. Viele der dort angeführten Realkennzeichen, also jener Merkmale, die im Hinblick auf Zeugenaussagen auf ein reales Erlebnis hinweisen, so etwa „logische Konsistenz, ungeordnet sprunghafte Darstel-

233 Hacker: Königskrise (S. 411)

234 Sponsel, Rudolf: Glaubhaftigkeit der Aussagen. In: http://www.sgipt.org/medppp/zwang/ludwig2/ga_heute.htm#Aussagepsychologie

235 Gmür, Mario: Das psychiatrische Glaubwürdigkeitsgutachten. In: Kriminalistik. Unabhängige Zeitschrift für die kriminalistische Wissenschaft und Praxis. 2, Heidelberg 2000. (S. 128–134)

lung, quantitativer Detailreichtum, Interaktionsschilderungen, Wiedergabe von Gesprächen und Schilderung ausgefallener und nebensächlicher Einzelheiten", weisen darauf hin, dass auch Guddens Gutachterzeugen durchaus als glaubwürdig angesehen werden können.

Warum unterblieb aber eine Befragung von Zeugen, die eine Geisteskrankheit des Königs aus persönlicher Überzeugung heraus in Abrede stellten, die also keine Anzeichen einer Geisteskrankheit beim König wahrnahmen? Immer wieder erwähnt werden vorrangig:

- Ludwig von Bürkel, ehemaliger Hofsekretär
- Alexander Schneider, letzter Kabinettssekretär
- Graf Dürckheim-Montmartin, Flügeladjutant des Königs
- Dr. Max Schleiß von Löwenfeld und Dr. Max von Gietl, Leibärzte Ludwigs II.

Ludwig von Bürkel, der den König seit Januar 1884[!] „nur noch vom Hörensagen" kannte, notiert, dass ihn Ludwig II. „oft durch die Präzision seines Gedankenganges [verblüffte]. Ungeordnet, verworren erschien er mir eigentlich nur, wenn es sich um seine Bauprojekte handelte; da verlor er jedes Maß für die Wirklichkeit, und es war schwer, mit ihm fertig zu werden. Dann schrieb er unvernünftige Briefe und sprach unvernünftige Worte, dann trat mir der eigenwillige, selbstherrliche Despot entgegen." Es gab aber auch „Gespräche", so Bürkel, „die er mit mir über bildende Kunst, über Literatur, Theater und Personen führte. Da war es ein Genuß, ihm zuzuhören, da konnte er noch bezaubernd wirken [...] Zwei Seelen wohnten in seiner Brust, die eines Tyrannen und die eines Kindes! Grauenvolles und Zartes, Hohles und Tiefes, Prunksucht und Bescheidenheit mischten sich zu einem Charakterbilde von seltener Mannigfaltigkeit der Schattierungen. Gerade, daß sich die schroffsten Gegensätze so unvermittelt gegenüberstanden, verlieh dieser ganz einzig dastehenden Persönlichkeit einen so eigenen Reiz."[236] Vielleicht verweigerte Bürkel deshalb die Aussage, weil er dann nicht nur des Königs lichte, sondern auch dessen dunkle, „verworrene" Seite hätte erwähnen müssen, die „eines Tyrannen", bei dem dann „Grauenvolles", „Hohles" und „Prunksucht" hervorgebrochen seien. Alexander von Schneider verfügte über 300 schriftliche Befehle des Königs aus den letzten drei Jahren. „Keiner von ihnen", so vermerkte Gottfried von Böhm, „trug Spuren einer geistigen Störung."[237] Doch demgegenüber berichtet Böhm von einem Gespräch am 25. Juli 1885 mit Schneider, das der vorherigen Aussage widerspricht: „Wir besprachen dann die Zustände, und Schneider stimmte mir vollkommen bei, daß die Bauleidenschaft des Königs nichts anderes sei als eine Äußerung seiner geistigen Erkrankung."[238] Also auch Schneider hatte wohl keine einhellige Meinung über Ludwig II. Als er im Februar 1883 die Nachfolge des Kabinettssekretärs Ziegler antrat, „wurde [er] nur noch zwei oder drei Mal von Ludwig empfangen, zuletzt im Mai 1885 [!]".[239] Am 10. Januar 1886 klagte Schneider seiner Frau: „Wie lange dies noch so fort geht, weiß ich nicht. Daß eben, wenn der König den Rathschlägen der Vernunft kein Gehör schenkt, eine Katastrophe eintritt, scheint mir und auch den Ministern unvermeidlich."[240] Außerdem stellt sich die

236 Philippi, Felix: Münchner Bilderbogen – Erinnerungen. Berlin 1912 (S. 54–55) (Künftig: Philippi)

237 Hacker: Augenzeugenberichte (S. 310)

237 Hacker: Augenzeugenberichte (S. 310)

238 Hacker: Königskrise (S. 360)

240 Alexander von Schneider an Florentine von Schneider, 10.1.1886 BayHStA. Nachl.v.Scheider 14. In: Hilmes (S.354)

Frage, ob rein dienstliche Botschaften, selbst wenn diese keine Auffälligkeiten enthielten, sich wirklich zu einem zuverlässigen Urteil über den Geisteszustand des Königs heranziehen lassen. Wie Graf Dürckheim in seinen Erinnerungen bestätigt, wurde auch er dreimal angesprochen, ob er als Adjutant des Königs nicht ebenfalls seine Beobachtungen schildern wolle. Doch Dürckheim wies Graf Holnstein und die Minister Heinleth und Crailsheim ab. Er erklärte ihnen, dass er den König „nicht für irrsinnig" halte und eine Aussage aus Loyalität verweigere. Holnstein zog sich daraufhin pikiert zurück, Crailsheim war „in peinlichster Verlegenheit" und Heinleth sagte zu Dürckheim, „er begreife und achte durchaus meinen Standpunkt in dieser heikligen Sache, derselbe mache mir alle Ehre".[241] Wer also den König für geistig gesund hielt, wurde nicht zu einer Aussage gezwungen, auch wenn das Kritiker im Hinblick auf die aussagebereiten Zeugen immer behaupten.

Warum aber bestand Dürckheim eigentlich seinerseits nicht darauf, über den König auszusagen, nachdem er doch dreifach dazu eingeladen worden war? Er hätte bei dieser Gelegenheit ausführlich seine Gründe, weshalb er den König für geistig gesund hielt, artikulieren und darauf bestehen können, dass auch seine Aussage ins Gutachten aufgenommen werden müsse, selbst wenn dies dann doch nicht geschehen wäre. Bismarcks Schwiegersohn Cuno zu Rantzau stellte an das Auswärtige Amt in Berlin die Frage: „Wie nun, wenn er [Dürckheim] laut proclamirt, der König ist gesund: das würde doch nicht ohne Eindruck bleiben."[242] Manche vermuten, dass sich auch Dürckheim insgeheim bezüglich des Geisteszustandes des Königs nicht mehr ganz im Klaren war. So äußerte Graf Lerchenfeld in seinen Erinnerungen: „[...] Ich habe die Haltung Dürckheims nicht verstanden; denn im April hatte er mir in Berlin den Auftrag des Königs, bei Rothschild einzubrechen, erzählt und dabei geäußert, dass man der Regierung Ludwigs II. ein Ende machen müsse. Ich kann mir daher nur vorstellen, das Mitleid mit dem Schicksal des Königs und das ritterliche Gefühl, seinen Herrn nicht im Stich lassen zu dürfen, für Dürckheim schließlich maßgebend waren. [...]"[243]

Es war also die absolute Loyalität zu Ludwig II., was es ihm unmöglich machte, auch nur ein gegen den König gerichtetes Wort zu äußern. Prinz Arnulf, dessen Adjutant Dürckheim früher war, hatte 1880 auf die Gemahlin Dürckheims ein Auge geworfen, worauf dieser den Prinzen zum Duell forderte, was der König aber verbot. Er ernannte Dürckheim kurz darauf zum Hauptmann und zu seinem Flügeladjutanten. Seither war Dürckheim der treueste Gefolgsmann Ludwigs II. Aber spätestens bei seinem letzten Kontakt mit dem König in Neuschwanstein, als dieser keinem seiner Ratschläge zur Rettung folgte und stattdessen Gift von ihm verlangte, werden auch Dürckheim bezüglich der geistigen Verfassung des Königs erhebliche Zweifel gequält haben.

Natürlich gab es auch noch andere Personen, die – vor allem nach dem Tod des Königs – erklärten, sie hätten bei Ludwig II. keine Anzeichen einer Geisteskrankheit beobachtet.[244] Hier gilt es aber, genau hinzusehen, aus welchen Gründen sie jeweils zu ihrem Urteil kamen. Die einen hatten den König entweder nur freigebig und freundlich erlebt, andere zu ihm nur kurz Kontakt,

---

241 Dürckheim (S. 1–7)

242 Cuno zu Rantzauan Maximilian von Berchem, 10.6.1886, Politisches Archiv des Auswärtigen Amtes (PAA) R 2794. In Hilmes (S. 372)

243 Lerchenfeld (S. 172)

244 Desing, Julius: Wahnsinn oder Verrat. War der König geisteskrank? Lechbruck, 1992. (S. 18 ff.) (Künftig: Desing: Wahnsinn)

wobei keine Auffälligkeiten zu beobachten waren, und manche hatten ihn lediglich aus der Ferne gesehen. *Hofbedienstete, die den König vorrangig als wohltätig erlebten, waren etwa:* [245]

- Alfons Weber, kgl. Kammerdiener
- Wilhelm Rutz, kgl. Leibdiener, der Ludwig II. nur „seelenkrank" nennt
- Adolph Rudolph, kgl. Kammerdiener
- Richard Hoppe, Friseur des Königs
- Georg Schloter, Schlossverwalter und Hofgärtner in Berg
- Fritz Osterholzer, kgl. Leibkutscher
- Fritz Schwegler, kgl. Vorreiter
- Max Maier, Reit- und Fahrdienst bei Ludwig II.

*Personen, die Ludwig II. nur kurz begegneten:*

- Prinzessin Maria de la Paz traf den König 1883
- Bernhard Sonntag, Bezirksamtmann von Füssen, der vom König am 4. Juni 1886 zu einem Gespräch empfangen wurde
- Der Füssener Arzt Dr. Pöpf, der vor der Arretierung des Königs ein Gespräch mit ihm hatte. Ludwig II. fragte ihn, ob er ihn für einen Narren halte, was der Arzt ihm ins Angesicht begreiflicherweise verneinte.

*Personen, die aufgrund von Fernbeobachtungen urteilten:*

- Johann Schaber, Bauarbeiter auf Herrenchiemsee, begegnete dem König, wie er sagte, „in respektvoller Entfernung"
- Michael Daisenberger, Oberammergauer Forstarbeiter, sah den König auf seinen Ausfahrten.

*Personen, die den König als Kinder erlebten und sich erst nach dem Tod des Königs als Erwachsene über ihn äußerten:*

- Sepp Wegerer aus Kochel, sah den König als Schulkind
- Sebastian Schauer, aus Oberammergau, begegnete dem König als 13-Jähriger.

Sie alle hatten den König großenteils oder gar ausschließlich freundlich erlebt. Doch beweist dies, so fragen sich viele, unumstößlich die geistige Gesundheit des Königs?
Der Chevauxleger Alfons Weber war etwa vom 28. April 1885 bis zum 1. November 1885 und vom 28. Mai bis 12. Juni 1886 im Kammerdienst des Königs. In einer Gerichtsverhandlung sagte er aus: „Über die angebliche Geisteskrankheit [...] habe ich gar keine Wahrnehmungen gemacht. Auch habe ich keinerlei Veränderungen wahrgenommen. Ich war stets beim König in unmittelbarster Nähe. Ich habe ihn angekleidet und ihm serviert. Er hat oft mit mir Gespräche geführt dienstlicher Natur [...] Der König zeigte niemals eine Spur von Geisteskrankheit." Anfang Juni wurde Weber „von Ludwig geradezu verwöhnt: Er durfte mit dem König im Sängersaal speisen, konnte die besten Pferde aus dem Marstall reiten und wurde mit Rheinwein und Ananaspunsch versorgt."[246] Kurz vor seiner Arretierung schenkte ihm der König 1200 Goldmark und eine diamantene Hutagraffe im Wert von 25 Tausend Mark, die dem Diener nach dem Tod des Königs allerdings wieder abgenommen wurden. Es ist begreiflich, dass Weber über seinen König nur Gutes äußerte. Sind er und die vorgenannten Zeugen deshalb glaubwürdiger als die anderen Zeugen, die Verhaltensauffälligkeiten Ludwigs II. erlebten?

245 Hausner, Hermann M.: Ludwig II. von Bayern. Berichte der letzten Augenzeugen. München/ Salzburg 1962 (S. 45–80) (Künftig: Hausner); Desing: Wahnsinn (S. 19–22)

246 Hacker: Königskrise (S. 425)

Manche fragen sich auch, ob jene positiven Zeugen belastendes Material, das sie eventuell hätten beitragen können, aus Ehrfurcht vor der Majestät des Königs unterdrückten. Andere geben zu bedenken, dass jene, die keine Anzeichen einer Geisteskrankheit beobachteten, womöglich davon ausgegangen seien, ein geistig Kranker sei jemand, der keinen Augenblick normale Verhaltensweisen zeige und sogar körperlich erkennen lasse – z.B. durch anormale Mimik, Sprache und Motorik –, dass er nicht „normal" sei. Dies entspricht allerdings nicht der Realität. Geistig und psychisch Kranke können sehr wohl völlig gesunde Verhaltensweisen zeigen und sich über lange Phasen hinweg völlig normal verhalten, ja sogar berufliche Tätigkeiten ausüben, ohne dabei besonders auffällig zu werden. Sie wirken, obwohl sie in bestimmten seelischen und geistigen Bereichen längst erkrankt sind, auf Beobachter gelegentlich völlig unauffällig.

Wenn Zeugen also behaupteten, Ludwig II. habe sich nach ihrer Wahrnehmung völlig normal benommen und habe nie ein Zeichen einer geistigen Erkrankung gezeigt, so haben diese aus ihrer Sicht möglicherweise durchaus recht, zugleich eventuell aber auch unrecht. Sie beschreiben nämlich das Verhalten des Königs, das im Augenblick ihrer Beobachtung auf sie völlig normal gewirkt habe, blenden aber die versteckten Symptome der geistigen Krankheit aus, weil sie das Auftreten von entsprechenden Krankheitszeichen nicht erleben oder zu deren Erkenntnis nicht in der Lage sind.

Nach Guddens Ansicht waren für die Begutachtung ausschließlich auf die Erkrankung bezogene Auffälligkeiten von Bedeutung, nicht jedoch die Auflistung von gesunden Fähigkeiten und Leistungen des Königs, weshalb sie im Gutachten auch nicht zu finden sind. Gudden verschwieg die positiven Seiten des Königs aber nicht böswillig, sondern handelte als Gutachter seiner Zeit, der nicht die Gesundheit, sondern die Krankheit zu diagnostizieren hatte, weshalb er sich ausschließlich auf die in seinen Augen krankhaften Verhaltensweisen des Königs fokussierte. Dieser Ansicht ist auch der Psychiater Hans Förstl: „Ziel der Zeugeneinvernahme war eindeutig nicht die Erstellung eines ausgewogenen Charakterbildes, sondern das Auffinden von Indizien einer Geisteskrankheit, die ein entsprechendes psychiatrisches Gutachten zur Absetzung Ludwigs untermauern konnten."[247] In dem Beitrag „Bernhard von Gudden zum 125. Todestag" der Psychiater R. Steinberg/H. Hippius von 2011 antworten auch die beiden Autoren auf den Vorwurf, das Gutachten enthalte nur eine Sammlung negativer Eigenschaften des Königs, während die positiven Eigenschaften bzw. gesunden Funktionsweisen nicht berücksichtigt worden seien: „In damaliger und in heutiger gutachterlich-forensischer Praxis ist diese Forderung unbillig. Auch heute werden in Gutachten nur die somatischen oder psychischen Pathologika herausgearbeitet, die Normalität in der Regel nicht als explizit zu erwähnender kontrastierender Hintergrund angenommen."[248] „Das auch damals bekannte ‚audiatur et altera pars' [‚es soll auch die andere Seite gehört werden'] kam offenkundig nicht zur Geltung. Im Grund haben aber auch diese Bedenken erst Ende des 20. Jahrhunderts Eingang in die gutachterlichen Handlungsweisen gefunden [...] Das Prinzip des ‚fair trials' [der ausgewogenen Überprüfung], nach dem beide Seiten ihre Interessen vertreten können, gab es im deutschsprachigen Raum im 19. Jahrhundert noch nicht wirklich und wäre wohl bei einem König, der in einer absolutistischen Vorstellungswelt lebte, auf wenig Verständnis gestoßen."[249]

247 Hacker: Königskrise (S. 334)
248 Steinberg/Hippius: Nervenarzt 2011 (S. 599–610)
249 Nedopil: In Hippius/Steinberg (S. 83)

## Der Fall Dr. Max von Gietl und Dr. Max Schleiß von Löwenfeld

Ganz besonders unverantwortlich sei es gewesen, so eine weitere Kritik, dass Gudden nicht einmal die persönlichen Leibärzte des Königs, Dr. Max von Gietl und Dr. Max Schleiβ von Löwenfeld, befragt habe. Habe er dies aus persönlicher Abneigung gegen diese Kollegen getan oder war er der Überzeugung, dass deren Anhörung nicht erforderlich sei?
Wie Guddens Kritiker anmerken, sei es Dr. Gietl gewesen, der sich 1872 gegen die Berufung Guddens an die Münchner Fakultät ausgesprochen habe. Dies habe ihm, so wird vermutet, Dr. Gudden wohl nie verziehen, weshalb er ihn auch bei der Erstellung des Gutachtens ebenso wenig zu Rate gezogen habe wie dessen Kollegen Dr. Schleiβ.
Richtig ist jedoch Folgendes: 1872 bewarben sich um die Nachfolge Dr. Solbrigs als Direktor der Kreisirrenanstalt München und die Professur für Psychiatrie an der dort gelegenen Universität fünf Psychiater beim bayerischen Innenministerium, von denen bald nur noch Dr. Max Hubrich und Dr. Gudden in die engere Auswahl kamen. Darüber, wer die Stelle bekommen sollte, hatte das Innenministerium zu entscheiden, wobei die medizinische Fakultät ihr Votum abgeben durfte. Die medizinische Fakultät umfasste zwölf Mitglieder, wovon eines Dr. Gietl war, der als Protokollant fungierte. Fünf Mitglieder votierten für Dr. Gudden, sieben für Dr. Hubrich, darunter auch Dr. Gietl, und dies aus drei Gründen.
Zum einen war Hubrich bereits mehrere Jahre in München Assistent bei Dr. Solbrig gewesen und deshalb mit den Verhältnissen in München gut vertraut. Zum Zweiten war der im oberbayerischen Schäftlarn geborene Hubrich den Münchnern genehmer als der gebürtige „Preuβe" Gudden. Schon Ludwigs Vater, Maximilian II., hatte in den Jahren 1850 bis 1859 mit der Berufung von Professoren, die von auβerhalb Bayerns oder gar aus dem Norden Deutschlands stammten, Kritik erregt. Auch wenn ihr fachlicher Rang unbestritten war, sorgte das Auftreten dieser „Nordlichter" in Bayern für Kritik und Protest, insbesondere in katholischen Zeitungen. Als Ludwig II. den in Leipzig geborenen Wagner nach Bayern berief, dauerte es nicht lange und der Komponist wurde von der Presse als Landplage und Parasit bezeichnet. An die 4.000 Münchner Bürger kritisierten in einer Petition Wagners ausschweifendes und kostspieliges Leben und forderten seinen Weggang aus der bayerischen Hauptstadt. In den Augen der Münchner war auch Dr. Gudden ein Preuβe. Aber nicht nur deshalb favorisierte Dr. Gietl Hubrich. Es gab noch einen dritten Grund dafür. Gemeinsam mit anderen Mitgliedern der medizinischen Fakultät wollte Dr. Gietl die Psychiatrie, dieses innerhalb der Medizin noch junge, randständige Fach nämlich nicht als eigenes Ordinariat, d.h. mit einem eigenen Lehrstuhl in die medizinische Fakultät eingegliedert wissen. Er „wollte die von Solbrig 1864 mühsam errungene ordentliche Professur wieder auf eine Honorarprofessur zurückstufen. Er meinte, die Psychiatrie habe nicht die gleiche Bedeutung und den gleichen Lehrumfang wie die übrigen medizinischen Fächer und die meisten deutschen Universitäten kämen ohne ein Ordinariat für Psychiatrie aus."[250] Als nachgeordneter medizinischer Sonderbereich sollte die Psychiatrie also auch gesondert behandelt werden. Das heiβt, die Ausbildung brauche nicht an der Universität München stattzufinden, sondern könne durch einen Honorarprofessor in der abgelegenen Kreisirrenanstalt erfolgen. Dr. Hubrich wäre damit sehr wahrscheinlich zufrieden gewesen, nicht aber Dr. Gudden, der in der Schweiz in Burghölzli schon einen eigenen Lehrstuhl und eine ordentliche Professur innehatte und beides daher auch

250 Gudden W. (S. 112 ff.); Häfner (S.319)

in München für sich einforderte. Gudden war nämlich von der Gleichwertigkeit seines, wenngleich jungen Faches mit allen anderen medizinischen Fachbereichen überzeugt.
Bei der Abstimmung der medizinischen Fakultät entfielen also sieben Stimmen auf Dr. Hubrich, aber immerhin fünf Stimmen auf Dr. Gudden. Dr. Gietl glaubte deshalb schon, dass sich damit Dr. Hubrich durchgesetzt habe, da entschied sich das Innenministerium unter Minister Sigmund Heinrich von Pfeufer auf ausdrücklichen Wunsch des Königs, der für seinen kranken Bruder Otto den besten Psychiater wünschte, dennoch für Dr. Gudden, stimmte deshalb dem von ihm geforderten eigenen Lehrstuhl für Psychiatrie und einer ordentlichen Professur zu. Damit hatten sieben Mitglieder der medizinischen Fakultät, also nicht nur Dr. Gietl allein, überraschend eine – aber durchaus verkraftbare – Schlappe erlitten. Es ist deshalb eine nicht recht überzeugende Vermutung, dass sich daraus Spannungen zwischen Gietl und Gudden entwickelt hätten, die dazu führten, dass Gudden bei der Gutachtenerstellung eine Befragung Gietls ablehnte.
Und wie verhält es sich mit Dr. Schleiß von Löwenfeld? Es existiert ein Brief von ihm an Bismarck, den er am 10. Juni 1886 verfasst hatte. Das Schreiben gelangte allerdings erst am 14. Juni, also einen Tag nach dem Tod des Königs, in die Hände des Kanzlers. Darin vermerkte Schleiß u.a.:

- des Königs „Menschscheu und Liebe zur Einsamkeit“, sie seien „ererbte Eigenschaften, die durch ungünstige Außeneinflüsse gesteigert wurden“,
- des Königs „Generosität im Verschenken“, die sich „zur Verschwendung ausbildete“,
- sowie des Königs „Bauleidenschaft“, die „notwendig den traurigen Zustand der Cabinetskasse herbeiführen“ musste.[251]

Die Existenz „eines schweren Leidens“, das den König regierungsunfähig mache, stellte Schleiß in diesem Brief jedoch in Abrede. Er bat Bismarck: „Retten Sie, hochherziger Fürst, wie einst Bayern so jetzt seinen König [...]“. Als Bismarck diesen Brief am 14. Juni 1886 erhielt, notierte er: „Wir sind nicht competent zu irgendwelcher Entscheidung.“ Dazu wäre es allerdings auch bereits einen Tag zu spät gewesen. Graf Werthern äußerte über Dr. Schleiß nach Berlin, dass „dessen Urtheil gar keinen Werth“ habe. „Er ist nur Leibwundarzt, hat Seine Majestät nur in kleinen chirurgischen Fällen behandelt, außer diesen Allerhöchstdenselben seit zwei Jahren gar nicht mehr und vorher auch nur bei dem Empfange des Hofstaates gesehen, welcher nach der Übersiedelung nach Berg Statt zu finden pflegte.“[252]
Schleiß habe nun versucht, eine ähnliche Stellungnahme in der „Augsburger Abendzeitung“ zu veröffentlichen. Nach seinen Angaben lehnte die Redaktion eine Veröffentlichung jedoch ab, worauf es mit einem Wiener Journalisten zu einem Interview kam. Nach dessen Behauptung habe Dr. Schleiß ihm Folgendes anvertraut: [253]
„Ich habe von Hohenschwangau aus, wo ich elf Tage weilte, ein Telegramm an die Münchener ‚Allgemeine Zeitung‘ gerichtet und die Redaktion ersucht, zu konstatieren, dass ich dem Gut-

---

251 Hüttl (S. 396 f.); Dr. Schleiß von Löwenfeld an Bismark. München 10.6.1886, Politisches Archiv des Auswärtigen Amtes Bonn (PAAA) Bayern 56 Nr. 1 secr. vol 2, A 7328. Der Brief wurde an Graf Berchem weitergeleitet, Empfangsdatum 14.06.1886 – einen Tag nach dem Tod Ludwigs II.

252 Hüttl (S. 397) Werthern an Bismarck, München 12.6.1886: Politisches Archiv des Auswärtigen Amtes Bonn (PAAA) Bayern 56 Nr. 1 secr. vol 2, A 7290

253 Allgemeine Zeitung Nr. 165 vom 16. Juni 1886 (S. 2420)

achten der Psychiater nicht beipflichte; nach meiner Meinung ist der König leidend, aber nicht geisteskrank. Die Zeitung hat dieses Telegramm nicht abgedruckt. Seit vierzig Jahren, seit seiner Geburt, kenne ich den König. Nur ich und Dr. Gietl [hier bringt Dr. Schleiß auch den Leibarzt Dr. Gietl ins Spiel] waren seine Ärzte und wir beide stimmen in der Anschauung überein, dass der König nicht geisteskrank ist. Meine Meinung ist: der König hat seine Eigentümlichkeiten, er ist verschwenderisch, gutherzig bis zum Exzess, leidenschaftlich, baulustig und für schöne Künste begeistert. An seinen Exzentricitäten sind jene schuld, die seit Jahren seine Umgebung bildeten, diese feigen, egoistischen, verlogenen Bedientenseelen, die ihn in seinen Phantasien bestärkten, alle seine Wünsche als ausführbar bezeichneten und ihn in die leidenschaftliche Betätigung seiner Passionen hineinhetzten und, während sie ihn zu enormen Ausgaben verleiteten, ihn aufs empörendste ausbeuteten. Was er tat, waren ja keine Verrücktheiten. Er hat mit allen Künstlern und Gewerbetreibenden verhandelt, klar seine Wünsche ausgesprochen, seinen geläuterten Geschmack kundgegeben, eine außerordentliche Kenntnis und Umsicht an den Tag gelegt. Der Mann soll ‚verrückt' sein, da er im Jahre 1870 den Befehl zum Aufmarsch der bayerischen Armee gab und damit wesentlich zur Entscheidung des Krieges beitrug? Nein. Der König ist trotzdem, was in den letzten Jahren vorgegangen, nicht geisteskrank. Freilich, wenn ich sehe, wie man ihn behandelt, dann kann er wohl verrückt werden! Wie für einen Tobsüchtigen hat man die Zimmer arrangiert – die Erker vermauert oder verstellt, die Fenster mit Riegeln versehen. Es ist wie in einer Irrenanstalt eingerichtet, zwei Appartements sind zu seiner Wohnung bestimmt, ein Schlaf- und ein Wohnzimmer, das Nebenzimmer bewohnt der Arzt, der ihn beständig umgibt; der Park ist abgesperrt und der König vollständig isoliert. Mein guter König, wie werde ich alter Mann dieses Leid überleben, das über dich gekommen!"

Ein wahrhaft heftiger, larmoyanter Angriff gegen das Gutachten Dr. Guddens und seiner drei Co-Gutachter. Die Münchner „Allgemeine Zeitung" druckte diesen Artikel der „Wiener Presse" am 16. Juni nach, protestierte zugleich aber gegen die Anschuldigung Schleiß von Löwenfelds, die Redaktion der „Allgemeinen Zeitung" habe seine Äußerungen nicht abdrucken wollen. Sie fragte sich deshalb, ob die angebliche Aussage Schleiß von Löwenfelds womöglich nicht überhaupt eine Ausgeburt der Phantasie dieses Wiener Journalisten sei:[254]

„Wir verwahren uns aufs allerentschiedenste", so die Münchner „Allgemeine Zeitung", „gegen diese Information [Dr. Schleißs]. Wir erinnern uns nicht, jemals von Herrn Dr. von Schleiß mit irgendeiner Mitteilung beehrt worden zu sein, und waren daher auch nicht in der Lage, eine solche abzudrucken oder beiseite zu legen. Wir fürchten sehr, dass die üppige Phantasie des Herrn Berichterstatters des Wiener Blattes demselben einen Possen gespielt hat, indem er mehr gehört zu haben glaubt, als er von Herrn Dr. von Schleiß und der Öffentlichkeit verantworten kann. D. R. [Die Redaktion]."

Ebenso übernimmt auch die „Augsburger Abendzeitung" den Bericht der „Wiener Presse", fügt aber auch ihrerseits heftige Bedenken gegen die Äußerungen Dr. v. Schleiß' an. Dazu heißt es:[255] „Die ‚Wiener Presse' veröffentlichte einen Bericht ihres Münchner Korrespondenten über eine Unterredung mit dem kgl. Leib-Chirurgen Dr. v. Schleiß, in welcher derselbe angeblich das Gutachten der vier Irrenärzte über den Geisteszustand Sr. Majestät des Königs

254 Allgemeine Zeitung Nr. 165 vom 16. Juni 1886 (S. 2420 Fußnote)
255 Augsburger Abendzeitung vom 17. Juni 1886

Ludwig II. heftig angriff und seine Überzeugung dahin aussprach, dass der König zwar leidend, aber nicht geisteskrank gewesen sei. Gegenüber dieser angeblichen Meinungsäußerung wird offiziell folgendes bekannt gemacht:
Das angebliche Gutachten des kgl. Leibchirurgen Dr. v. Schleiß beruht nicht etwa auf einer schriftlichen Meinungsäußerung des Genannten, was man nach dem Ausdrucke ‚Gutachten' vermuten sollte, sondern ist nicht mehr und nicht weniger als die Erzählung eines Journalisten, der bei Schleiß war. Die Wiener Presse, der das sog. Gutachten entnommen ist, gibt dies auch ausdrücklich an. Aus der Stellung des Herrn v. Schleiß würde man unter regelmäßigen Verhältnissen die Vermutung ableiten können, dass derselbe Se. Majestät andauernd ärztlich behandelt und jedenfalls öfter gesehen hat. Dies war aber durchaus nicht der Fall. Mit Sicherheit kann behauptet werden, dass seit Beginn der siebziger Jahre, also seit ungefähr 15 Jahren, Dr. v. Schleiß den verstorbenen König nur ein- oder höchstens zweimal im Jahre bei Gelegenheit des Empfanges der Beamten von Füssen und Starnberg einige Minuten gesehen hat. Da ein solcher Empfang in den letzten 1 $^1/_2$ Jahren überhaupt nicht stattgefunden hatte, sah auch Hr. v. Schleiß den König nicht mehr. Es kennzeichnet seine Stellung, dass er nicht mehr Zutritt zu Sr. Majestät hatte, als diese gar nicht zum Hofe gehörigen Beamten. Übrigens hat Herr v. Schleiß der Sektion beigewohnt und an erster Stelle das Sektionsprotokoll unterschrieben."
In diesem Sektionsprotokoll wurde aber die geistige Erkrankung des Königs bestätigt, wie dies Dr. Kerschensteiner am 20. Juni 1886 ausführte. Warum unterzeichnete Dr. Schleiß dieses Protokoll, wenn er doch den König für geistig gesund hielt?
Welche Meinung hatten Dr. Schleiß und der von ihm zitierte Dr. Gietl nun wirklich? Beide sahen sich gezwungen, dazu Stellung zu nehmen, was sie tags darauf, am 17. Juni, auch umgehend taten, indem sie in der Münchener „Allgemeinen Zeitung" folgende Erklärungen abgaben. Dr. Gietl äußerte nunmehr:[256]
„Zur Berichtigung der mich betreffenden Stelle des in der ‚Wiener Presse' veröffentlichten und in der Beilage zur ‚Allgemeinen Zeitung' vom 16. d. M. sub dato München, 15. Juni, reproduzierten ‚Gutachtens' bezüglich weiland Seiner Majestät des Königs Ludwig II. erkläre ich, dass ich den Geisteszustand Seiner Majestät seit Jahren leider für getrübt erkennen und das Bevorstehen einer Katastrophe prognostizieren musste, und dass auch nach meiner Überzeugung in der letzten Zeit die tiefste Seelenstörung bei Seiner Majestät vorgelegen hat.
München, den 16. Juni 1886. Geh. Rat Dr. von Gietl,
Leibarzt weiland Sr. Majestät des Königs.'

Wir schließen hier an", so der Wortlaut in der Münchner „Allgemeinen Zeitung" weiter, „eine uns soeben durch die königliche Polizeidirektion zugestellte Erklärung des Geheimrats Dr. von Schleiß, die wir wohl auch als eine indirekte Widerlegung der in Wiener Blättern gegen die Redaktion der ‚Allgemeinen Zeitung' erhobenen dreisten Beschuldigungen betrachten dürfen.
Die Redaktion der ‚Allgemeinen Zeitung':
‚Ich habe weder ein Gutachten über den Geisteszustand Seiner Majestät des Königs abgegeben, noch einen Bericht darüber in Zeitungen veröffentlicht. Die in der Sektion vorgefundene chronische Entzündung der Gehirnhäute begründet nach meiner Ansicht die Phantasie-Abnormitäten (Verrücktheit) während des Lebens Seiner Majestät. Die normale Beschaffenheit

256 Beilage zur Allgemeine Zeitung Nr. 166 vom 17. Juni 1886 (S. 2437)

des kleinen Gehirns erklärt die neben den kranken geistigen Funktionen einhergehende zeitweise klare Urteilskraft. Gez. Dr. von Schleiß'"

Dr. Gietl, der im März 1884 zum letzten Mal mit Ludwig gesprochen hat, ließ außerdem in den Münchener „Neuesten Nachrichten" gleich auch noch eine zweite Erklärung veröffentlichen:[257]

„Es war mir immer Grundsatz, über die Majestäten zu schweigen, daher ich auch über des Königs Geisteszustand nirgendhin Erklärungen abgab. Nur mit Medizinalrat Dr. Brattler, welcher sieben Jahre Seine Königliche Hoheit den Prinzen Otto zu überwachen und zu behandeln hatte, war der Geisteszustand des Königs sehr oft Gegenstand des Gespräches; wir waren beide einig, dass die Geistesstörung des Königs eine tiefe sei und viele Ähnlichkeit mit jener des Prinzen Otto habe."

Nach diesen Widerrufen der beiden Ärzte munkelte man – und dies tun Guddens Kritiker bis heute –, die beiden seien dazu von der Regierung gezwungen worden. Insbesondere sei das bei Dr. Schleiß offensichtlich, da seine Erklärung durch die königliche Polizeidirektion – dies sei doch recht eigenartig! – der „Allgemeinen Zeitung" zugestellt worden sei. Während die „Wiener Allgemeine Zeitung" weiterhin darauf beharrte, dass Dr. Schleiß ihr gegenüber die Geisteskrankheit des Königs in Abrede gestellt habe[258], bestand die Münchner „Allgemeine Zeitung" energisch darauf, Dr. Schleiß habe sowohl durch Unterzeichnung des Sektionsgutachtens über Ludwig II. als auch durch seinen schriftlichen Widerruf deutlich seine wahre Ansicht kundgetan, dass der König schon geisteskrank gewesen sei.[259]

Wieso aber vermerkten Dr. Schleiß und Dr. Gietl bei ihren Widerrufen nicht einfach nur, wie dies üblich ist, Folgendes: „Wir haben weder ein Gutachten über den Geisteszustand Seiner Majestät des Königs abgegeben noch einen Bericht darüber in Zeitungen veröffentlicht." Das hätte völlig genügt. Wieso mussten die beiden Leibärzte in ihren Aufsehen erregenden Widerrufen auch noch anfügen, dass des Königs Geisteszustand als „seit Jahren leider für getrübt" bezeichnet wurde, „das Bevorstehen einer Katastrophe" vorauszusehen gewesen sei, dass eine „tiefste Seelenstörung" beim König vorlag, dass „die Geistesstörung des Königs eine tiefe sei und viele Ähnlichkeit mit jener des Prinzen Otto" habe, so Dr. Gietl, wozu Dr. Schleiß noch „Phantasie-Abnormitäten (Verrücktheit)" hinzufügte, der selbst sogar bei der Sektion der Leiche des Königs zugegen war und sie als Erster unterschrieb, obwohl das Sektionsergebnis eine geistige Störung des König bestätigte?

Entweder stimmte das, was in ihren Widerrufen stand, oder aber beide waren zu mutlos, sich dagegen zu wehren, was man ihnen unterstellte. Ließen sie sich von der Staatsmacht also ebenso instrumentalisieren, wie man das später Dr. Gudden vielfach zum Vorwurf machte? War den beiden nicht bewusst, dass sich mit ihren Aufsehen erregenden Widerrufen in der Bevölkerung die Ansicht von der Geisteskrankheit des Königs geradezu zementierte? Hätten sie also dagegen nicht Einspruch erheben müssen?

Dass zumindest Dr. Gietl von der geistigen Erkrankung des Königs überzeugt war, geht aus einer Anmerkung des äußerst kritischen und glaubwürdigen Journalisten Anton Memminger

---

257 Hacker: Augenzeugenberichte (S. 309–310); Münchner Neueste Nachrichten Nr. 168 vom 17. 6. 1886

258 Allgemeine Zeitung Nr. 168 vom 19. Juni 1886 (S. 2462, 2463)

259 Allgemeine Zeitung Nr. 166 vom 17. Juni 1886 (S. 2432)

hervor – dieser war 1886 40 Jahre alt. Er schreibt über Gietls wahre Einstellung gegenüber Ludwig II.: „Sein Leibarzt Dr. Gietl hatte es bei ihm [dem König] durch die für einen Arzt höchst unvorsichtige Äußerung verscherzt: der König sei erblich belastet. Seit dieser Zeit mochte er [der König] mit den Ärzten nichts mehr zu tun haben und erklärte sie alle miteinander für Pfuscher."[260] Und an einer anderen Stelle zitiert Memminger den Landtagsabgeordneten Dr. Stamminger mit dessen Äußerung: „In gleicher Weise wissen wir, dass der Leibarzt Geheimrat Dr. v. Gietl erklärte, dass er schon seit Jahren den König für geisteskrank gehalten habe. Beide aber [damit sind hier Dr. Gietl und Kabinettssekretär Dr. v. Ziegler gemeint] – so wird uns gesagt, – haben diese Wahrnehmung für sich behalten, und das Ministerium hat erst von denselben in der letzten Zeit erfahren."[261] Dr. Gietl machte übrigens schon 1858/59 bei Ludwig Beobachtungen, wie Gottfried von Böhm vermerkt: „Ludwig scheint schon im Alter von 13–14 Jahren an förmlichen Halluzinationen gelitten zu haben. Er wähnte, während er Billard spielte, laute Stimmen sprächen auf ihn ein und sah sich nach unsichtbaren Sprechern um. Der Leibarzt Gietl, ‚der es miterlebte, war darüber so *frappiert*, daß er diese Erscheinung schriftlich niederlegte'."[262]

Was also hätte die Befragung dieser beiden Ärzte für das Gutachten wirklich gebracht? Die Annahme, dass Dr. Gietl und Dr. Schleiß seit mehreren Jahren keinen Kontakt mehr zum König hatten, bestätigte übrigens auch Dr. Hubrich gegenüber der bayerischen Kammer der Abgeordneten am 26. Juni 1886: „Der Zeitpunkt, wo die letzte ärztliche Untersuchung Seiner Majestät stattgefunden habe, liege jedenfalls weit zurück. Dr. v. Schleiß habe ihm mitgetheilt, daß er den König vor etwa zehn Jahren [also 1876] das letzte Mal gesehen habe. Wenn der König unwohl wurde, sei der Kammerlakai beauftragt worden, den Arzt um ein Mittel anzugehen, dabei aber so zu thun, als ob er selbst es nöthig habe."[263] Und Dr. Gietl sei dem König 1884 zum letzten Mal begegnet. Selbst wenn Ludwig II. Dr. Schleiß seit 1876 noch das eine oder andere Mal konsultiert haben sollte, waren dies nur kürzeste Kontakte. So berichtet Friedrich von Ziegler, der mit sechs Monaten Unterbrechung von 1879 bis 1883 Kabinettssekretär war, der König habe in Schloss Berg einmal sein Blinzeln unter Sonneneinstrahlung beim Vortrag beanstandet, worauf Dr. Schleiß dieses Verhalten als ‚‚natürlichen Vorgang"[264] erklären musste, was den König zufrieden gestellt habe. Frühestens war dies nach Zieglers Dienstantritt 1879, also sieben Jahre vor dem Tod des Königs – wahrscheinlich aber später – der Fall. Für diese Erklärung war ein persönlicher Kontakt zum König nicht erforderlich. Längere Begegnungen von Dr. Schleiß und Dr. Gietl mit dem König, wie sie für eine zuverlässige Beobachtung erforderlich gewesen wären, scheint es in den letzten Jahren jedenfalls nicht gegeben zu haben, was sich auch daraus schließen lässt, dass sich Ludwig II. von Kontakten zu anderen Menschen in den letzten Jahren zunehmend mehr abschottete. Es ist deshalb anzunehmen, dass sich Gudden keine besonderen Informationen von den beiden Leibärzten erwartete und sie deshalb auch nicht zu Rate zog.

Andere vermuten hingegen, dass von Dr. Gudden eine ärztliche Stellungnahme der Leibärzte des Königs auch deshalb nicht zugelassen wurde, weil seiner Ansicht nach nur er und seine

260 Memminger (S. 277)
261 Merkt (S. 107); Memminger (S. 298)
262 Böhm (S. 5)
263 Merkt (S. 58 f.)
264 Hacker: Augenzeugenberichte (S. 292)

drei von ihm gewählten Kollegen als Psychiater die für die Beurteilung des Königs erforderliche Kompetenz und Fachlichkeit besessen hätten und dafür zuständig gewesen seien. Die Leibärzte seien bei körperlichen Beschwerden Ansprechpartner des Königs, jedoch nicht in der Lage, den geistigen Zustand des Königs zu beurteilen. Dieser Ansicht scheint übrigens sogar Dr. Gietl selbst gewesen zu sein. So äußerte er in der Sitzung der medizinischen Fakultät der Universität München, die anlässlich der Berufung Guddens am 17. Oktober 1872 einberufen wurde, dass „der praktische Arzt [damit meinte er sich selbst und Dr. Schleiß] eigentlich gar nicht in der Lage ist, von der Psychiatrie praktischen Gebrauch zu machen; das kann nur der Spezialist, der Psychiater selbst, und auch dieser durchschnittlich nur in speziell dafür eingerichteten Anstalten. Der mit dem großen Publikum verkehrende praktische Arzt hat also eigentlich nie Irre zu behandeln, sondern sie nur, im Falle sie ihm in seiner Praxis vorkommen, den Irrenhäusern rechtzeitig und geeignet zuzuführen; denn es ist erster Grundsatz der Psychiatrie, die Geistesgestörten, die geheilt werden sollen, so bald als möglich aus ihren gewohnten Verhältnissen zu reißen, und sie in einer gut eingerichteten und geleiteten Anstalt unterzubringen."[265]

Nach Gietls Ansicht gehörten also die Irrsinnigen in die Hand des Spezialisten, des Psychiaters, und der praktische Arzt habe sie bei Verdacht schnellstens dorthin zu überweisen, könne sich dazu aber nicht äußern, da ihm die Kompetenz fehle.

Was also hätten die beiden Leibärzte, wenn sie von Gudden befragt worden wären, nun wirklich zur Erhellung des königlichen Geisteszustandes beitragen können? Nur die lapidare Äußerung: „Wir halten den König für nicht geisteskrank, obwohl wir ihn seit Jahren nicht mehr zu Gesicht bekommen haben", wäre doch wohl kaum verwertbar gewesen.

## Warum erstellte Dr. Gudden das Gutachten wirklich?

Was veranlasste Gudden, den König schon seit 1874 – also zwölf Jahre vor Erstellung seines Gutachtens – für geisteskrank zu halten? Zur Beantwortung dieser Frage muss man sich in die zweite Hälfte des 19. Jahrhunderts zurückversetzen, in der Gudden lebte, und registrieren, was damals als „normal" und „anormal", als „geistig gesund" und „geistig krank" angesehen wurde. Wie weiter oben bereits angedeutet, gesund war damals, was dem bürgerlichen Moralkodex entsprach. Je nachdem, wie sehr man davon abwich, wurde man entweder als „geistig verwirrt" oder „geistig krank" beurteilt. Des Königs „Verhalten war außerhalb jeglicher Konventionen, die für ein bürgerliches Leben in Bayern des 19. Jahrhunderts galten, auch außerhalb des Vorstellbaren für einen Arzt wie Bernhard von Gudden. Was nicht den Konventionen entsprach, musste verrückt sein [...]"[266] Ludwigs ehemalige Braut Sophie wurde 1886 beispielsweise nur deshalb in die Irrenanstalt Mariagrün bei Graz eingeliefert, weil sie nach ihrer Heirat mit Herzog Ferdinand von Alençon ein Verhältnis mit ihrem Arzt begonnen hatte. Ehebruch galt 1886 nämlich noch als Zeichen geistiger Verwirrtheit.

Ludwig II. entsprach in den Augen seiner Zeitgenossen keinesfalls der „Normalität seiner Zeit". „Gemessen an bürgerlichen Werten", betont auch Felix Sommer, „war Ludwigs Verhalten sicher

265 Gudden, W. (S. 116 f.)
266 Sommer (S. 291)

# Dr. Gudden in verschiedenen Lebensaltern

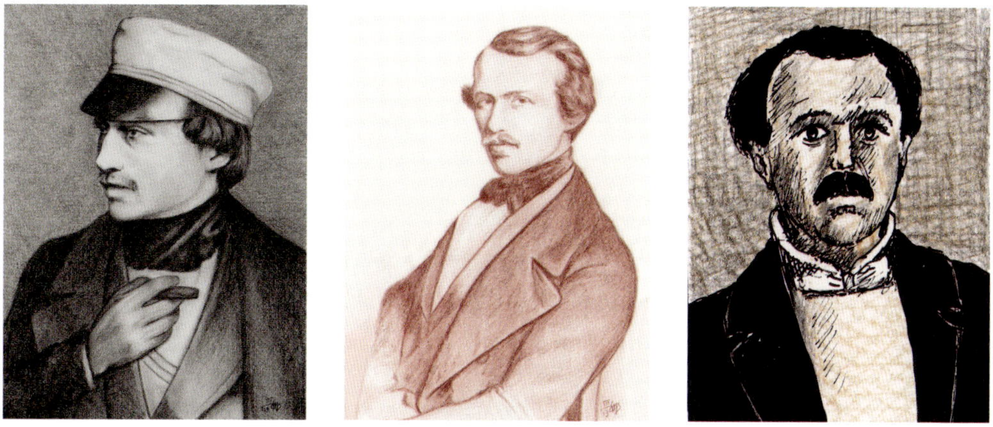

*Gudden als Student, Assistenzarzt und junger Anstaltsleiter*

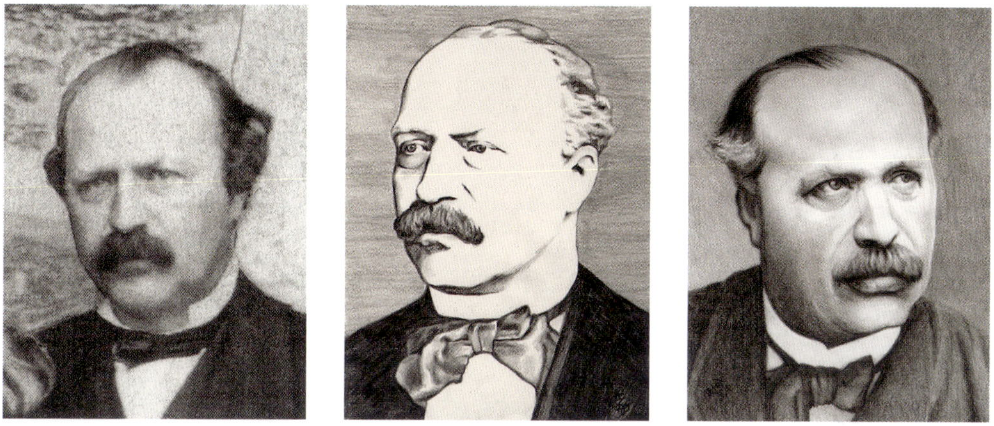

*Gudden als Leiter der Anstalten Werneck, Burghölzli und München*

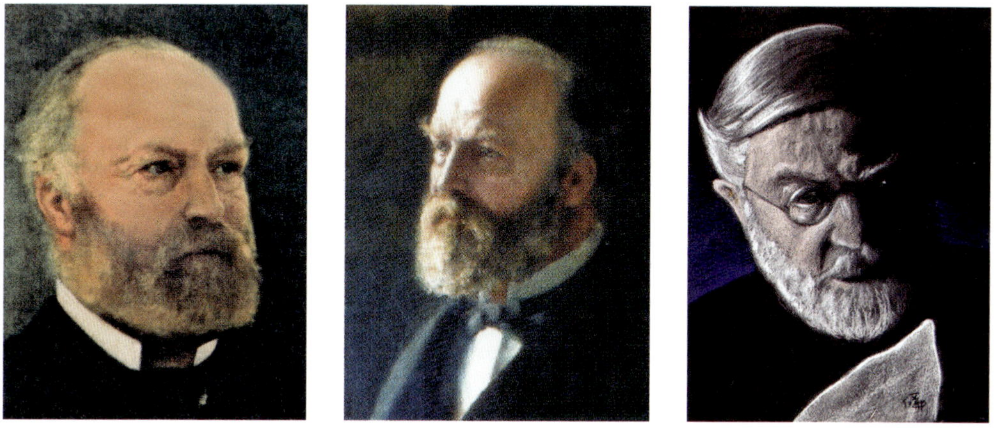

*Gudden in seinen letzten Lebensjahren in München*

# Guddens Kindheit, Jugend und Studium

Guddens Geburtsort Kleve mit dem Wappen des Schwanenritters

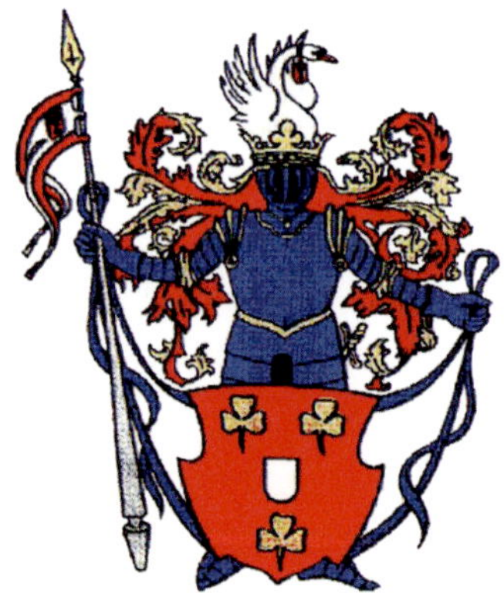

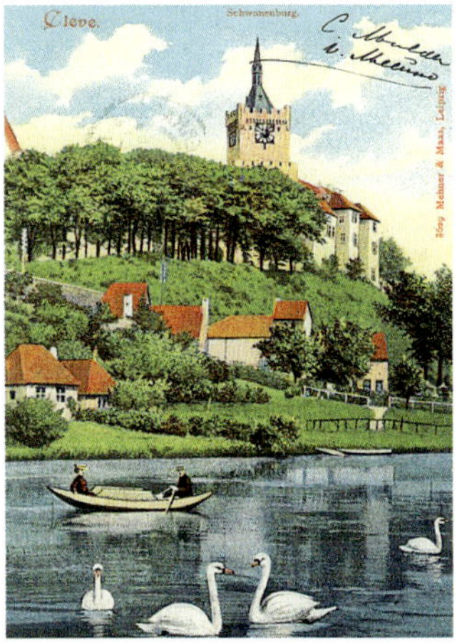


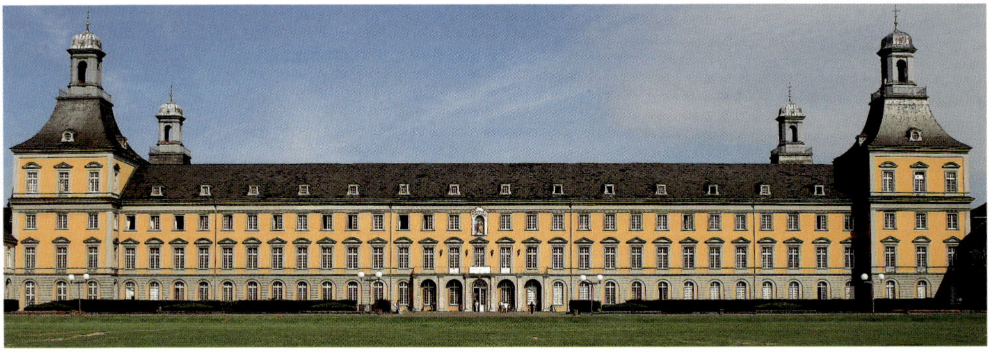

Guddens Studienorte, die Universitäten Bonn, Halle und Berlin

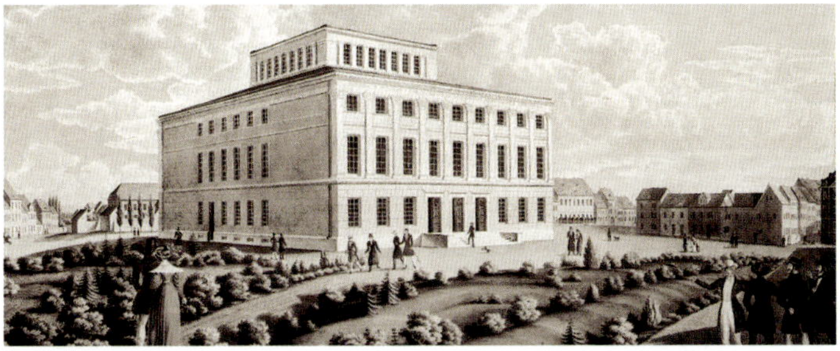

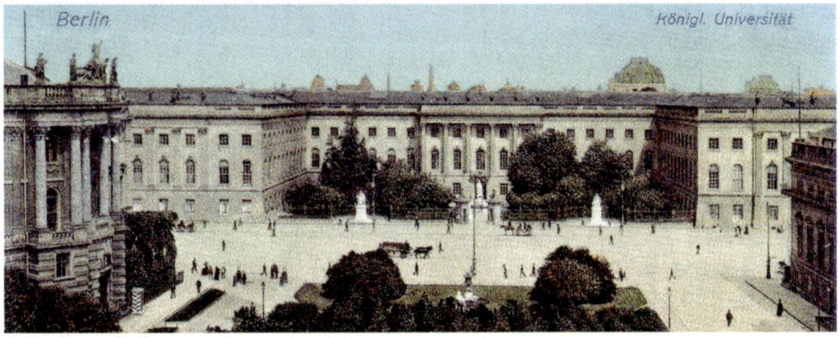

# Dr. Guddens medizinische Lehrjahre

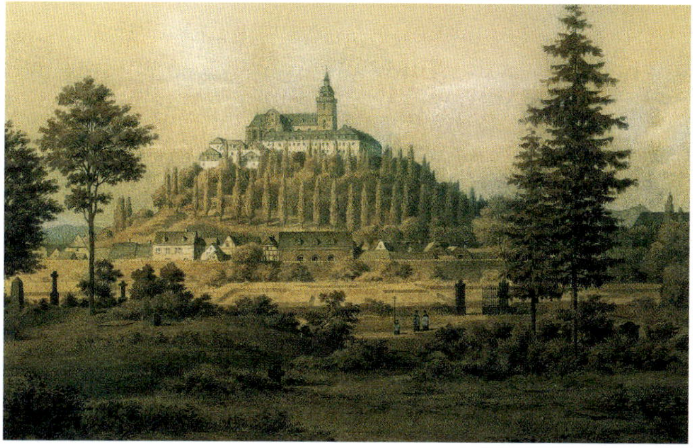

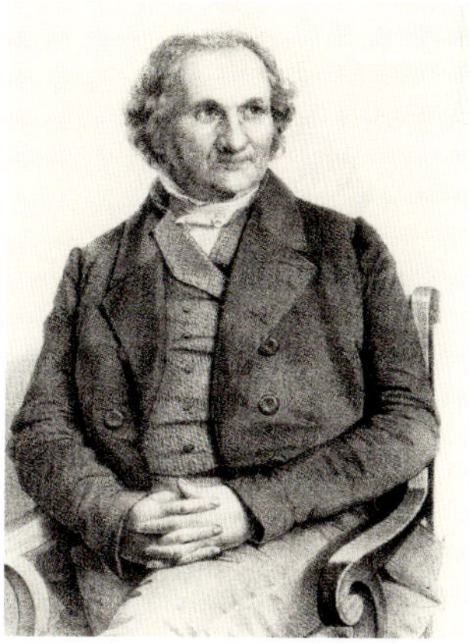

In der Anstalt Siegburg war Gudden Hilfsarzt bei Dr. Maximilian Jakobi

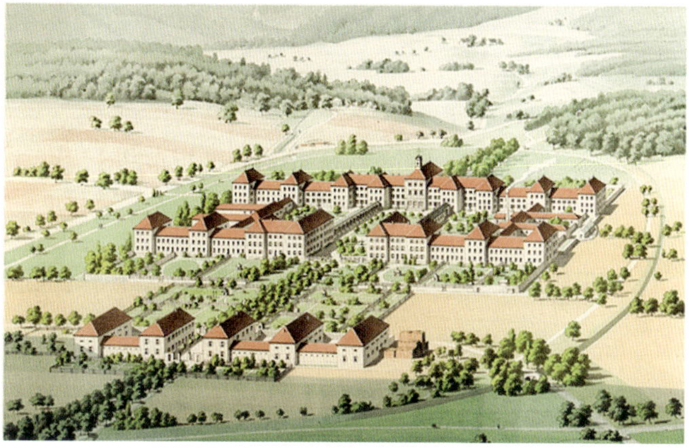

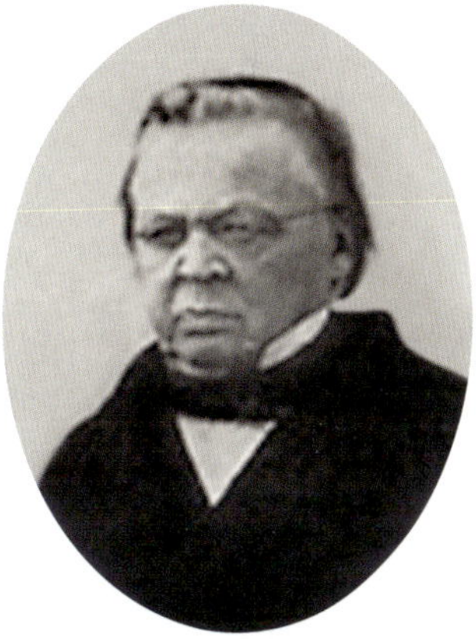

In der Anstalt Illenau war er Assistenzarzt bei Dr. Christian Roller

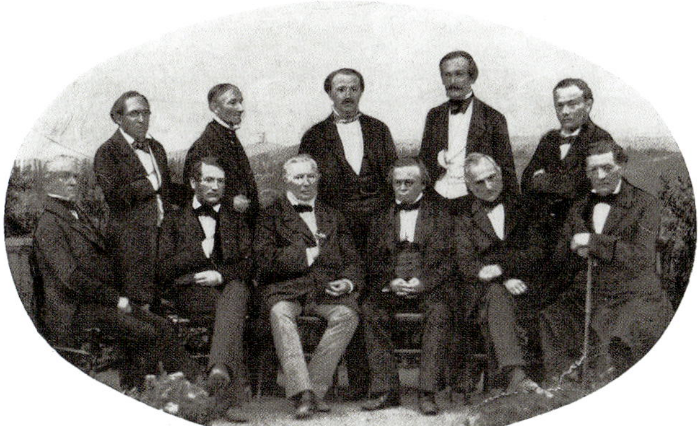

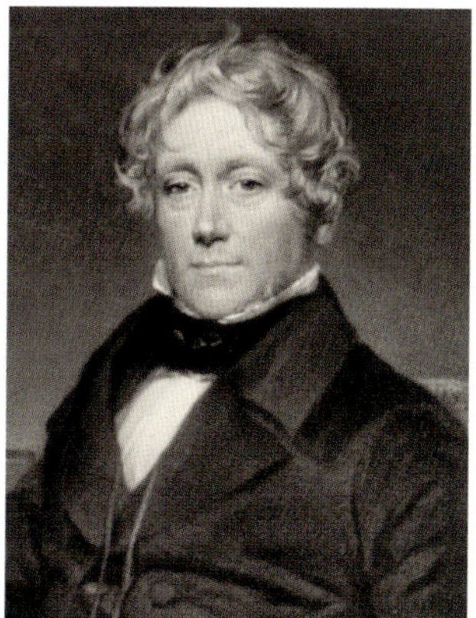

Der junge Arzt Gudden im Kreis mehrerer Kollegen.
Rechts: Der Engländer John Conolly propagierte das „No Restraint"-Prinzip, die zwangsfreie Behandlung Geisteskranker. Gudden war ein Anhänger dieser Bewegung.

# Dr. Guddens Familie

*Rechts: Dr. Gudden und seine Frau Clarissa*

*Guddens Familie mit den neun Kindern:*
*v.l.n.r.: Lisbeth (Wirtschafterin),* ***Clemens, Hans,*** *Dr. Gudden, Elise (Hausdame),* ***Rudolf, Anna, Emma, Sofie,*** *Guddens Frau Clarissa mit* ***Bernhard, Ernst, Max.***

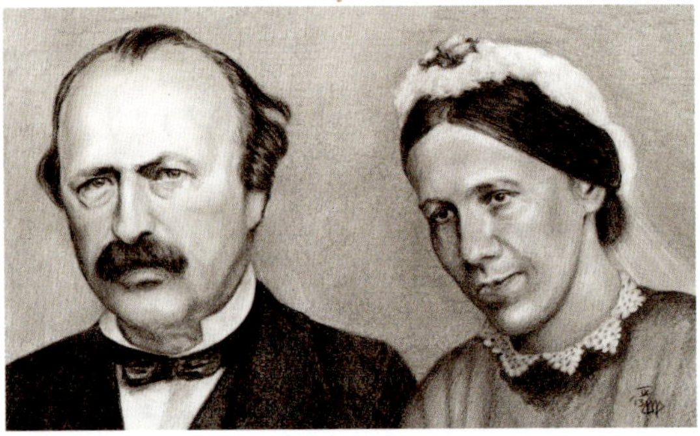

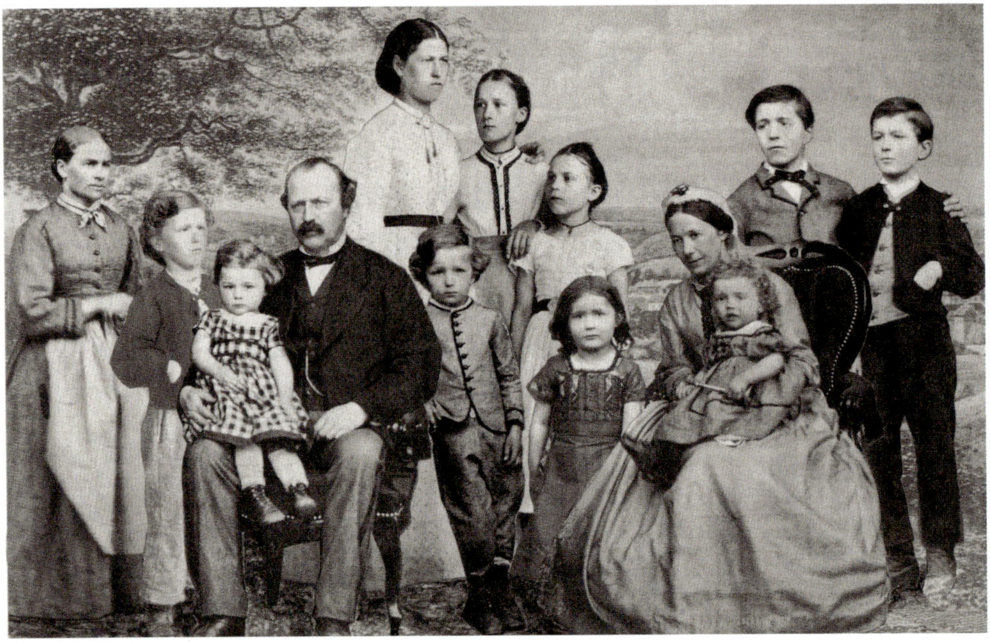

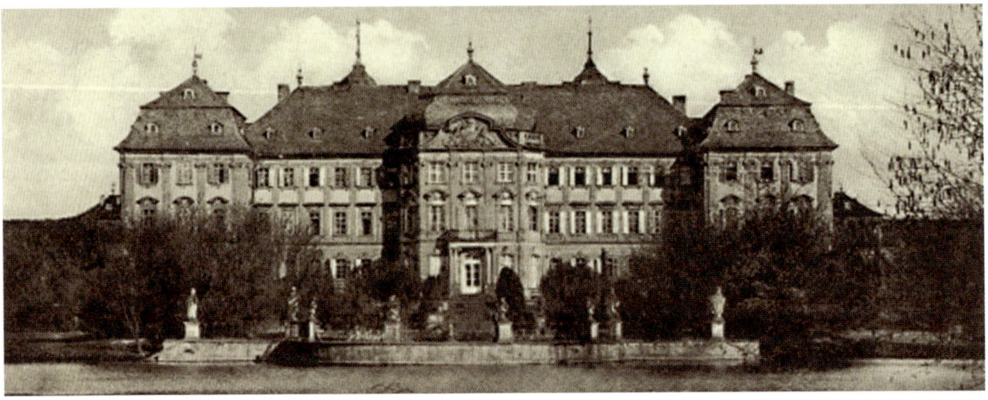

*Alle neun Kinder wurden in Schloss Werneck in den Jahren 1856 bis 1867 geboren.*

# Dr. Gudden in Werneck, Burghölzli und München

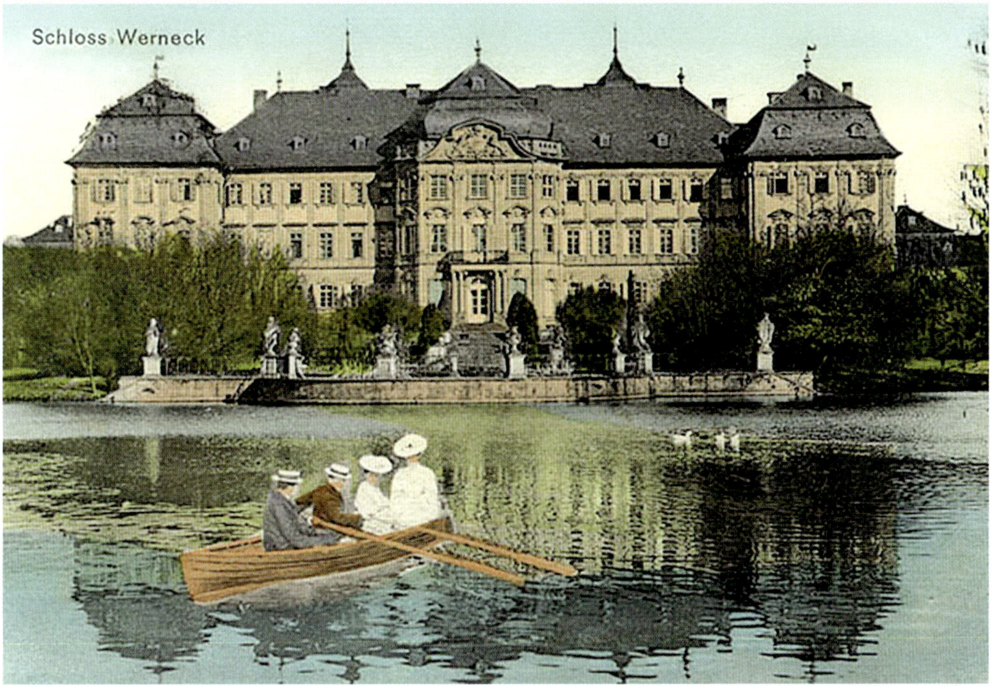


Unter Dr. Guddens Leitung (1855–1869) entwickelte sich Werneck in Franken zur Musteranstalt.

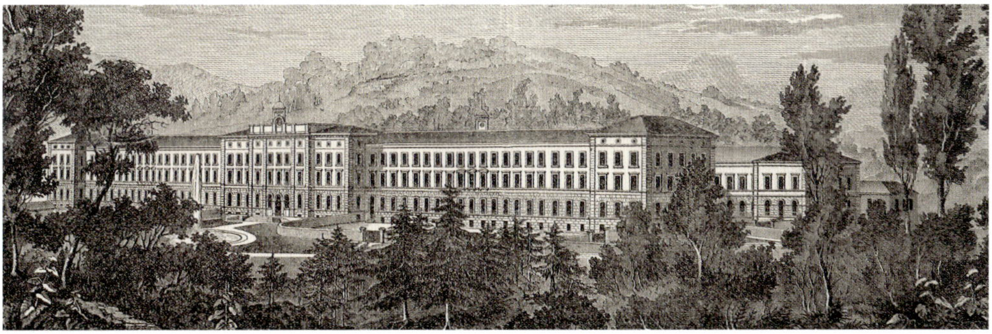

Von 1869–1872 war Dr. Gudden Direktor der Kantonsirrenanstalt Burghölzli bei Zürich.

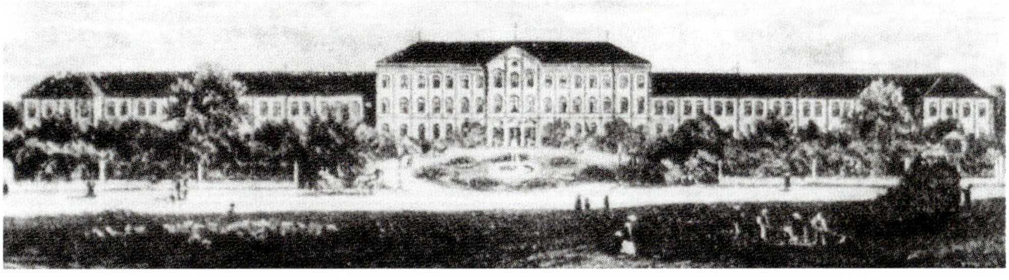

Die Oberbayerische Kreisirrenanstalt leitete Dr. Gudden von 1872 bis zu seinem Tod 1886.

# Dr. Guddens Gutachten über König Ludwig II.

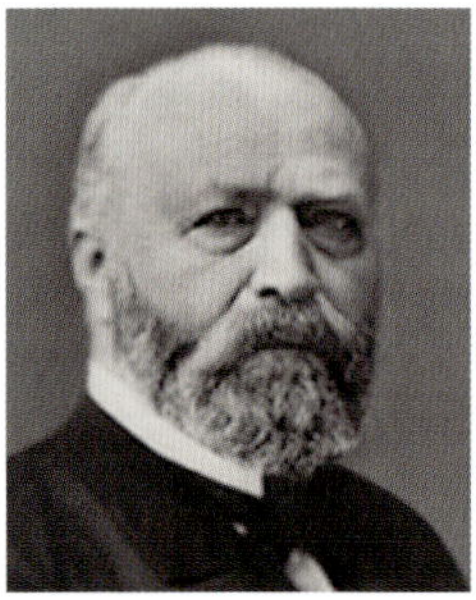

Dr. Bernhard v. Gudden

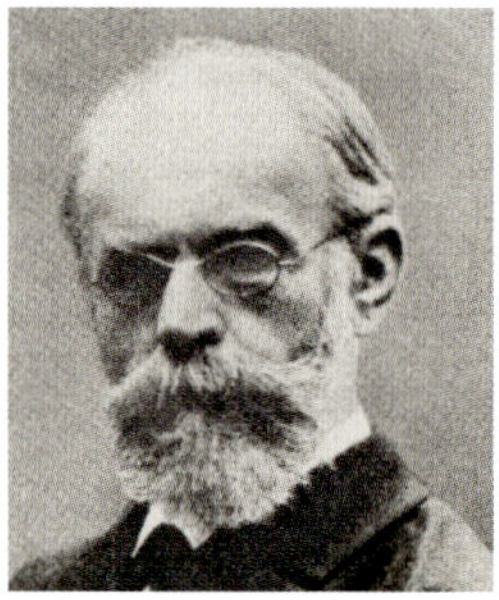

Dr. Hubert v. Grashey

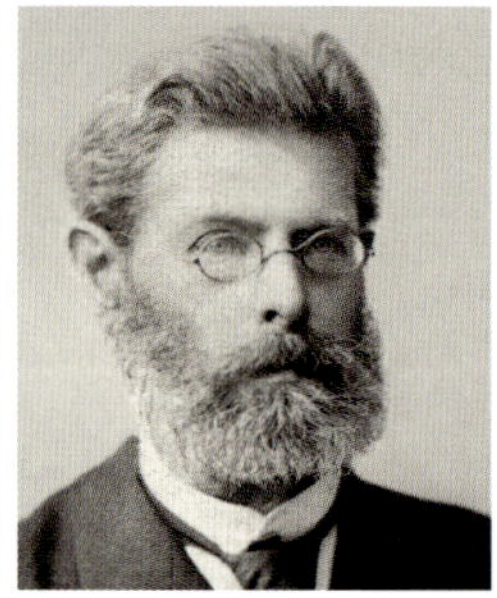

Dr. Max Hubrich

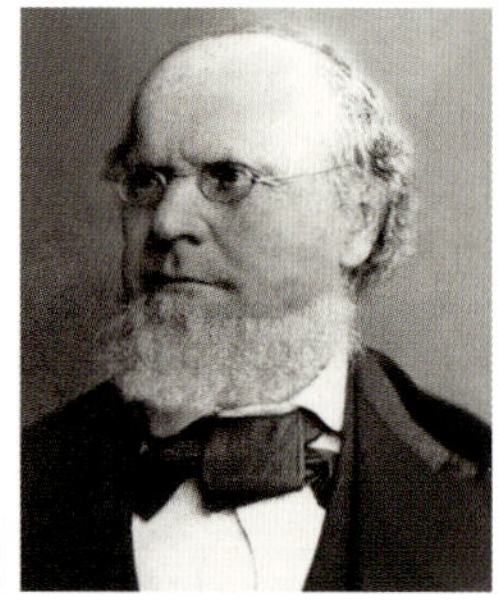

Dr. Friedrich v. Hagen

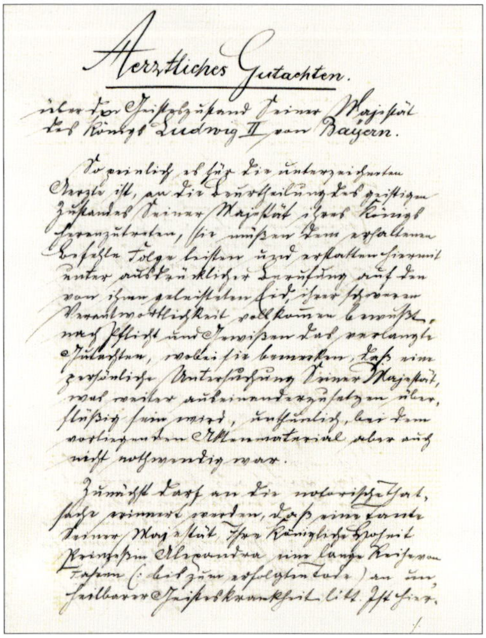

Aerztliches Gutachten.

über den Geisteszustand Seiner Majestät des Königs Ludwig II von Bayern.

So peinlich es für die unterzeichneten Aerzte ist, an die Beurtheilung des geistigen Zustandes Seiner Majestät ihres Königs heranzutreten, so müssen dem erhaltenen Befehle Folge leisten und erstatten hiermit unter ausdrücklicher Berufung auf den von ihnen geleisteten Eid, ihrer schweren Verantwortlichkeit vollkommen bewußt, nach Pflicht und Gewissen das verlangte Gutachten, wobei sie bemerken, daß eine persönliche Untersuchung Seiner Majestät, was weiter auseinanderzusetzen überflüssig sein wird, unthunlich, bei dem vorliegenden Aktenmaterial aber auch nicht nothwendig war.

Zunächst darf an die notorische Thatsache erinnert werden, daß eine Tante Seiner Majestät Ihre Königliche Hoheit Prinzessin Alexandra eine lange Reihe von Jahren (bis zum erfolgten Tode) an unheilbarer Geisteskrankheit litt. ...

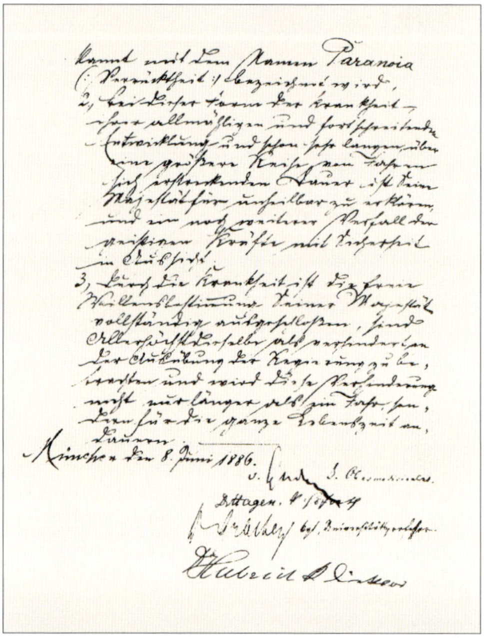

kannt und dem Namen Paranoia (Verrücktheit) bezeichnet wird,

2, bei dieser Form der Krankheit, ihrer allmähligen und fortschreitenden Entwicklung und schon sehr langen, über eine größere Reihe von Jahren sich erstreckenden Dauer ist Seine Majestät für unheilbar zu erklären, und ein noch weiterer Verfall der geistigen Kräfte mit Sicherheit in Aussicht.

3, Durch die Krankheit ist die freie Willensbestimmung Seiner Majestät vollständig ausgeschlossen, sind Allerhöchstdieselben als verhindert an der Ausübung der Regierung zu betrachten und wird diese Verhinderung nicht nur länger als ein Jahr, sondern für die ganze Lebenszeit andauern.

München den 8. Juni 1886.

v. Gudden k. Obermedicinalrat.

Dr Hagen. k. Hofrat

Dr Grashey k. Universitätsprofessor.

Hubrich Direktor

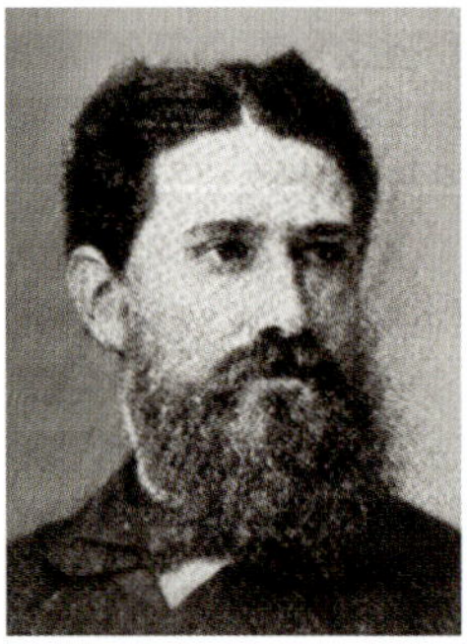

Adalbert Welker

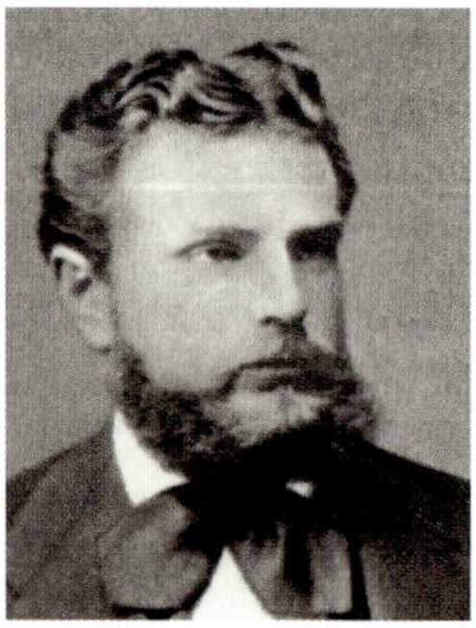

Richard Hornig

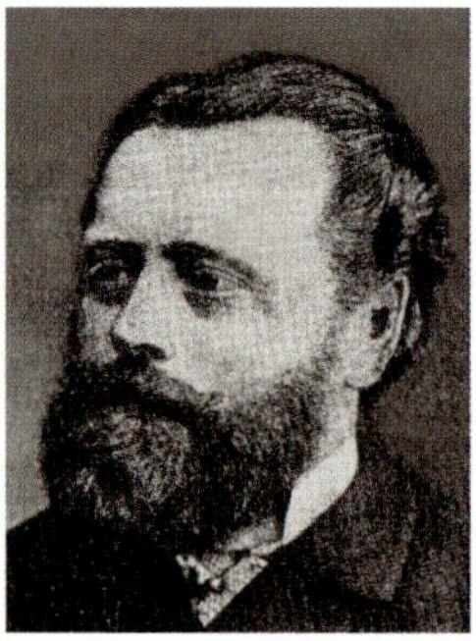

Karl Hesselschwerdt

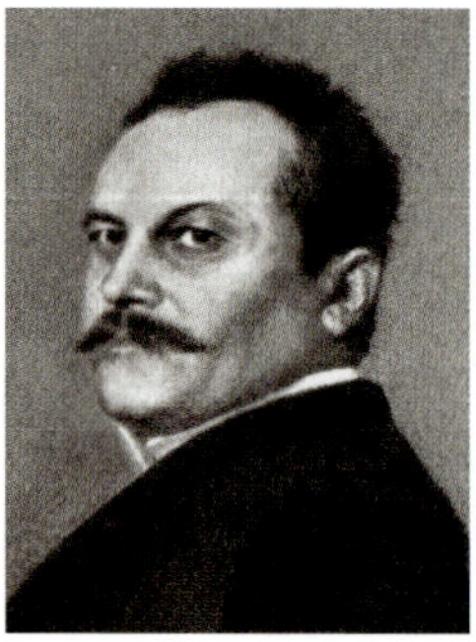

Friedrich von Ziegler

*Oben:* Die vier Gutachter König Ludwigs II. – *Mitte:* Das psychiatrische Gutachten (Vorder- und Rückseite) – *Unten:* Vier der sieben Gutachterzeugen

# Dr. Guddens Totenmaske und Grabstätte in München

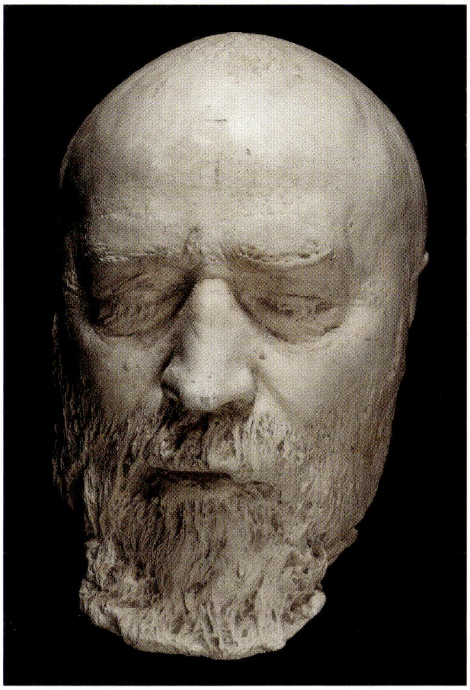

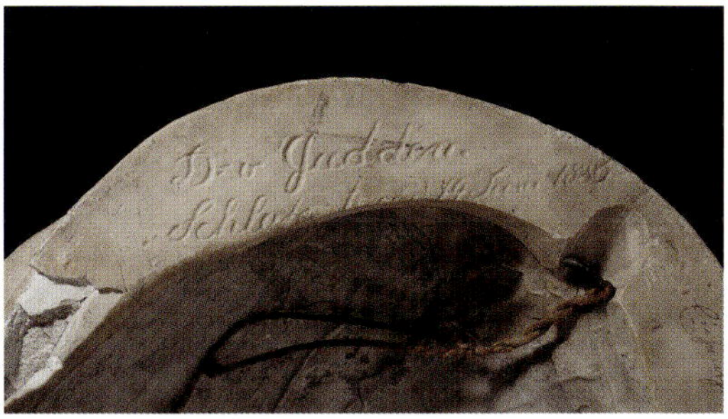

*Vorder- und Rückseite von Guddens Totenmaske:*
*Oben:* *Dr. v. Gudden, Schloß Berg 14. Juni*
*Unten:* *Eigenthum M. Lutz, Rosenheim*

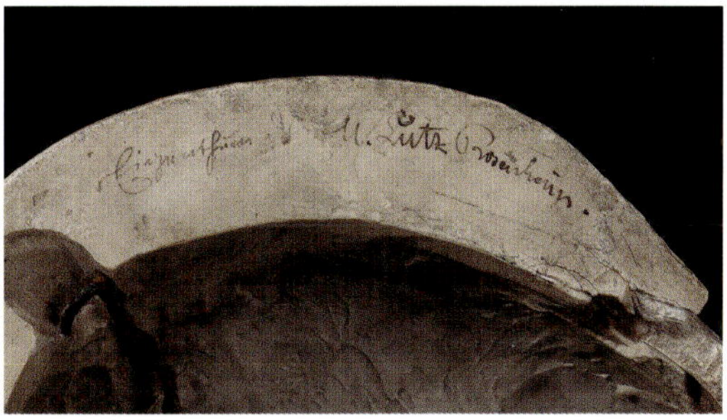

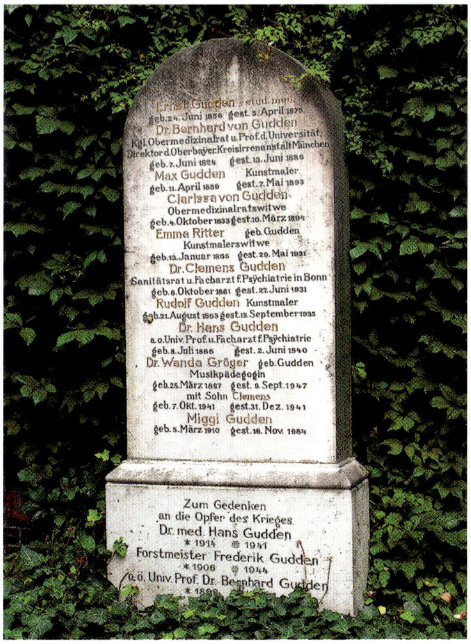


*Guddens Grab auf dem Münchner Ostfriedhof*

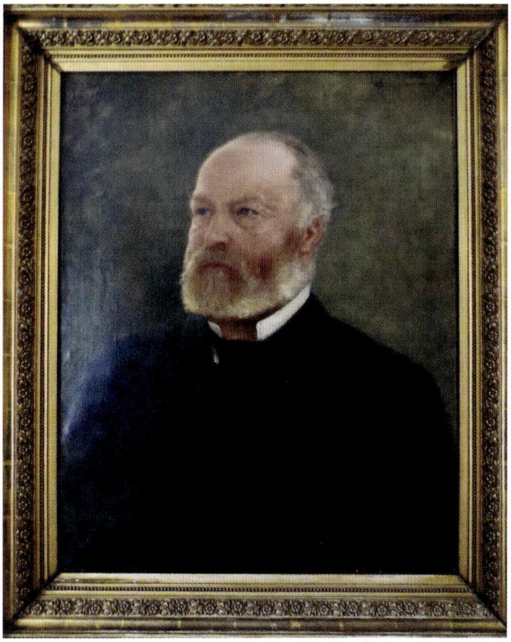

*Letztes Porträt Dr. Guddens, gemalt von seinem Sohn Rudolf Gudden im Mai/Juni 1886*

# Dr. Gudden in der Karrikatur

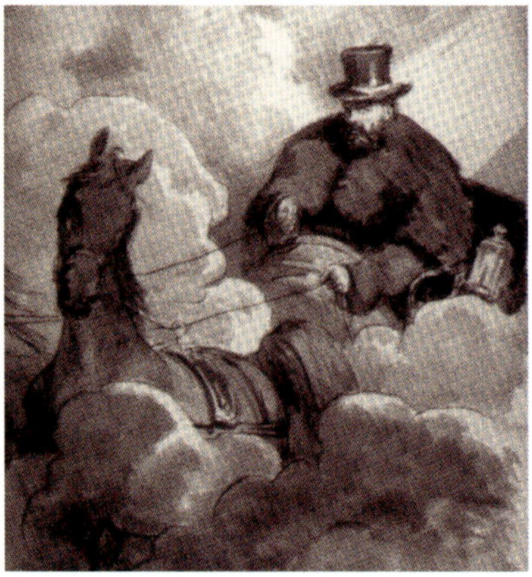

Gudden, der Wolkendonnerer (1)

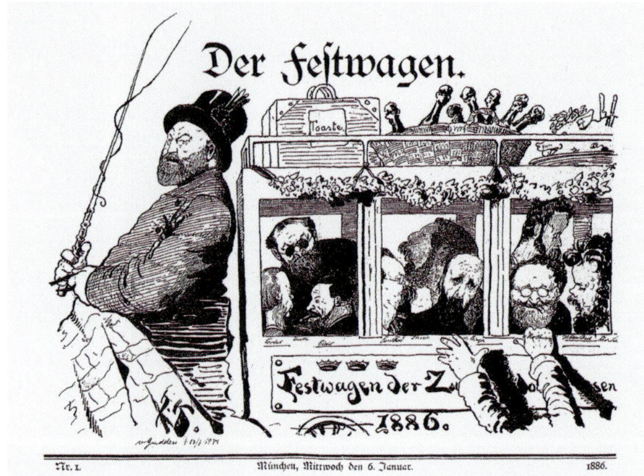


Kutscher einer Narrenkutsche (2)

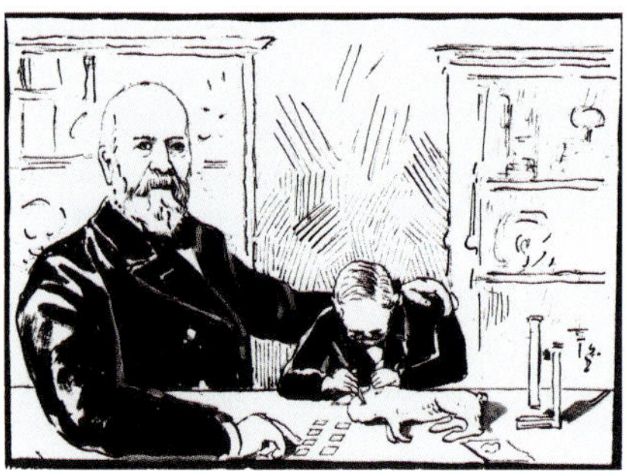

Gudden, der Lehrer Forels (3)

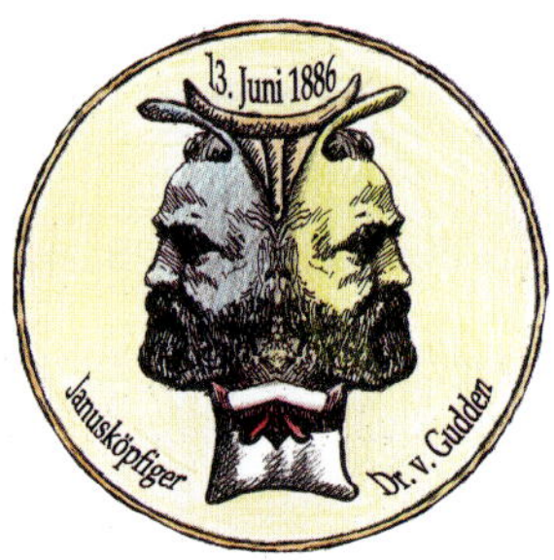


Gudden als Januskopf (4)

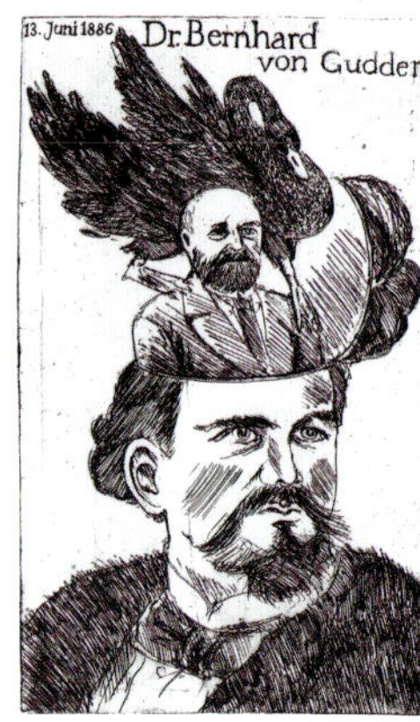


Gudden im Kopf Ludwigs II.

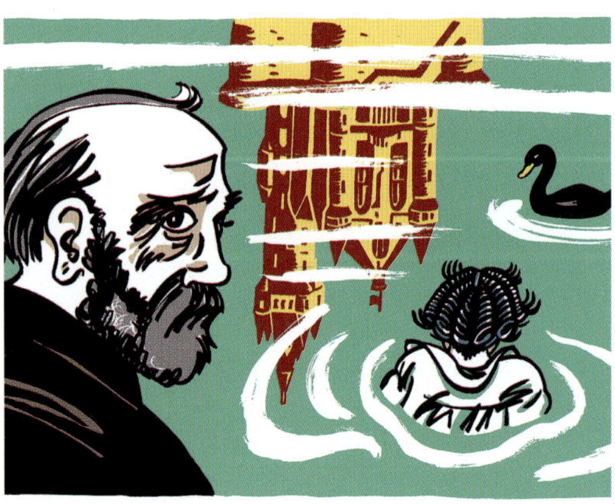

Gudden an der Unglücksstelle in Berg (6)

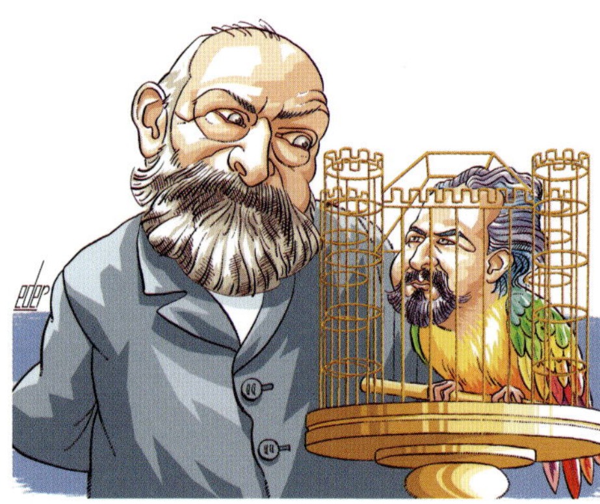

Gudden mit „Paradiesvogel“ Ludwig II. (7)

nicht normal, für einen übersensiblen, weltentrückten und exzentrischen Herrscher jedoch vermutlich nicht ganz ungewöhnlich."[267] Er mied Kontakte zu seinem Ministerium und zum Landtag, hatte eigenartige Vorlieben, verkroch sich in den Bergen, verhielt sich zur Mitwelt mitunter sonderbar, war, anstatt dem Deutschtum zu huldigen, frankophil, also undeutsch, kam seinen Repräsentationsverpflichtungen und angeblich sogar seinen „beruflichen" Aufgaben als König nicht nach, verschwendete Geld für anachronistische Schlossbauten, negierte die vorgesehenen Rollenkonzepte betonter Männlichkeit und Weiblichkeit und entsprach damit auch in sexualmoralischer Hinsicht nicht den Vorstellungen und dem Geist seiner Zeit. Es war also nicht nur eine „Anormalität", sondern ein ganzes Bündel von negativen Verhaltensweisen, die dem König vorgeworfen wurden und die damals als „anormal" galten, und das auch nach Guddens Ansicht. Dies führte auch zu folgender gegen Ende des Gutachtens formulierten heftigen Äußerung, die bis heute viele Verehrer Ludwigs II. höchst empört und in der es heißt:

> *„Eines Commentars bedarf die ganze gegenwärtige Stellung Seiner Majestät gegenüber dem Lande nicht. Die geistigen Kräfte Seiner Majestät sind bereits dermaßen zerrüttet, daß alle und jede Einsicht fehlt, das Denken mit der Wirklichkeit im vollen Widerspruche sich befindet, das Handeln ein unfreies ist und Allerhöchstdieselben im Wahne absoluter Machtfülle vereinsamt durch eigene Isolirung – wie ein Blinder ohne Führer am Rande des Abgrundes stehen."*

Zu einem derartigen Urteil konnte Gudden nur kommen, da er sich selbst aus Überzeugung der sogenannten „Normalität seiner Zeit" unterordnete, also dem, was in seiner Zeit in der Gesellschaft als „normal" angesehen wurde. Nicht nur für ihn, der ein strebsamer Arzt, ein pflichtbewusster Beamter und ehrenhafter Bürger mit deutsch-nationaler Gesinnung war, der eine ordentliche Familie – mit neun Kindern! – hatte, der sich als Christ – Gudden war katholisch – hinsichtlich der Beurteilung von Sitte und Anstand für kompetent hielt, war der König eine Person, die all dem widersprach, was „normal" war, was sich tatsächlich „mit der Wirklichkeit in vollem Widerspruche" befand. Auch nach dem Urteil der Öffentlichkeit fiel Ludwig II. aus dem Rahmen der Normalität.

Infolgedessen war Gudden der Ansicht, dass Ludwig II. nicht mehr das war, was man als „normal" bezeichnen konnte, weshalb er sich im Recht glaubte, seine Auffassung von „Normalität", die der seiner Zeit entsprach, bei der Beurteilung des Königs zum Maßstab nehmen zu dürfen. Diese ließ er – was erst aus heutiger Sicht für problematisch erachtet wird – in seine psychiatrische Diagnose einfließen. Es ist auch nicht auszuschließen, dass manche Psychiater damals noch überzeugt waren, allein aufgrund ihrer ärztlichen Erfahrung ließe sich eine geistige Erkrankung rasch erkennen. So vertraten „1826 der Mediziner Coste und 1828 der Jurist Regnault die Ansicht, dass für die Beurteilung psychischer Krankheiten der gesunde Menschenverstand ausreiche."[268]

Der oben erwähnte Dr. Gerster, ein Zeitgenosse Guddens, der 1884 als 31-Jähriger eine vierstündige Audienz beim König erhielt, stimmt in seiner 1886 erschienenen psychologisch-psychiatrischen Studie über Ludwig II.[269] Guddens Einstellung zur Anormalität des Königs voll zu, dass also „die kuriosen Dinge, die man sich vom Leben und Treiben des Königs öffent-

---

267 Sommer (S. 233)

268 Nedopil: In Hippius/Steinberg (S. 83)

269 Gerster (S. 11 f.)

lich und heimlich erzählte, Anzeichen einer sehr ernsten, stets zunehmenden geistigen Krankheit [...], einer krankhaft angelegten Seele" gewesen seien. „Wäre der Kranke nicht eben ein König [...], so würde der Entscheid ‚ob geistig krank oder gesund' ein ungleich leichterer gewesen sein. Denken wir uns einmal folgenden Fall", so fährt Dr. Gerster in Anspielung auf Ludwigs II. Leben fort: „Der Sohn eines reichen Kaufmanns hat im 18. Jahre wegen plötzlichen Todes seines Vaters das Geschäft übernehmen müssen. Den großen Anforderungen seiner Stellung ist er bei den trefflichsten Talenten und edelsten Absichten wegen hochgradiger Gemüthsempfindlichkeit nicht gewachsen, durch allerlei Zufälle verletzt, zieht er sich völlig in die Einsamkeit zurück und lebt dort lediglich seinen verschiedenen kostspieligen Liebhabereien. Das Geschäft wird zwar durch tüchtige und verlässige Buchhalter besorgt, deren Berichte der junge Kaufherr zeitweise empfängt und denen er seine Weisungen ertheilt, es gibt aber infolge seines Fernseins manche Ungelegenheiten. Die enormen Ausgaben des Kaufherrn bringen ihn schließlich in peinliche Situationen, doch seine früheren Freunde und Bekannten betrachten dies als reine Privatsache und verteidigen sein Gebaren. Als sie aber inne werden, der Betreffende werde immer menschenscheuer, verkehre nur noch mit den geringsten Dienern, lasse sich von denselben göttliche Verehrung erweisen, fahre bei Nacht und Sturm spazieren, während er bei Tag schlafe, werde von Zwangsvorstellungen gequält und quäle mit diesen wieder seine Umgebung e.c., da zweifelt bald Keiner mehr, daß der unglückliche Kaufherr geisteskrank sei, daß man auch die früheren abnormen Thaten auf Rechnung dieser Krankheit setzen und dass man ihn absolut in ärztliche Behandlung geben müsse. Nur seine Familie vielleicht und seine nächsten Freunde glauben nicht, was jedem ferner Stehenden völlig klar ist. Das warme Empfinden, das herzliche Gefühl, das sie für den Sohn, den Bruder, den Freund empfinden, lässt sie den Gedanken einer Geisteskrankheit nicht fassen, sie suchen nach anderen Erklärungen, nach Rechtfertigung, nach Beschönigung. Sie wollen an keine Geisteskrankheit glauben. Und ebenso erging es einem großen Theil des bayerischen Volkes mit seinem König."

Dr. Gerster hält den Kaufmannssohn und damit auch Ludwig II. 1886 also für geisteskrank, heutige Psychiater würden eine solche Diagnose nicht mehr fällen. Was der junge Mann da so alles trieb, ist eigenwillig und sonderbar, aber geisteskrank ist so jemand nach heutigen Maßstäben nicht mehr. Zu Guddens Zeiten galten jedoch andere Maßstäbe.

Bei Guddens Beurteilung des Königs handelte es sich auch keinesfalls, wie oft behauptet wird, um einen spontanen Einfall, um eine Entscheidung von einer zur anderen Minute, als er am 23. März 1886 in einem Gespräch mit dem Ministerratsvorsitzenden Johann von Lutz äußerte, er halte den König für originär geisteskrank. Sein Urteil hatte sich vielmehr im Lauf von 12 Jahren nach und nach gebildet, also spätestens seit 1874, als er der Arzt des geisteskranken Prinzen Otto war und auch Gelegenheit hatte, alle öffentlich diskutierten Verhaltensauffälligkeiten Ludwigs II. zu reflektieren.

Dazu kam, dass die bei Ludwigs Bruder Otto ausgebrochene Geisteskrankheit bereits weit fortgeschritten und die Möglichkeit einer familiären Belastung durch Vererbung nach dem damaligen Verständnis auch bei Ludwig als sehr wahrscheinlich angenommen wurde. Christof Botzenhart zitiert Gerhard O. Schwerdfeger, der die Erbanlagen bei Ludwig II. und seinem Bruder Otto erforschte und der „belegt, dass sich in Ludwig II. 85 Erblinien mit Anlagen zur Vererbung von Geisteskrankheiten vereinigen; untersucht man zudem den Stammbaum bis zur einschließlich zwölften Generation – er müsste im Idealfall 8192 Einzelpersonen aufwei-

sen –, findet man zudem ein ‚relativ hohes Maß an Inzuchtverbindungen' [...]"[270] Gudden kannte diese Ergebnisse selbstverständlich nicht, aber der Vererbungsglaube hatte auch Ende des 19. Jahrhunderts einen hohen Stellenwert, und so war auch er überzeugt, dass beim König Vererbungsfaktoren eine durchaus bedeutsame Rolle spielten.
Die ihm im Juni 1886 zugetragenen Zeugenaussagen galten ihm letztlich also nur als ergänzendes Beiwerk zu den seit zwölf Jahren gesammelten Beobachtungen, auf deren Grundlage er die Diagnose „Paranoia" oder „Verrücktheit" des Königs stellte. Es war auch nicht Gudden, sondern Minister Lutz, der am 2. Juni 1886, also eine Woche vor dem festgesetzten Entmündigungstermin Ludwigs, beanstandete, dass „das Material, welches bisher zur Verfügung gestellt worden ist, doch kaum genügen möchte, zumal es im Wesentlichen auf dem Zeugnisse zweier Bediensteter des Marstall- und Hofmarstallstabes beruht".[271] Es werde weder die Cogutachter noch die Kammern des Landtags überzeugen. Gudden konnte diese Befürchtung nicht teilen, er benötige kein weiteres Material. Gleichwohl wurden weitere Aussagen über Verhaltensauffälligkeiten des Königs zusammengetragen, die, wie Graf von Holnstein betonte, auch „den Leuten, die noch zweifeln, die Haare zu Berge stehen" lassen werden, eine Bemerkung, die allein für Holsteins unlauteres Verhalten spricht.
Ja, Ludwig II. hatte sich aus der „Normalität" förmlich herausgerückt, hatte die Vorschriften des bürgerlichen Moralkodexes buchstäblich „verrückt" und wurde deshalb als „verrückt" bezeichnet. „Es sei besser für den König, für geisteskrank erklärt zu werden, da man ihn außerdem für einen der perversesten Menschen halten müsse."[272] Dies habe Gudden zu Minister Crailsheim gesagt. Nur die sofortige Entmündigung könne den Monarchen vor der Verantwortlichkeit für seine „Ausschreitungen" freisprechen, die vom „ethischen Standpunkte schrecklicher nicht gedacht werden können."[273] Damit meinte Gudden insbesondere die Homosexualität des Königs, die in der zweiten Hälfte des 19. Jahrhunderts nach dem Gesetz als strafbares Delikt geächtet und von der Kirche als Todsünde gebrandmarkt war, in den Augen eines jeden sogenannten anständigen und pflichtbewussten Bürgers als anormal galt und nach Guddens Überzeugung nur ein Zeichen geistiger Zerrüttung sein konnte. Und mit dieser Ansicht stand er nicht allein, denn darin bestätigten ihn seit Jahren auch entsprechende Anschuldigungen in der Presse, vonseiten der Regierung und die öffentliche Meinung, die den König mit ähnlichen Vorwürfen überhäuften. Sogar Ludwig II. selbst zerfleischte sich in Selbstvorwürfen. Er unterdrückte, soweit ihm dies gelang, seine Triebe. Es war also die Verurteilung seiner Sexualität durch Kirche, Gesetz, Öffentlichkeit und durch sich selbst, die ihm zunehmend zu schaffen machte. Erst durch die Entmündigung und Internierung in Schloss Berg und noch mehr durch seinen tragischen Tod wurde Ludwig II. wieder in die Normalität zurückgeholt. Alle seine vorher oft heftig verurteilten Verhaltensauffälligkeiten wurden in der Folge in einem neuem Licht gesehen und mit den Jahren gleichsam von allen Schlacken gereinigt und sogar veredelt. Interessanterweise verweist der Kunsthistoriker Alexander Rauch im Zusammenhang mit Ludwigs Tod „auf die Schwanenordensmystik, die in der ‚Meerfahrt', in der Verwandlung durch Wasser, eine läuternde [reinigende] Wiedergeburt

270 Botzenhart (S. 2)
271 Gudden, W. (S. 186 f.)
272 Böhm (S. 643)
273 Hacker: Königskrise (S.410)

sieht."[274] Wohl deshalb sind auch die Reaktionen der Königsverehrer so heftig, wenn es Historiker oder Psychiater heute wagen, hinter dieser über 125 Jahre modellierten und mittlerweile untadeligen, ja heiligmäßigen Gestalt Ludwigs II. den Menschen Ludwig mit all seinen menschlichen und tragischen Zügen zu sehen.
Wenn Gudden sein Urteil aufgrund der Ansicht, der König sei „anormal", fällte – so unverständlich dies vielen aus heutiger Sicht erscheinen mag –, dann darf man ihm nicht vorwerfen, dass er aus niedrigen Beweggründen handelte. Er tat es aus Überzeugung, auch wenn diese nach heutigen Maßstäben kritisch gesehen wird und nicht immer einfach zu verstehen ist. Er sah für sich keine andere Möglichkeit, als Ludwig II. „Anormalität" und in der Folge „seelisch-geistige Krankheit", ja „Verrücktheit" zu bescheinigen. Das Tragische dabei war, dass Gudden seine „zeitbedingte Auffassung von Normalität" mit seinem ärztlichen Auftrag vermischte, ein objektives Gutachten zu erstellen, und daraus für den König die Diagnose „Paranoia" (primäre Verrücktheit) ableitete, womit er aber eigentlich das meinte, was man und was auch er zeitbedingt unter „Anormalität" verstand.
Tragisch war auch, dass zur damaligen Zeit eine extreme Wissenschaftsgläubigkeit herrschte, das heißt, dass niemand dem zu widersprechen wagte, was eine wissenschaftliche Koryphäe – und so wurde Gudden zweifellos gesehen – verlauten ließ. Wenn ein so angesehener Psychiater wie Gudden etwas behauptete, dann war das nach der damaligen Auffassung auch richtig. Dagegen Einspruch zu erheben, war geradezu unmöglich. Dies hätten allenfalls Psychiater-Kollegen wagen können, doch drei davon stimmten ihm stattdessen sogar zu, indem sie das Gutachten unterzeichneten. Und bei der Obduktion des Königs bestätigten dann noch zwölf weitere Ärzte posthum die Richtigkeit seiner Diagnose.
Als exponierter Staatsbürger sah sich Gudden zudem in der Pflicht, seinen Beitrag dazu zu leisten, dass Schaden vom Staat abgewendet wurde, der nicht nur ihm von Ludwig II. auszugehen schien. Beim König handelte es sich nämlich nicht um irgendeinen Bürger des Königreichs Bayern, sondern um den höchsten Repräsentanten des Staates, von dem mehr als von jedem anderen Vorbildcharakter gefordert wurde. Doch die dem König vorgeworfene Verschwendungs- und Bausucht, seine Weigerung, die von ihm geforderten Repräsentationspflichten wahrzunehmen, seine Ablehnung der Vorherrschaft Preußens, seine Affinität zu Frankreich und sein so bezeichneter amoralischer Lebenswandel, so die damalige weit verbreitete Ansicht, drohten dem Staat einen nicht wieder gutzumachenden Schaden zuzufügen. Ein König, der gegen die „Normalität" verstieß, förderte die Dekadenz und schädigte damit die Nation. Das konnte man einem Monarchen keinesfalls erlauben. Dagegen galt es einzuschreiten. Entweder war ein solcher Monarch ein Staatsfeind, oder aber er war „verrückt". In jedem Fall musste er seines Amtes enthoben und entmündigt werden.
Franz Graf von Pocci (1807–1876), der seit 1864 unter Ludwig II. Oberstkämmerer war, schrieb am 9. März 1871 folgendes kritische Gedicht „*An den König*", das sich in Poccis Nachlass fand:

*Willst Du ein König sein „von Gottes Gnaden", / Glaubst Du, daß er die Krone Dir beschert /*
*Als heilig Gut und auserwähltes Lehen, / So zeige Dich der Gottesgnade wert./*
*Dem Volke zeige der Berufung Würde, / Bekenne, daß des Herrn Vasall Du bist, /*

274 Reichold, Klaus: König Ludwig II. von Bayern. Stationen eines schlaflosen Lebens. München 1996 (S. 66) (Künftig: Reichold 1996)

*Daß mit der Macht auch Pflichten Dir verliehen. / Und gehe Du voran als treuer Christ. / [...]*
*Die Krone erbtest Du vom edlen Vater / Und trugst sie stolz; doch schon nach kurzer Frist /*
*Hat Dich ihr Prangen und ihr Glanz geblendet./ Ein Kind bliebst Du, das auf dem Throne ist.*
*Zum Spielzeug ist der Szepter Dir geworden, / Ein Zauberstab für eitle Phantasien, /*
*Nur Wundermärchenbilder zu gestalten / Scheint Dir die königliche Macht verlieh'n. /*
*Du schwelgest in romant'schen Irrsals Gärten,/ Träumst nur Dich selbst wie im verwunschnen Schloß /*
*Und Pflicht und Volk sind Dir allein Phantome, / Du schlummerst in der Feen und Nixen Schoß./*
*Den Louis XIV. gefällt es Dir zu spielen, / Du läßt Dir gold'ne Siegeswagen bauen /*
*Und pflegest wie Narziß im Quellenspiegel / Voll Selbstsucht nur Dein eigen Bild zu schauen. /*
*Weh Dir! Weh uns! Will sich der Spruch bewähren / Des weisen Salomo: „Weh Dir, o Land, /*
*Ist Dir ein Kind zum Könige gegeben," – / Fürwahr: es rettet uns nur Gotteshand ... /*

In diesem bereits 15 Jahre vor dem Tod Ludwigs II. entstandenen Gedicht verleiht Pocci der Stimme des Volkes Ausdruck. Ja, der König solle sich endlich wieder seines Königsamtes würdig erweisen, von seinen „Wundermärchenbildern" und seinen Träumereien Abstand nehmen und davon, nur sich selbst zu bespiegeln und den Sonnenkönig nachzuahmen. Statt dieser Kindereien möge er endlich wieder seine Pflichten als Monarch wahrnehmen. Geschähe dies nicht, dann „Wehe" dem Lande Bayern, das dann nur noch Gott retten könne. So wie Pocci dachten nicht wenige im Volk, die des Königs Verhaltensweisen ebenso für anormal hielten.
Es existieren Vermutungen, dass Gudden auch eine Chance sah, durch die Gutachten-Erstellung für einen König die Bedeutung der damals noch zu wenig anerkannten Psychiatrie zu erhöhen und damit diesem noch relativ jungen medizinischen Fachbereich zu größerem Ansehen zu verhelfen? Gudden, dem die Etablierung der Psychiatrie tatsächlich am Herzen lag, „erkannte durchaus die gesellschaftlichen Entwicklungsmöglichkeiten, die sich für die Psychiatrie aus der Übernahme verantwortungsvoller staatsnaher Aufgaben eröffneten, wie der Behandlung eines königlichen Prinzen [gemeint ist Otto I.] beziehungsweise Monarchen [gemeint ist Ludwig II.]. [...] Die Psychiatrie konnte [dadurch] auf ihre hohe Verantwortung verweisen und durfte [...] langfristig auf die Unterstützung ihrer institutionellen und wissenschaftlichen Ziele durch Staats- und Wissenschaftsmäzene hoffen. Davon profitierten etwa Emil Kraepelin und James Loeb bei der Gründung der Deutschen Forschungsanstalt für Psychiatrie in München 1917 durch König Ludwig III. als bayerische Stiftung."[275] Die Verbindung der Psychiatrie mit Politik und staatlicher Macht, wie sie im Entmündigungsprozess Ludwigs II. zum Tragen kam, konnte für den noch jungen Fachbereich Psychiatrie also tatsächlich nur Vorteile bringen. Dass dies in Guddens Interesse lag, darf ihm allerdings nicht nachteilig angerechnet werden.
Es ist unverzichtbar, Guddens ärztliche Aktivitäten, auch jene als Gutachter und die von ihm in dieser Rolle möglicherweise begangenen Fehler, die man erst viel später als solche bezeichnete, ausschließlich in diesem Kontext zu beurteilen und nicht über Guddens Verhalten die heute gültigen medizinischen und ethischen Maßstäbe zu stülpen, die dann stets aufs Neue zu seiner ungerechtfertigten Verurteilung führen.

---

275 Burgmair, Wolfgang/Weber, Matthias M.: Otto I. von Bayern und die Münchner Psychiatrie um 1900. Staatsrechtliche Konsequenzen und die Etablierung der Psychiatrie. In: Neurotransmitter 4. München 2004 (S. 92)

Zu Recht betont der Psychoanalytiker Wolfgang Schmidbauer: „Wenn es untunlich ist, jemanden nach einem Gesetz zu verurteilen, das es noch nicht gab, als er handelte, so scheint es mir auch problematisch, historische Diagnosen durch modernere zu ersetzen, selbst wenn sie Ludwig II. gewissermaßen freisprechen würden."[276] Und wenn die Psychiater Hanns Hippius und Reinhard Steinberg resümieren: „Vom psychiatrischen Standpunkt aus muss der Auffassung nachdrücklich widersprochen werden, Gudden habe unverantwortlich gehandelt"[277], so kamen sie mit Sicherheit unter Berücksichtigung der Gegebenheiten zum Ende des 19. Jahrhunderts, in der Gudden sein Gutachten über König Ludwig II. erstellte, zu dieser bedenkenswerten Schlussfolgerung.

## Glaubten die vier Gutachter an ihre Diagnose „unheilbar geisteskrank"?

Eine seltsame Frage, wird sich mancher denken. Natürlich glaubten sie an das Gutachten, das sie doch selbst erstellt hatten. Doch so einfach ist die Antwort auf diese Frage nicht.

*Vor der Internierung des Königs in Schloss Berg*
Richtig ist zunächst, dass Dr. Gudden, wie erwähnt, schon 1874 – bei seiner einzigen Audienz bei Ludwig II. – vermutet, bei Seiner Majestät entwickle sich eine geistige Erkrankung. Zwölf Jahre später äußert er am 23. März 1886, er sei von der Geisteskrankheit des Königs überzeugt und deshalb bereit, ein psychiatrisches Gutachten zu verfassen. Er erteilt sich sozusagen den Auftrag dazu selbst, Lutz und Prinz Luitpold brauchen nur noch zuzustimmen. Dies geschieht am 18. Mai und Gudden beginnt mit der Gutachtenerstellung.
„Ganz offensichtlich handelte es sich hier", betont auch Rupert Hacker, „um seine [Guddens] eigene, von ihm selbst als unumstößlich bezeichnete Überzeugung, nicht um eine Gefälligkeitsdiagnose aus Gründen der Staatsraison oder aus Willfährigkeit gegenüber etwaigen Wünschen der Minister. Gudden war ein zu unabhängiger und selbstbewusster Charakter, als dass er seine Meinung als Arzt und Wissenschaftler den Ansprüchen staatlicher Organe untergeordnet hätte."[278]
Dr. Guddens Mitgutachter – Dr. Grashey, Dr. Hubrich und Dr. Hagen – sind sich sicher, dass das Gutachten korrekt abgefasst ist, weshalb sie es unterzeichnen. Auch sie haben über Jahre hinweg Kenntnis von den öffentlich diskutierten Verhaltensauffälligkeiten des Königs und sich auf diese Weise ebenfalls längst ein Urteil gebildet, das sich mit dem Guddens deckt. Sich von Ludwigs Krankheit selbst ein Bild zu machen halten sie deshalb für nicht erforderlich.

*Nach der Internierung des Königs in Schloss Berg*
Die vier Gutachter, und das ist das Bemerkenswerte, sind von dem Diagnose-Begriff „unheilbar" nicht mehr überzeugt, als der König in Schloss Berg interniert ist.
**Dr. Grashey** sagt zu seinem Schwiegervater, Dr. Gudden, am Nachmittag des 13. Juni: „Aber Papa, ich finde den König nicht so schlimm; der ist meiner Meinung nach nicht unheilbar. Dar-

276 Schmidbauer/Kemper (S.10)
277 Hippius/Steinberg (S.111)
278 Hacker: Königskrise (S. 388)

auf stieß ihn Gudden mit dem Ellenbogen etwas in die Seite u. zog ihn ans Fenster, wo sie leise fortsprachen."[279] Diese Äußerung, die Stabskontrolleur Zanders und Schlossverwalter Huber bezeugen, zeigt, dass Grashey vorher den Zustand des Königs also schon für „schlimm", ja sogar für „unheilbar" und „rettungslos" hielt, das heißt davon ebenfalls überzeugt war und nun erstaunt ist, dass dem nicht so ist. Guddens weitere Bemerkung zu Grashey: „Darüber sprechen wir ein anderes Mal", verdeutlicht, dass über den Schweregrad der Geisteskrankheit erneuter Gesprächsbedarf bestand. Doch zwischen Tür und Angel wollte Gudden ein so wichtiges Thema nicht besprochen wissen.

Auch **Dr. Hubrich** gibt in einem Privatgespräch mit Leopoldine Freiin von Schrenck-Notzing, der Kusine des Freiherrn von Franckenstein, seinem Erstaunen Ausdruck, wie normal sich Ludwig II. in Berg doch verhalten hat. In ihrer Aufzeichnung des Gesprächs berichtet Freiin von Schrenck-Notzing, dass sich Dr. Hubrich verwundert geäußert habe, der Zustand des Königs sei [in Berg] anders gewesen, als sie [die Gutachter] gemeint. Sie seien völlig überzeugt gewesen, er werde in Tobsucht ausbrechen, sobald die Kommission in Schwanstein erscheine. Stattdessen sei er vernünftig gewesen und habe die letzten Tage überhaupt nichts Unvernünftiges gesagt und getan. Dr. Hubrich stellt also überrascht fest, der König habe in Wort und Tat nach seiner Einlieferung in Schloss Berg „vernünftig" gehandelt.[280]

**Dr. Hagen** wird sich ebenso gefragt haben, weshalb in Berg von all den in der Öffentlichkeit, in der Presse und im Gutachten geschilderten Verhaltensauffälligkeiten des Königs kaum etwas zu bemerken war. Ein Kommentar von ihm ist dazu jedoch nicht überliefert. Fast scheint es, als habe sich ihm die Sprache verschlagen, als auch ihm des Königs relative Normalität bewusst wird.

Und **Dr. Gudden**? Auch er erkennt in Berg offensichtlich, dass er seine im Gutachten gefällte Diagnose überprüfen und eventuell revidieren muss, wozu es nicht erst der Anmerkung seines Schwiegersohns Grashey bedarf. Dies belegen folgende Aussagen Guddens: „Der König hat sich wunderbar gut in seine neue Lage gefügt. Ich werde am Abend wieder mit ihm spazieren gehen, und zwar alleine, denn es ist gar keine Gefahr vorhanden, der König ist wie ein Kind." Als sich Dr. Müller weigert, alleine mit dem König spazieren zu gehen, meint Gudden: „Sie Schwarzseher." Dann wendet er sich an Baron Washington: „Was halten Sie davon, Baron, selbst einmal allein mit Seiner Majestät eine Ausfahrt zu machen?" Washington wehrt entschieden ab. Darauf Gudden: „Der König ist doch harmlos und liebenswürdig." [281]

Gudden scheint in Berg also geradezu ein Stein vom Herzen gefallen zu sein, dass der von ihm diagnostizierte „hochgradig seelengestörte Zustand" des Königs, den er erwartet hatte, nun doch nicht zutrifft. Daher seine gelöste Stimmung. Er erkennt, dass zumindest im Augenblick vom König „gar keine Gefahr" ausgeht. Ludwig II. ist „harmlos" und „liebenswürdig". Ein jeder kann mit ihm „ohne Aufsicht" spazieren gehen oder „eine Ausfahrt machen". Gudden wirkt erleichtert, dass sein Patient nun doch nicht „tobsüchtig", „unheilbar geisteskrank" und „selbstmordgefährdet" zu sein scheint. Diesen Eindruck teilt er mit seinen drei Mitgutachtern, auch wenn sie das noch nicht verkünden, sondern zunächst nach wie vor an der Diagnose „Paranoia" festhalten, da erst eine genaue Überprüfung des Zustandes Ludwigs II. in den folgenden

279 Ludwig von Bürkel, private Aufzeichnungen vom 21.6.1886, BSB, Bürkeliana, Suppl. In: Hilmes (S. 377)
280 Hacker: Königskrise (S. 426); Botzenhart (S. 3)
281 Müller 1929 (S. 784); Washington (S. 1051)

Wochen und Monaten verlässliche Erkenntnisse bringen kann. Deshalb schreibt Gudden in seinem letzten Telegramm am 13. Juni 1886 an Ministerpräsident Lutz: „Persönliche Untersuchung hat übrigens das schriftliche Gutachten nur bestätigt.“ [282] Eine wahrheitsgemäßere Formulierung wie etwa: „Im Augenblick ist die im Gutachten diagnostizierte unheibare Geisteskrankheit nicht erkennbar“, hätte nur Verwirrung ausgelöst. Gudden weiß, dass es bei Paranoia durchaus Phasen unauffälligen Verhaltens geben kann, weshalb unbedingt eine längere Beobachtungszeit erforderlich ist. Dennoch eröffnet sich für Gudden eine neue Perspektive. Wenn die von ihm diagnostizierte schwere, unheilbare geistige Erkrankung nicht zutreffen sollte, könnte womöglich eine relativ einfache Therapie, wie etwa die Normalisierung der Lebensweise, durchaus erfolgversprechend sein. Wie er sich auf Grund dieser Überlegung in der Folgezeit verhalten hätte, lässt sich allerdings nicht sagen. Er fand ja wenige Stunden später den Tod.
1986 äußerte der Psychiater Ernst Holzbach, Chefarzt a. D. der psychiatrischen Klinik des St. Josef-Hospitals Oberhausen: „Einem Trend der Zeit folgend ging von Gudden hauptsächlich davon aus, dass der König durch einen ungesunden Lebenswandel (Isolierung, Verschiebung des Tag-Nacht-Rhythmus, Einengung seiner Interessen auf die Bautätigkeit, falsche Ernährung, zuviel Alkohol) sich selbst in die krankmachende Situation versetzt hatte. So hoffte von Gudden durch das Angebot einer ‚gesunden Lebensführung‘ den König heilen zu können.“[283] Holzbachs Vermutung ist bedenkenswert.

*Urteile der drei Gutachter nach dem Tod des Königs*
In den Landtagsverhandlungen vom 21. bis zu 26. Juni 1886 werden Dr. Guddens Mitgutachter Dr. Grashey, Dr. Hagen und Dr. Hubrich um ihre Stellungnahme zum psychiatrischen Gutachten gebeten.
**Dr. Grashey** bescheinigt Ludwig II. jetzt zwar immer noch gelegentlich „logisches Denken“ und „konsequentes Handeln mit einer gewissen Ausdauer und Zähigkeit“ [284], hält aber trotz seines massiven Zweifels in Berg, der dem Landtag ja nicht bekannt ist, an der Diagnose „Paranoia, primäre Verrücktheit“ fest. Ein Beweis sei für ihn, „dass Seine Majestät der König sich selbst getödtet und den begleitenden Arzt zu Tode überwältigt habe; so könne nur ein Geisteskranker oder ein Verbecher handeln.“[285] Es ist aber nicht auszuschließen, dass Grashey mit seiner Aussage auch das Ansehen seines Schwiegervaters Dr. Gudden sowie die eigene Reputation und die seiner Mitgutachter zu bewahren suchte. Eine Überprüfung des wirklichen Verlaufs der Erkrankung des Königs ist infolge seines Todes ja nicht mehr möglich.
**Dr. Hubrich** bestätigt am 26. Juni vor dem Landtag dem König „eine Fülle von gesunden Resten des Seelenlebens“[286] und „lichte Momente“, aber auch „Wahnideen neben gesunden Ideen“. Doch „alle die [im Gutachten] aufgeführten Erscheinungen berechtigen zu der Dia-

282 Wöbking (S. 154); Allgemeine Zeitung Nr. 164 vom 15. 6. 1886 (S. 2402); Hacker: Augenzeugenberichte (S. 389)
283 Merkt (S. 249 f.)
284 Merkt (S. 49 f.); Wöbking (S. 328–331)
285 Merkt (S. 53)
286 Merkt (S. 56)

gnose, dass Seine Majestät der König geisteskrank gewesen sei, wobei auf den Namen der Krankheit wohl weniger Gewicht zu legen sein dürfte."[287]

**Dr. Hagen** lässt sich nunmehr auf keine präzise Diagnose ein. Er nennt die Krankheit des Königs „ein Gemisch von Verrücktheit, moralischem Irrsinn und Narrheit. Im Gutachten selbst habe er diese Unterscheidung nicht betont, weil er nicht den Schein eines Mangels an Übereinstimmung habe entstehen lassen wollen, nachdem über das Vorhandensein einer chronischen Geistesstörung alle einig gewesen seien." [288]

Für alle drei Gutachter ist letztlich der Suizid des Königs, bei dem er Dr. Gudden mit in den Tod gerissen habe, der untrügliche Beweis für die diagnostizierte Geisteskrankheit. Das anfänglich ruhige Verhalten Ludwigs II. in Schloss Berg, das auf eine leichtere Erkrankung hingedeutet habe, sei nur eine vorübergehende Phase gewesen. Das Unglück am 13. Juni habe jedoch gezeigt, wie rasch bei „Paranoia" ein unaufälliges Verhalten in einen Gewaltausbruch umschlagen könne.

Interessant ist in diesem Zusammenhang auch das Urteil **Dr. Franz Carl Müllers**, des Assistenzarztes von Dr. Gudden, der dem König in seinen Aufzeichnungen „folie morale, moral insanity", also „moralisches Irresein" mit Verlust des moralischen Empfindens, aber bei erhaltenem Intellekt, zuschreibt. Bei der Sektion des Königs werden von **Dr. Josef von Kerschensteiner** verschiedene anatomische Veränderungen im Gehirn festgestellt, die zwar nicht den Schluss auf eine Gehirnkrankheit zuließen, sich angeblich aber durchaus zur Erklärung der im Gutachten aufgeführten Verhaltensauffälligkeiten Ludwigs II. heranziehen ließen. [289]

Glaubten nun also die vier Gutachter an ihre Diagnose „unheilbar geisteskrank"?

Anfänglich auf jeweils unterschiedliche Weise mit Sicherheit, in Schloss Berg kamen bei allen Zweifel an der Schwere der Erkrankung und deren Unheilbarkeit auf. Nach dem Tod des Königs sahen sich die drei Mitgutachter, die das Gutachten mitunterzeichnet hatten, aufgrund der Geschehnisse – Suizid des Königs, wobei auch Dr. Gudden zu Tode kam – veranlasst, die Aussage des Gutachtens in vollem Umfang zu bestätigen. Dabei ist nicht auszuschließen, dass sie dies auch zum Selbstschutz und zur Aufrechterhaltung ihrer medizinischen Reputation taten. Einen Irrtum einzugestehen und die Diagnose „Paranoia" als Fehlurteil zu deklarieren, hätte großen Mut erfordert. Die Konsequenzen für sie wären in diesem Fall nicht abzusehen gewesen.

## Ärztliche Fehldiagnosen und Behandlungsfehler früher und heute

Max Mikorey (1899–1977), Professor an der Psychiatrischen und Nervenklinik der LMU-München, soll 1970, nachdem er Kenntnis vom Inhalt des Gutachtens Dr. Guddens erhalten hatte, ausgerufen haben: „Das darf doch nicht wahr sein! Da wurde uns immer der Dr. Gudden als der ‚Papst der Psychiatrie' dargestellt und jetzt muss ich so etwas hören [...] Ich sage Ihnen: Wenn ein Student von mir im ersten Semester solche Begründungen für den angeblichen Irrsinn eines Patienten abgäbe, würde ich ihn rauswerfen. So wie damals mit dem König verfahren worden ist, könnte man heute mit keinem Müllkutscher umspringen!"[290]

---

287 Merkt (S. 58)
288 Merkt (S. 54); Hacker: Königskrise (S. 427); Wöbking (S. 331–332)
289 Schmidbauer/Kemper (S. 87–93)
290 Desing: Wahnsinn (S. 33 f.)

Doch hier schien Prof. Mikorey zwei Tatsachen ausgeblendet zu haben. Zum einen negierte er, dass zwischen der Psychiatrie zur Zeit Guddens und der Psychiatrie um 1970, als er diesen Ausspruch tat, immerhin 84 Jahre lagen, zum anderen verdrängte er, was zahlreiche internationale Studien belegen, dass nämlich nicht nur bis 1970, sondern auch noch heute im 21. Jahrhundert zahlreiche psychiatrische und psychologische Gutachten unzutreffend sind und erhebliche Fehler aufweisen. Dazu zählen Irrtümer in den Bereichen der objektiven Befunderhebung und der wertenden Zuordnung, außerdem gravierende Mängel aufgrund von unvollständig oder fehlerhaft erhobenen Anamnesen und von irrigen Schlussfolgerungen nach körperlichen, neurologischen, psychiatrischen oder psychologischen Untersuchungen. Diese können zu diagnostischen Fehleinschätzungen führen und sich letztlich auf die Beurteilung verheerend negativ auswirken.

Schon die Monahan-Studie aus dem Jahre 1973 stellte fest, dass zwischen 65 % und 95 % aller Personen, die von Psychiatern als gefährlich eingestuft wurden, dies in Wirklichkeit nicht waren. Studien in den 70er-, 80er- und 90er-Jahren an Psychiatriepatienten lieferten Erkenntnisse, die schockierend sind: Eine Studie an 131 nach dem Zufallsprinzip ausgewählten Patienten des „Psychiatric Center" in New York ergab 1985, dass schätzungsweise 75 % aller Patienten bei der Einlieferung ins Zentrum fehldiagnostiziert wurden. Die Beurteilung von Sexual-Tätern nach verbüßter Haft und Therapie verläuft unter ähnlichen Vorzeichen: Für jeden, der zu Unrecht entlassen wird, bleiben etwa fünf zu Unrecht in Verwahrung, bekannte der Münchner Psychiatrieprofessor Norbert Nedopil in der Süddeutschen Zeitung.[291]

Jedes Jahr gibt es Tausende von ärztlichen Fehldiagnosen und Behandlungsfehlern. Sie lassen sich auch heute im 21. Jahrhundert nie gänzlich vermeiden. Dies gilt vor allem für das schwierige Gebiet der Psychiatrie, wie die Psychiater Reinhard Steinberg und Hanns Hippius konstatieren: „Dass die Diskussion um die ‚Richtigkeit' von Diagnosen in der Psychiatrie seit jeher ein Problem war und auch in der Gegenwart bleiben wird, beleuchtet eine Besonderheit psychiatrischer Nosologie [Klassifikation einer Krankheit]. Die Dignität [Wertigkeit], Gültigkeit und Relevanz [Bedeutsamkeit] psychiatrischer Diagnosen ist nicht immer mit den von anderen medizinischen Fächern beanspruchten vergleichbar. Das liegt einerseits am Stand der Ursachenforschung in der Psychiatrie, in der sehr viele biopsychologische und biosoziologische Fragen (nicht zuletzt auf dem Gebiet der ‚Schizophrenieforschung') ungelöst sind."[292]

Für den Patienten bedeutet ein Diagnose- oder ein Behandlungsfehler oft eine Katastrophe. Er ist das erste Opfer. Auch der Arzt ist nach einem Fehler großen emotionalen und psychischen Belastungen ausgesetzt. Er ist das zweite Opfer. Es erfordert von jedem Arzt großen Mut, einen Fehler vor dem betroffenen Patienten und seinen Kollegen einzugestehen. Es droht ihm Ausgrenzung, der Verlust des Ansehens oder sogar seines Berufes. Er gerät leicht in einen Teufelskreis aus Schuldgefühlen und Versagensängsten. Deshalb bringen auch heute Ärzte oftmals nicht den Mut auf, Diagnose- oder Behandlungsfehler einzugestehen. Ärzte waren nie „Halbgötter in Weiß", sie sind es auch heute nicht. Sie sind Menschen, und Menschen können Fehler begehen, die deshalb nie ganz ausgeschlossen werden können. Dies muss auch Dr. Gudden, sollte er denn Fehler begangen haben, zugute gehalten werden.

---

291 Sponsel, Rudolf (DAS). Nachrichten aus der Psychiatrie und Umfeld. IP-GIPT. Erlangen: http://www.sgipt.org/medppp/NadP.htm

292 Steinberg/Hippius: Nervenarzt 2011 (S. 608)

## Gegen den Gutachter Dr. Gudden erhobene Vorwürfe und Gegenargumente

Bis heute werden gegen Gudden, insbesondere von Laien, massive Vorwürfe erhoben, die seine Gutachtertätigkeit aufs Schärfste verurteilen. Vorgebrachte Gegenargumente, obwohl diese großenteils Psychiater äußern, werden demgegenüber vehement beiseitegeschoben. Im Folgenden werden als Grundlage für künftige Diskussionen beide Seiten gleichrangig gegenübergestellt. Bei den Gegenargumenten werden insbesondere folgende Wissenschaftler und Psychiater zitiert: Prof. Dr. Heinz Häfner, Universität Heidelberg; Prof. Dr. Hanns Hippius, Psychiatrische Klinik der LMU München; Prof. Dr. Hans Förstl, Klinik und Poliklinik für Psychiatrie und Psychotherapie, München; Prof. Dr. Norbert Nedopil, Psychiatrische Klinik der LMU München; Prof. Dr. Reinhard Steinberg, Pfalzklinikum, Klingenmünster; Rupert Hacker, Historiker, München; Dr. Felix Sommer, Historiker, Mannheim.

| **Vorwürfe gegen den Gutachter Gudden** | **Gegenargumente gegen die erhobenen Vorwürfe** |
|---|---|
| Das Gutachten über Ludwig II. wurde ohne persönliche Untersuchung des Königs erstellt, sondern nur nach Aktenlage. Dies sei ein Verstoß gegen grundlegende Gutachterregeln. | „Es ergeben sich bis in unsere Zeit [also auch noch im 21. Jahrhundert!] immer wieder Situationen, in denen der Psychiater ein ‚Gutachten nach Aktenlage' erstatten muss, ohne den Patienten untersucht zu haben (z.B. wenn der zu Untersuchende die Untersuchung ablehnt)." Hippius/Steinberg |
| Gudden hätte unter dem Vorwand, eine wichtige Mitteilung über Ludwigs kranken Bruder Otto machen zu müssen, eine Audienz bei Ludwig II. „erschleichen" können, um ihn dabei unauffällig einer Beobachtung und Untersuchung zu unterziehen. | „Der König hätte – selbst wenn er zu Gesprächen mit Gudden bereit gewesen wäre – von Gudden informiert werden müssen, dass dieser die Gespräche als ein vom Ministerrat beauftragter Gutachter führen wolle. Keinesfalls hätte Gudden Gespräche mit dem König etwa unter dem Vorwand führen dürfen, mit ihm nur über den Gesundheitszustand des Bruders des Königs, Prinz Otto, sprechen zu wollen." Hippius/Steinberg |
| Gudden sei ein unerfahrener Gutachter gewesen. Dennoch habe er sich den Gutachterauftrag, den er eigentlich hätte ablehnen müssen, zugetraut und dabei die damals bekannten Gutachterregeln missachtet. | Erfahrene Gutachter, die diesen Namen wirklich verdient hätten, gab es in der noch jungen Psychiatrie um 1880 nicht. Für die damaligen Gutachter „ gab es keine gesetzlichen Grundlagen, keine verbindlichen Empfehlungen und keine Präzedenzfälle." Gudden „befand sich also in einer Konfliktlage, deren Lösung – wie immer sie auch ausgefallen wäre – unbefriedigend bleiben musste.<br>Er hat sich, was die meisten Gutachter in vergleichbaren Situationen heute wohl auch täten, an die Bezugsrahmen und Orientierungshilfen der bisherigen Praxis der Begutachtung gehalten." Nedopil |

| **Vorwürfe gegen den Gutachter Gudden** | **Gegenargumente gegen die erhobenen Vorwürfe** |
|---|---|
| Gutachterregeln, die Gudden hätte beachten müssen, formulierte unter anderem der Psychiater Richard Freiherr von Krafft-Ebing in seinem 1875 erschienenen „Lehrbuch der gerichtlichen Psychopathologie" | Krafft-Ebing verstieß gegen die von ihm aufgestellten Regeln. 1886 ließ er sich nämlich dafür einspannen, Ludwigs ehemalige Braut Sophie wegen „moral insanity", „moralischem Irrsinn" in seine Irrenanstalt Mariagrün bei Graz einzuweisen. Der Grund war Sophies „Ehebruch" mit dem Arzt Dr. Glaser. Krafft-Ebing ließ sich dabei zum Handlanger von Sophies Ehemann, dem Herzog von Alençon, instrumentalisieren, von dem er sich als Arzt Befehle erteilen ließ. Sommer/Häfner |
| Guddens Gutachten enthält nur eine Sammlung „negativer" Eigenschaften des Königs, während die positiven Eigenschaften bzw. gesunden Funktionsweisen nicht berücksichtigt wurden. Das hätte aber geschehen müssen. | „In damaliger und in heutiger gutachterlich-forensischer Praxis ist diese Forderung unbillig. Auch heute werden in Gutachten nur die somatischen oder psychischen Pathologika herausgearbeitet, die Normalität in der Regel nicht als explizit zu erwähnender kontrastierender Hintergrund angenommen." Hippius/Steinberg<br><br>„Ziel der Zeugeneinvernahme war eindeutig nicht die Erstellung eines ausgewogenen Charakterbildes, sondern das Auffinden von Indizien einer Geisteskrankheit, die ein entsprechendes psychiatrisches Gutachten zur Absetzung Ludwigs untermauern konnten." Förstl |
| Die Zeugenaussagen, die Gudden für sein Gutachten verwendete, sind in ihrer Glaubwürdigkeit höchst anzweifelbar. Es sind Aussagen von bestochenen und erpressten Bedienstetenseelen. | Der Vorwurf, Bedienstete seien erpresst oder bestochen worden oder deren Aussagen hätten größtenteils nicht der Wahrheit entsprochen, ist nicht bewiesen. Sie wurden auf ihre Aussagen vereidigt.<br>Wie das Verhalten Graf Dürckheims und Ludwig von Bürkels belegen, die beide eine geistige Erkrankung des Königs in Abrede stellten, konnten Zeugen damals sehr wohl eine Aussage gegen den König verweigern. |
| Die Gestaltung des Gutachtens ist höchst unübersichtlich. Es ist nur eine verwirrende Aneinanderreihung von angeblichen Beobachtungen. | Zur Gutachtengestaltung gab es 1886 keine verbindlichen Richtlinien. Gudden bündelte die Auffälligkeiten unter mehreren Gesichtpunkten. „Das Gutachten ist in einer Sprache abgefasst, die der Bedeutung des zu Begutachtenden ohne Einschränkung gerecht wird. [...] Psychopathologische Auffälligkeiten und Wichtungen der Auffälligkeiten Ludwigs II. führt das Gutachten in angemessener Nüchternheit an. Die Gewichtungen werden mit Respekt und letztendlich auch immer wieder bekundetem Bedauern angeführt." Hippius/Steinberg |

| **Vorwürfe gegen den Gutachter Gudden** | **Gegenargumente gegen die erhobenen Vorwürfe** |
|---|---|
| Gudden ließ sich als verlängerter Arm der Staatsmacht zur Erstellung eines Gefälligkeits- und Zweckgutachtens missbrauchen. | „Gudden war ein zu unabhängiger und selbstbewusster Charakter als dass er seine Meinung als Arzt und Wissenschaftler den Ansprüchen staatlicher Organe untergeordnet hätte." Hacker |
| Gudden erstellte das Gutachten gegen seine Überzeugung als Beamter, der keinen Widerspruch wagte. Er musste, wie im Gutachten einleitend ausgeführt ist, „dem erhaltenen Befehl Folge leisten". | Gudden „akzeptierte den Gutachterauftrag aus seinem Staatsverständnis heraus. Er sah im Ministerrat die höchste Instanz der Staatsmacht und war [...] der Ansicht", die Gutachter „müss(t)en dem erhaltenen Befehle Folge leisten." Er „handelte anfangs nach bestem Wissen und Gewissen als ein von der Staatsmacht geforderter Gutachter." Hippius/Steinberg |
| Guddens Gutachten bedeutete für den König Entmündigung auf Lebenszeit, Sicherheitsverwahrung und Entzug der persönlichen Freiheit. | „Nach Abgabe der gutachterlichen Stellungnahme" handelte Gudden „als Arzt gegenüber einem suizidgefährdeten Patienten, für dessen weitere Betreuung er sich verantwortlich fühlte." Hippius/Steinberg |
| Gudden wollte sich mit dem Gefälligkeitsgutachten nicht näher bekannte Vorteile sichern. Er schmeichelte sich bei Ministerpräsident Lutz und Prinz Luitpold ein, indem er den Gutachterauftrag übernahm. | Gudden war überzeugt, dass der König an „Paranoia" litt. „Ganz offensichtlich handelt es sich hier um seine eigene, von ihm selbst als unumstößlich bezeichnete Überzeugung, nicht um eine Gefälligkeitsdiagnose aus Gründen der Staatsraison oder aus Willfährigkeit gegenüber etwaigen Wünschen der Minister." Hacker |
| Guddens Gutachten ist ein Fehlurteil. Gudden handelte unverantwortlich, indem er die damals bekannten Gutachterregeln missachtete und sich als verlängerter Arm der Staatsmacht missbrauchen ließ. | „Angesichts der gebotenen Loyalität und der fachlich wie politisch diffizilen Aufgabe versuchte Gudden unter enormem Zeitdruck ein sachgerechtes Gutachten nach Aktenlage zu verfassen. Unter Berücksichtigung der extremen Ausnahmesituation hat er auch aus heutiger Sicht sorgfältig gearbeitet. Hier ging es nicht um Instrumentalisierung der Psychiatrie in einem Staatsstreich von oben, sondern darum, angesichts hochgradiger Verdachtsmomente Unheil von einer exponierten Person abzuwenden und das Ansehen des bayerischen Staates zu wahren." Förstl<br><br>„Vom psychiatrischen Standpunkt aus muss der Auffassung nachdrücklich widersprochen werden, Gudden habe ärztlich unverantwortlich gehandelt. [...] Aus heutiger Sicht hat Gudden als Arzt verantwortungsvoll und konsequent gehandelt [...]" Hippius/Steinberg |

# VI. Letzter Spaziergang und Tod

Im Hinblick auf Dr. Guddens Aktivitäten als betreuender Arzt Ludwigs II. in Schloss Berg empfiehlt es sich, auch auf diese letzte Phase zu blicken. Darf man bezüglich des Berger Aufenthalts wirklich von einer „grausamen Einkerkerung des Königs in einem zu einem Irenhaus umgewandelten Schloss " sprechen, in dem der „königliche Häftling" zur „Beute der Irrenärzte" geworden sei und wo ihn „Irrenwärter mit Folterwerkzeugen" bedroht hätten? Oder handelt es sich auch diesbezüglich nicht ebenfalls um maßlose Übertreibungen?
Der Aufenthalt des Königs und Dr. Guddens in Schloss Berg, von der Ankunft am 12. Juni bis zum Beginn des letzten Spaziergangs am 13. Juni 1886, der mit dem Tod endete, währte nicht einmal $1^1/_2$ Tage. Wie gestaltete sich in dieser kurzen Zeit die Beziehung zwischen den beiden? Welche wesentlichen Dinge ereigneten sich an diesen eineinhalb Tagen? Wie behandelte Dr. Gudden den König und wie benahm sich Ludwig II. ihm gegenüber?[293]
12. Juni 1886: Die Fahrt von Neuschwanstein nach Schloss Berg beginnt um 4.00 Uhr morgens und verläuft ohne besondere Vorkommnisse. Der König fährt allein in einem Wagen. Dass darin eine Zwangsjacke liegt oder Beinfesselungsvorrichtungen angebracht sind, ist nur ein immer wieder geäußertes Gerücht. In Steingaden, Peißenberg und Seeshaupt wird umgespannt. Vor Seeshaupt in einem Wald wird gehalten. Nachdem der König seine Notdurft verrichtet hat, vertritt er sich bei einem viertelstündigen Spaziergang in Begleitung Dr. Guddens die Beine.[294] Es ist der erste von insgesamt drei Spaziergängen der beiden. Was dabei gesprochen wird, ist nicht überliefert. Beim Halt in Seeshaupt lässt sich der König von der Posthalterin, Frau Anna Vogel, ein Glas Wasser bringen. Nach $8^1/_2$ Stunden erfolgt gegen 12.30 Uhr die Ankunft in Berg. Der erste Tag dort währt $11^1/_2$ Stunden, von 12.30 bis 24.00 Uhr. Der König ist nach den Turbulenzen der vergangenen Nacht und der Fahrt von Neuschwanstein nach Berg erschöpft. Unmittelbar nach der Ankunft wird er in seine beiden Zimmer – Wohn- und Schlafzimmer – im 2. Stockwerk geleitet. Die in Eile getroffenen Vorrichtungen – Gucklöcher an den Türen, abgeschraubte Türklinken, ein Kasten vor der Verandatür, geschlossene Fensterläden – nimmt er bedrückt wahr. Gudden lässt darauf die Fensterläden öffnen. Dr. Grashey musste diese Vorkehrungen übereilt treffen, um den König vor befürchteten Suizidabsichten zu schützen. Den Bewohnern von Berg wird verboten, nach Einbruch der Dunkelheit die Straße zu betreten, Besuche zu machen oder sich in der Nähe der Schlossmauern oder oben am Parkzaun aufzuhalten. Dadurch sollen Befreiungsversuche oder Protestaktionen von Seiten der Bevölkerung verhindert werden.
Nach dem Mittagessen um 13.30 begibt sich der König gegen 14.45 Uhr zu Bett. Er ordnet an, ihn nach 9 Stunden zu wecken. Bevor sich auch Gudden zurückzieht, um etwas auszuruhen, bespricht er sich mit Dr. Grashey, Dr. Müller und Baron Washington. Er ist sichtlich froh über den reibungslosen Verlauf der Verbringung des Königs nach Berg und schlägt vor, „das Schloss behaglicher einzurichten" und damit den Eindruck einer Irrenanstalt zu vermeiden.

---

293 Die folgenden Geschehnisse und Gespräche sind dokumentiert in: Müller, F.C. (S. 782 ff.); Washington (S. 1050 ff.); Grashey (S. XIX ff.)

294 Müller F.C. 1929 (S. 781)

Der König soll „möglichst schonend und möglichst nobel“[295] behandelt werden. Als Erstes beabsichtigt Gudden, den Tagesablauf des Königs zu normalisieren.
Um 16.00 schreckt die elektrische Klingel im Schlafzimmer des Königs alle auf. Schlossverwalter Huber befürchtet, der König habe sich etwas angetan. Doch es ist nur der Glockenzug, der hängt. Das Zugseil ist aus der Halterung gesprungen und hat das Läutwerk in Gang gesetzt. Der Schaden wird notdürftig behoben, da man den König möglichst wenig stören will, der danach weiterschläft. Als er gegen 24.00 Uhr erwacht, beschwert er sich bei den Pflegern, nicht nach genau neun Stunden, um 23.45 Uhr, wie dies von ihm befohlen war, geweckt worden zu sein. Die Pfleger erklären, sie hätten auf Guddens Befehl so gehandelt. Als Ludwig aufstehen und sich ankleiden will, wecken die Pfleger Dr. Müller, der den König beruhigt: Dr. Gudden habe gesagt, „dass sich Majestät erst am Morgen anzukleiden wünschen.“ Mit dieser diplomatischen Antwort gibt sich der König zufrieden. Da er friert, verlangt er seine Strümpfe, die ihm gebracht werden. Dann verzehrt er ein Stück Brot und eine Orange und legt sich anschließend wegen der Kälte im Zimmer wieder zu Bett.
Gespräche zwischen dem König und Dr. Gudden am 12. Juni in Berg finden also kaum statt. Die Zeit verstreicht mit Einquartierung aller im Schloss und mit den für alle Beteiligten dringend notwendigen Ruhephasen nach den vorausgegangenen Strapazen.

## Der letzte Tag im Leben des Königs und Dr. Guddens

Am Pfingstsonntagmorgen, den 13. Juni 1886, erwacht der König gegen 6.00 Uhr und lässt, „noch im Bette liegend“, Dr. Gudden zu sich kommen. Er nennt Prinz Luitpold einen Mitläufer, der missbraucht worden sei. Er beschwert sich, dass ausgerechnet Graf Holnstein, der bei ihm in Ungnade gefallen ist, zu seinem Kurator ernannt wurde. Gudden erklärt, wie wichtig es ist, „dass Eure Majestät viel mit Menschen zusammen kommen. Diese fortwährende Abgeschlossenheit von allen Menschen darf nicht fortgesetzt werden. Als Kavaliere für Eure Majestät sind zwei Herren bestimmt, Freiherr von Washington und Baron Malsen.“ Ludwig antwortet: „Mir ist schon einer zu viel. Das Schlimmste was man mir antun kann ist, nicht mehr alleine sein zu dürfen.“ Gudden beschwichtigt den König: „Die Kur erlaubt es, dass Eure Majestät oft alleine bleiben können. Nur beim Ausgehen und Ausfahren sollten Majestät Ihre Kavaliere um sich haben.“ Auch die Pfleger sind dem König unerträglich. Er will nur Dr. Gudden als Kontaktperson in seiner Nähe. Dann äußert er den Wunsch, in Aufkirchen den Pfingstgottesdienst zu besuchen. Gudden bedauert, ihm die Teilnahme versagen zu müssen. Es soll unliebsames Aufsehen vermieden werden.
Nun wünscht Ludwig Dr. Grashey zu sprechen. Wie es scheint, möchte der König nach und nach alle wichtigen Personen näher kennen lernen, mit denen er es künftig zu tun haben wird. Im Gespräch mit Grashey nennt Ludwig das ganze Vorgehen ein Komplott. Man hätte ihn in Kenntnis setzen müssen. Er fragt, wie lange die Sache dauern soll. Grashey weiß es nicht, betont aber wahrheitsgemäß: „Majestät sind jedoch nach wie vor der König von Bayern. Wenn einmal durch ein neues Gutachten die Genesung Eurer Majestät nachgewiesen ist, dann wird die Reichsverwesung ohne Zweifel wieder aufhören.“ Plötzlich also keine Rede mehr davon,

295 Grashey 1886: Nekrolog auf Bernhard von Gudden.In: Merkt (S. 183)

dass Ludwig II. „die ganze Lebenszeit" an der Ausübung der Regierung verhindert sei, wie das im letzten Satz des Gutachtens behauptet wurde. Der König sagt: „Aber ich bin doch nicht krank. Nun gut, ich hatte früher ein paar Mal Aufregungszustände und habe wegen Schlaflosigkeit vielfach Schlafmittel gebraucht. Aber krank bin ich deshalb nicht. Was haben denn die Ärzte gegenwärtig für Vorschläge zu meiner Heilung?" Darauf Dr. Grashey: „Wir legen auf das gegenwärtige ruhige Verhalten Euerer Majestät großes Gewicht und Wert darauf, dass Majestät regelmäßig leben, wenig Spirituosen genießen und sich fleißig in frischer Luft bewegen. Sinnvoll wäre es auch, eine regelmäßige Beschäftigung zu wählen." Ludwig nickt: „Das halte ich für richtig. Bitte sorgen Sie dafür, dass mir bald die Bibliothek aus Neuschwanstein übersandt wird." Auf die Frage, warum er vor Abgabe des Gutachtens nicht untersucht worden sei, erklärt Dr. Grashey: „Majestät haben seit Jahren keinen Arzt mehr vorgelassen. Erst recht würden Majestät keinen Psychiater empfangen haben. Vor erfolgter Proklamation war also niemand berechtigt, gegen den Willen Eurer Majestät einen Arzt ins Schloss zu schicken. Ein solcher wäre von Majestät höchstwahrscheinlich gefangen gesetzt worden." Der König lächelt auf diese Antwort und bestätigt damit, dass Grasheys Aussage zutrifft.
Nach Morgentoilette und reichlichem Frühstück bespricht der König mit Dr. Gudden den Spaziergang am Vormittag, der von 11.15 bis 12.15 Uhr im Schlosspark stattfindet. In einem Abstand von 400 Schritten folgt ein Pfleger, der – wohl auf Wunsch des Königs – noch weiter zurückbleiben muss, sodass er mehrmals den Anschluss an die beiden Spaziergänger verliert. Beim Anblick eines Gendarmen fragt der König: „Nanu? Ist etwa die Anwesenheit von Sozialisten zu befürchten?" Gudden gibt dem Mann einen Wink, sich zu entfernen. Unterwegs passieren die beiden eine Bank – nicht weit entfernt von der späteren Unglücksstelle – auf der sie kurz ruhen. Wie Dr. Gudden später äußert, dreht sich die Unterhaltung vorrangig „immer um dieselbe Frage, ob man ihm [dem König] nicht nach dem Leben trachte." Was auf dem Spaziergang möglicherweise sonst noch gesprochen wird, ist nicht bekannt. Vielleicht äußert Ludwig den Wunsch, am Abend noch einmal spazieren zu gehen. Bemerkungen des Königs, die Dr. Gudden beunruhigt hätten, scheint es allerdings nicht gegeben zu haben.
Nach der Rückkehr der beiden folgt das Mittagessen. Dr. Gudden, Dr. Müller, Professor Grashey und Baron Washington speisen im Kavaliersbau, einem am See gelegenen Haus. Gudden teilt den anderen mit: „Der König hat sich wunderbar gut in seine neue Lage gefügt. Ich werde am Abend wieder mit ihm spazieren gehen, und zwar alleine, denn es ist gar keine Gefahr vorhanden, der König ist wie ein Kind." Dr. Müller mahnt zur Vorsicht, er würde das nicht tun. Gudden winkt ab und schlägt Baron Washington sogar vor: „Was halten Sie davon, Baron, selbst einmal allein mit Seiner Majestät eine Ausfahrt zu machen?" Washington wehrt ab, da er es sich nicht zutraut, mit einem Geisteskranken allein zu sein.
Am Nachmittag bittet der König Stabskontrolleur Zanders zum Gespräch, empfängt ihn „mit blitzenden Augen, energisch, lebhaft, wie in seinen besten Tagen". Er fragt, ob er länger als ein Jahr eingesperrt bleiben wird, worauf ihm auch Zanders versichert, dass es „ja vielleicht viel geringerer Zeit bedürfen werde, um Majestät von seinem Nervenleiden herzustellen, und dass ja dann kein Grund mehr sein würde, ihn in ärztlicher Behandlung zu halten." Ludwig erkundigt sich, wie viele Gendarmen im Park seien, ob sie „scharf geladen" hätten und gegebenenfalls auf ihn schießen würden, was Zanders verneint. Als der König den Stabskontrolleur in eine Fensternische zieht, als wolle er ihm etwas Vertrauliches mitteilen, erinnert sich dieser an das Versprechen, das er Dr. Gudden gab, mit dem König nicht über eventuelle Fluchtpläne

zu sprechen. Er bittet deshalb, gehen zu dürfen, was der König mit misstrauischem Blick gestattet.
Danach empfängt Ludwig Guddens Assistenzarzt Dr. Müller. Auch diese etwa 45 Minuten währende Unterhaltung kreist „um dieselbe Frage, ob man ihm, dem König, denn nicht nach dem Leben trachte." Doch auch anderes interessiert Ludwig: „Gudden sagte mir, Sie wollen meine Bibliothek ordnen?" Darauf Müller: „Ich bin mit Vergnügen bereit, Majestät, und werde mich rasch zurechtfinden." Angetan ist der König davon, dass Müller etwas französisch spricht und „ein Freund der deutschen Poesie, insbesondere der lyrischen" ist und „auch schon verschiedentlich literarisch tätig" war. Wie diese Äußerungen zeigen, scheint der König bereits jetzt erste Pläne für die nächste Zeit ins Auge zu fassen. So will er von Dr. Müller – „Ihnen traue ich!" – seine Bibliothek ordnen lassen.
Inzwischen bespricht Gudden mit Dr. Grashey und Baron Washington die notwendigen baulichen Veränderungen im Schloss und in der Umgebung, so etwa das Anbringen von Gittern an den Fenstern und von leichten Stangen mit Spitzendraht am Seeufer, denn die Aussicht auf den See soll erhalten bleiben. Während der baulichen Maßnahmen im Schloss wird der König im Kavaliersbau wohnen.
Nach dem Nachmittags-Kaffee wird um 16.30 Uhr bis etwa 17.15 Uhr dem König das letzte Abendessen serviert. Dr. Grashey verlässt um 17.15 Uhr gemeinsam mit Hauptmann Horn Schloss Berg. Sie fahren nach Starnberg, um von dort mit dem Zug weiter nach München zu reisen. Auch Gudden will nach dem Abendspaziergang nach München zurückkehren, um dort seinen Verpflichtungen als Leiter der Kreisirrenanstalt nachzukommen. Es scheint keinen Grund zu geben, weshalb Gudden und Grashey in Berg bleiben müssten.
Gottfried von Böhm kritisierte in seiner Ludwig II.-Biografie die Internierung des Königs in Schloss Berg heftig mit den Worten: „Man darf dem Kranken nicht jede Hoffnung, jede Lebensfreude nehmen, ihn mit einem Schlage mit seinen bisherigen Lebensgewohnheiten in Widerspruch setzen; man darf nicht einen König, der heute über sechs Millionen Untertanen regierte und dem ein Dutzend Schlösser zur Verfügung standen, morgen [...] als eine ‚Beute der Irrenärzte' behandeln und ihm all die konventionellen Folterwerkzeuge vor Augen führen und zum Bewußtsein bringen, die im Betrieb der Irrenhäuser üblich und nötig sind."[296] Diese Kritik ist ungerechtfertigt. Weder wurde dem König „jede Hoffnung und Lebensfreude" genommen, noch führte man ihm „Folterwerkzeuge" vor, die Gudden als Verfechter des „No restraint"-Prinzips vehement ablehnte. Den Alltag des Königs wollte man lediglich in einen vernünftigen Ablauf bringen. Doch bis heute scheint sich diese Böhm'sche Horrorvision zu halten. So schreibt etwa Felix Sommer: „Genau das [nämlich die angebliche Folter] war es allerdings, was Ludwig II. mit der psychiatrischen Behandlung durch v. Gudden drohte und was er aus den Berichten über seinen Bruder Otto wusste." [297] Aber genau das war es nicht. Ludwig erfuhr aus diesen Berichten nur von den immer wieder auftretenden Tobsuchtsanfällen seines Bruders in Schloss Fürstenried, worauf die Ärzte und Pfleger – allerdings ohne Folterwerkzeuge – natürlich reagieren mussten, allerdings so schonend als möglich, wie dies vom König befohlen worden war.
Trotzdem wird bis heute noch immer ein angebliches Horrorszenarium in Schloss Berg kolportiert. Doch der König, der sich vernünftig verhielt, war – in den $1^1/_2$ Tagen! – nicht wie ein

296 Böhm (S. 691)
297 Sommer (S.231)

Tobsüchtiger in seinem zu einem vergitterten Verließ umgewandelten Lieblingsschloss eingekerkert, ständig von gewalttätigen Irrenwärtern mit Folterwerkzeugen und Schlägen bedroht, wenn er ihren Befehlen nicht gehorchte, die ihn seiner Kleider beraubten und ihn alleine im Dunkeln leiden ließen. Im Gegenteil, Ludwig II. wurde nach wie vor respektvoll als Majestät behandelt, der weiterhin seine Wünsche äußern konnte, dem man alle nur erdenkliche Pflege angedeihen lassen wollte, um ihn von seinen Suizidgedanken und seinen Befürchtungen, man trachte ihm nach dem Leben, abzubringen. Seine geliebte Bibliothek wurde ihm nicht vorenthalten und Gudden dachte daran, ihn möglichst rasch mit ebenbürtigen Persönlichkeiten in Kontakt zu bringen, ihm nicht nur Spaziergänge im Park zu ermöglichen, sondern auch Ausfahrten mit ihm zu unternehmen, was ohne Probleme möglich gewesen wäre, da Ludwig II. ja nicht tobsüchtig war. Wer kann schon ausschließen, dass man es ihm später nicht ermöglicht hätte, immer wieder einmal auch seinen Schlössern einen Besuch abzustatten?
Um 17.30 Uhr erscheint ein Reporter einer amerikanischen Zeitung und bittet Baron Washington um ein Interview, bei dem auch Dr. Gudden zugegen ist, den er mit folgender Frage überrascht: „Ist es wahr, dass der König morgen früh, also am Pfingstmontag, in München erscheinen wird?" Dr. Gudden winkt ab: „Dummes Zeug!" Und Washington fragt: „Wo haben Sie denn diesen Unsinn gehört?" Der Reporter antwortet: „Im Wirtshaus in Leoni haben es die Bauern erzählt." Washington und Gudden versichern dem Reporter, dass an eine Reise des Königs nach München nicht zu denken sei.
Um 18.00 Uhr wird Dr. Gudden zum geplanten Abendspaziergang befohlen, der zwischen 18.35 und 18.45 Uhr beginnt. Er hätte ihn sich „wegen des ständigen enervierenden Ausfragens durch Seine Majestät" gerne erspart. Pfleger Mauder ist dem König beim Ankleiden behilflich. Als Dr. Gudden erscheint, schreitet der König die Treppe hinab und tritt ins Freie. Da der Regen aufgehört hat, bittet Ludwig den Pfleger: „Sind Sie so gut und rollen Sie mir den Schirm zusammen." Es sind dies die letzten bekannten Worte Ludwigs II. Mauder folgt dem Befehl und überreicht dem König, der dabei immer weitergeht, den eingerollten Schirm. Ungefähr vier Schritte dahinter folgt Dr. Gudden. Er hält Mauder auf und sagt leise, sodass es Ludwig wahrscheinlich nicht hört: „Es darf kein Pfleger mitgehen." Bei diesen Worten setzt Gudden seinen Weg hinter dem vorausschreitenden König fort. Mauder eilt zu Dr. Müller und meldet Guddens Befehl, den dieser mit der Bemerkung: „Ist gut" quittiert. Nun sucht Mauder Pfleger Schneller, den er an der Tür trifft, und teilt ihm Guddens Befehl und Müllers Zustimmung mit, worauf Schneller in die oberen Zimmer zurückkehrt.
In den regendämmrigen Frühsommerabend entschwinden Ludwigs Riesengestalt in schwarzem Mantel – immer wieder ist auch die Rede von einem hellen Sommermantel – und Dr. Gudden, der links neben ihm geht. Sie biegen in den nach Süden führenden Uferweg ein, der nahe am Wasser liegt. Beide sind allein ohne Begleitung eines Pflegers.

## Eine verhängnisvolle Entscheidung

Weshalb durfte kein Pfleger mitgehen? Dazu kursieren bis heute sechs Mutmaßungen, wobei die beiden letzten – 5. und 6. – besonders fragwürdig sind:

1. Gudden habe in Berg erkannt, dass es sich bei Ludwig II. um keinen gefährlichen, suizidgefährdeten Patienten handelte, worauf seine Bemerkung hindeutet, der König sei „harmlos

und liebenswürdig wie ein Kind". Deshalb habe er es sich zugetraut, mit dem König allein spazieren zu gehen. So die Vermutung von Guddens Assistenzarzt Dr. Franz Carl Müller. Gudden sei also bis zuletzt dem von ihm vertretenen „No-Restraint-Prinzip" treu geblieben. Selbst die Begleitung eines Pflegers habe er als Zwang angesehen und deshalb abgelehnt. In diesem Vertrauensbeweis habe er offensichtlich die Voraussetzung für eine künftige tragfähige Arzt-Patient-Beziehung gesehen.

2. Gudden habe mit seinen Worten dem Pfleger lediglich signalisiert, dass er nicht in Sichtweite hinter dem König hergehen solle, aber durchaus in größerer Entfernung. Der Pfleger und auch Dr. F. C. Müller hätten Guddens Anweisung demnach missverstanden. Diese Ansicht vertrat Dr. Grashey, worüber es zum Streit mit Dr. Müller kam, der ein Missverständnis von Guddens Befehl nicht gelten ließ.
3. Der König habe Gudden mit seiner Freundlichkeit getäuscht und ihn gedrängt, keinen Pfleger mitgehen zu lassen. Gudden habe nachgegeben in der Hoffnung, auf diese Weise das Vertrauen seines Patienten zu gewinnen. Ludwig habe die Gelegenheit jedoch zur Flucht genutzt, wobei es zu der bekannten Katastrophe gekommen sei. Auch dies eine Vermutung Dr. F.C. Müllers.
4. Gudden, dem in Berg bewusst geworden sei, dass der König nicht geisteskrank war, wollte seine Fehlentscheidung wiedergutmachen. Deshalb habe er den Pfleger zurückgeschickt, um dem König die Möglichkeit zur Flucht zu geben, die aber dann von einem Gendarmen mit Waffengewalt verhindert worden sei, wobei der König und er als Fluchthelfer ums Leben kamen. (Siehe dazu unten „Wie starb Dr. Gudden?")
5. Gudden habe in Berg erkannt, dass seine Diagnose „Geisteskrankheit" eine Fehldiagnose war. Würde der König freikommen, hätte er als Gutachter die schlimmsten Folgen zu befürchten. Da Gudden aber von der Selbstmordgefährdung des Königs überzeugt ist, führt er ihn ohne Begleitung an den See in der Hoffnung, dass sich dort das Problem durch den Suizid des Königs erledigt.
6. Gudden habe den Pfleger zurückgewiesen, um dadurch einem angeblich vorbereiteten Mordkomplott, bei dem ihm eine Rolle zugedacht worden sei, einen ungestörten Verlauf zu ermöglichen. Nach Beendigung der Tat sei er als Mitwisser selbst beseitigt worden.

Einer der Ersten, der sechs Tage nach der Königskatastrophe eine überzeugende Antwort für Guddens rätselhaftes Verhalten vor Beginn des letzten Spaziergangs formulierte, meldete sich bereits am 19. Juni 1886 in der Presse zu Wort. Es war der Psychiater und Primararzt der Landesirrenanstalt Budapest Dr. Jacob Salgo, alias Jakob Weiss (1849–1918), der in seinem Beitrag in der „Allgemeinen Zeitung" bereits erahnte, was auf Dr. Gudden nun zukommen würde:

„[...] die Kritik, wird nicht ermangeln, mit tausend Gründen den toten Psychiater anzufallen, wie sie es den lebenden Irrenärzten gegenüber zu tun gewohnt ist. Das ganze Register von der wissenschaftlichen Unfähigkeit des Psychiaters bis auf dessen Leichtfertigkeit und Unachtsamkeit wird wieder vernehmbar werden, wie es zum Teile auch schon angeschlagen wurde. Das tief traurige Schicksal Guddens, der an der Spitze der modernen ernsten psychiatrischen Forscher stand und dessen Platz in der Wissenschaft noch sehr lange nicht ausgefüllt werden dürfte, ist für seine engeren Fachkollegen eine sehr ernste und bittere Mahnung." Dr. Salgo betont, dass allein Guddens lobenswertes Bestreben, Geisteskranke zwangsfrei zu behandeln, auch im Fall Ludwigs II. bedauerlicherweise zur Katastrophe führte.

„[...] ein Irrenarzt von der hohen Gesinnung und fachmännischen Bedeutung Guddens", so Salgo, sah „seine Aufgabe nicht in der sicheren Bewachung seines Kranken für erschöpft an", sondern „gestützt und getragen von seiner Erfahrung und seinem Wissen, die schlimmen Wirkungen der vorhergegangenen Ungeschicklichkeiten der Hof- und Beamtenkreise durch liebevolles und bis zur Selbstvergessenheit gehendes Vertrauen zu dem krankhaft gereizten und misstrauischen König abzuschwächen", trat er „dem sich von allen Seiten verfolgt Wähnenden ganz allein gegenüber, um das Vertrauen des Königs zu erlangen und gerade durch Entfernung aller Wächter dem Verstörten Beruhigung zu verschaffen." Ein moderner Irrenarzt wie Dr. Gudden musste nach Dr. Salgos Ansicht einfach so handeln, weshalb er „auf diesem schweren und oft gefahrvollen Wege [...] einen Markstein bilden [wird] für alle jene jüngeren Kräfte, denen die freie Behandlung der Geisteskranken das natürlichste und selbstverständlichste Ergebnis ernster wissenschaftlicher psychiatrischer Forschung sein soll." Gudden sei dem König mit höchstem Einfühlungsvermögen begegnet, um möglichst rasch Vertrauen zu ihm aufzubauen, wie er das auch mit seinen anderen Patienten zu tun pflegte. „Nur wer diese Kranken sieht", schreibt Salgo, „wenn geduldig und verständnisvoll auf ihren Zustand eingegangen wird, wenn ihnen ein winziger Wirkungskreis für ihre Beschäftigungslust angewiesen wird, oder sie, wenn auch nur für Stunden, die Mauern der Anstalt verlassen dürfen, um sich zwanglos an einem Ausfluge zu beteiligen, nur wer die tausend kleinen Freuden der freien Behandlung und deren Wirkung auf die Kranken mit ansieht, nur der wird die sporadischen Unglücksfälle, die sich hierbei ergeben, richtig abschätzen, ohne vor ihnen zu erschrecken oder gar die ganze Methode zu verwerfen. Soll denn Niemand die Eisenbahn benützen, weil Eisenbahnfahrten ab und zu mit Unfällen einhergehen? Sollen alle Geisteskranken gebunden oder angekettet bleiben, weil einzelne Geisteskranke Unglück anrichten? Deshalb: so groß das Unglück auch sein mag, das die Psychiatrie durch das furchtbare Ende Guddens getroffen hat, vermag es doch nichts zu ändern an den freien und vorwärtsstrebenden Entwicklungsgängen der modernen Irrenbehandlung. Guddens Andenken [...] als eines Vorkämpfers und Märtyrers dieses Strebens, wird geehrt bleiben in der von ihm glänzend vertretenden Fachwissenschaft." [298]

## Spurensuche im See mit sechs verschiedenen Ergebnissen

Die in Berg weilenden höheren Beamten, Gendarmen und auch die Gerichtskommission vergaßen wohl in der Aufregung über das unfassbare Ereignis, unmittelbar nach Auffindung der ersten Unglücksspuren am 13. Juni ab 22.30 Uhr den gesamten Uferbereich sofort abzusperren und zu sichern, um zu verhindern, dass Unbefugte dort herummarschierten und die Spuren zertrampelten. Außerdem kam es auch durch strömenden Regen und starken Wellengang zur Spurenverwischung. Bald war die gesamte Unglücksstelle derart von den unterschiedlichsten Spuren übersät, dass ein jeder Untersuchende sich nach Gutdünken das heraussuchen konnte, was er für richtig hielt.

Als ob nicht schon genügend Trampelspuren vorhanden gewesen wären, erklärte Fischer Lidl später, dass nach dem Unglück „ein Fischer von Possenhofen, später Hoffischer in Amerland, die Schritte näher zusammen machen musste", wozu er sich „einer Stange mit angenagelten Holz-

298 Allgemeine Zeitung Nr. 168 vom 19. Juni 1886 (S. 2462); Allgäuer Zeitung vom 19. Juni 1886

pantoffeln bedient habe." Es seien angeblich also auch noch gefälschte Spuren gelegt worden. Eine professionelle Untersuchung des Geländes durch kompetente Inspektoren erfolgte nicht. Stattdessen trieben sich am 14. Juni den ganzen Tag höchst zweifelhafte „Experten" am Unglücksort herum, um Spurensuche – in Wahrheit Spurenverwischung – zu betreiben. Es waren dies:

1. Ein Graf (Philipp Graf zu Eulenburg-Hertefeld – zwei Besichtigungen)
2. Ein Oberamtsrichter (Jehle, in Begleitung eines Maurermeisters – vier Besichtigungen)
3. Zwei Gymnasiasten (Otto Schleussinger und Adalbert von Fischer)
4. Ein Hofsekretär (Ludwig von Klug)
5. Ein Gärtner (Max Weiß)
6. Ein Bildhauer und Erzgießer (Ferdinand von Miller)
7. Ein Adeliger (Rittmeister Paul von Hauffingen)
8. Ein Bezirksbautechniker (Franz Xaver Haertinger)

Um professionelle Spurensicherer handelte es sich dabei mit Sicherheit also nicht. Ernst zu nehmen waren allenfalls der Oberamtsrichter und der Bezirksbautechniker. In der Folge kamen die Untersuchenden deshalb auch zu unterschiedlichen Ergebnissen.

Bezirksbautechniker Franz Xaver Haertinger beschreibt in seiner Skizze vom Weg hinab zum See eine klare Linie. Etwa auf der Mitte liegt Guddens Schirm. Am Ufer dann der erste Kampf. Gudden hält Ludwig am Mantel fest. Spuren im Rollkies und im anschließenden Sand verdeutlichen den weiteren Weg. Gudden kann angeblich den König etwas zurückziehen, doch der befreit sich und tötet Gudden. Danach begibt sich der König bis zu der Stelle, an der er sich in 1,30 m Wassertiefe selbst ertränkt. Sein Leichnam hinterlässt eine Schleifspur in östlicher Richtung im Sand bis zu dem Punkt, an dem beide Körper später gefunden werden. Die Gerichtskommission Starnberg mit Oberamtsrichter Jehle findet hingegen zwei Spuren, die sich nach ca. 20 Schritten im See treffen. Dort kommt es zum Kampf. Etwas weiter nordwestlich tötet sich Ludwig. Die Leichen treiben auch hier zur Fundstelle.

Zeuge Otto Schleussinger findet seinerseits Kampfspuren 10 m vom Ufer entfernt und eine einzelne Spur des Königs in südwestlicher Richtung, während Graf Eulenburg-Hertefeld Spuren eines Kampfes und Schritte in den See hinaus zu erkennen glaubt. Nach wenigen Metern brechen sie an einer schroffen Kante ab. Doch einen solchen Abgrund gibt es überhaupt nicht, da hier das Wasser auch nur 1,30 m tief ist. Nach Ferdinand von Miller gehen die Schritte dem Ufer zu, also in südlicher oder südöstlicher Richtung, und auch Dr. Hubrich spricht wie Miller von parallel zum Ufer gehenden Spuren in Richtung Leoni.

Welchem Ergebnis kann man nun trauen? Die Spuren verlaufen angeblich in alle Himmelsrichtungen und lassen dadurch bis heute höchst unterschiedliche Interpretationen zu. Davon Hinweise abzuleiten, wie Ludwig II. und Dr. Gudden starben, ist daher höchst problematisch.

## Wie starb Dr. Gudden? – Neun Theorien

Ähnlich wie bei Ludwig II. sind auch alle neun Theorien darüber, wie Dr. Gudden ums Leben gekommen sein könnte, äußerst fragwürdig. Manche Mutmaßungen klingen geradezu abenteuerlich.

Besonders regt bis heute folgender Aspekt zu Spekulationen an. Während die Uhr des Königs infolge des eingedrungenen Wassers um 18.53 *Uhr und* 40 *Sekunden* stehen blieb, stockte Gud-

dens Uhr erst eine Stunde und 13 Minuten später um 20.06 *Uhr und* $25^1/_2$ *Sekunden*. Erklärt wird die Diskrepanz zum einen mit der unterschiedlichen Beschaffenheit der Uhren, zum zweiten mit dem Hinweis, der König habe seine Uhr – angeblich aus Gewohnheit? – wohl um eine gute halbe Stunde (oder mehr?) zurückgestellt, und zum dritten damit, dass Gudden erst eine Stunde und 13 Minuten nach dem König – aus welchem Grund auch immer – ins Wasser gelangt sei.
Die wichtigsten Fragen zum Ende Dr. Guddens sind bis heute folgende:

- Wurde Gudden vom König getötet?
- War es ein Unfall?
- Wurde er versehentlich erschossen?
- Wurde er absichtlich erschossen?
- Wurde er erwürgt oder ertränkt?
- Hat er sich selbst getötet?
- Wurde er als Fluchhelfer des Königs getötet?

Erwähnenswert in diesem Zusammenhang ist ein Ereignis kurz vor Guddens Tod, das Philipp Fürst zu Eulenburg-Hertefeld in seinen Aufzeichnungen schildert:
„Das Verhalten Guddens [sich allein mit dem König auf den letzten Spaziergang zu begeben] ist umso verwunderlicher, als er unter dem starken Eindruck eines Traumes stand, durch den er in der letzten Nacht vom 12. zum 13. Juni gequält worden war. Er hatte diese Nacht in seinem Hause in München zugebracht, nachdem er mit mir auf der Flucht aus Schwanstein nach München zurückgekehrt war. [Dies ereignete sich allerdings am 10. Juni. Eulenburg meint also wohl die Nacht vom 10. auf den 11. Juni]. Er war bleich und verstört des Morgens zum Frühstück gekommen. Seine Frau fragte ihn, was ihm sei, und er antwortete lachend, er habe einen törichten Traum gehabt, der ihm die Nachtruhe geraubt habe. Er sei unaufhörlich in einem Kampfe mit einem Mann im Wasser gewesen. Sie hätten fürchterlich, unablässig miteinander gerungen."[299] In einer anderen Schrift[300] heißt es: „Gudden hatte entschiedene Todesahnungen; er äußerte seiner Frau gegenüber, dass er nicht wisse, ob er lebend oder todt zurückkehren werde; seine Tochter forderte er auf, für ihn zu beten. Am Samstag [12. Juni] sagte er zu einem Cavalier in Berg, dass sein Dienst ein lebensgefährlicher sei, da er von einem zum anderen Augenblick nicht wisse, ob er lebend zurückkomme."
Hatte Gudden also eine Vorahnung von seinem Ende? Eine der Todesvarianten, die im Hinblick auf seine Person diskutiert werden, bezieht sich jedenfalls auf die Vorkommnisse in diesem Traum von einem Kampf im Wasser. Allerdings sind auch andere Todestheorien im Gespräch, die seine Person betreffen und die im Folgenden dargestellt werden.

- ***Wurde Gudden vom König getötet?***

Die offizielle Version, die <u>Flucht-Theorie</u>, behauptet, der König habe fliehen wollen – entweder in die Freiheit oder in den Tod – und sei wenige Minuten nach dem Beginn des letzten Spaziergangs dazu in den See geeilt. Dr. Gudden habe versucht, ihn zurückzuhalten. Dabei sei es zwischen dem 62-jährigen Arzt und dem ihm körperlich weit überlegenen 41-jährigen König zu einem Handgemenge gekommen. Ludwig habe Gudden abgewehrt und dabei unter Was-

---

299 Eulenburg-Hertefeld, Philipp Fürst zu: Das Ende König Ludwigs II. Frankfurt a. M. 2001 (S. 114 ff.)
300 Grünewald, F.: Die Wahrheit über König Ludwig II. von Bayern tragisches Ende. München o.J. (etwa 1886) (S. 17)

ser gedrückt, womöglich auch gewürgt. Dabei habe der Arzt das Bewusstsein verloren und sei dann im See ertrunken.

• *War es ein Unfall?*

Nach der Betäubungs-Theorie könnte der Doppeltod auch ein Unfall gewesen sein. Gudden sei dem flüchtenden König nachgehetzt, der sich nicht zurückhalten ließ, worauf der Arzt den Chloroformbausch gezückt habe, den er angeblich immer mit sich führte. Bei dem Versuch, den König zu betäuben, hätten sich womöglich beide an dem Betäubungsmittel „benebelt", seien in der Folge ohnmächtig zusammengebrochen, ins Wasser gesunken und ertrunken. Diese Mutmaßung geht auf eine Aussage des Pfarrers von Aufkirchen, Martin Beck, zurück, der eine angebliche Äußerung Guddens überlieferte: „Ich habe immer ein Mittel bereit, um den König sofort schachmatt zu setzen." Bei diesem „Mittel", so wurde nun vermutet, handle es um Chloroform. Rupert Hacker weist jedoch darauf hin, dass es „dagegen wahrscheinlich [ist], dass die zitierte Äußerung sich auf den ‚bannenden Blick' Guddens bezog, mit dem dieser notfalls den erregten König besänftigen zu können glaubte."[301] Guddens „durchdringenden Blick" als „Besänftigungsmittel" gegenüber seinen Patienten erwähnen neben Fürst Eulenburg-Hertefeld auch Freiherr von und zu Franckenstein, der preußische Gesandte Werthern und andere. Eine Chloroformierung des Königs ist allerdings auch aus noch einem anderen Grund äußerst fragwürdig, da Gudden als Verfechter der „No restraint"-Behandlung Chloroform ablehnte. Eine Betäubung durch Chloroform setzt nämlich eine Einwirkung des Psychiaters auf den Patienten voraus, was dieser als Angriff deuten könnte. Die Folge wäre eine Störung der vertrauensvollen Arzt-Patienten-Beziehung. Dies lehnte Gudden aber ab. Deshalb enthält auch die „Dienstanweisung für das Pflegepersonal der Kreisirrenanstalt München" keinen Hinweis auf die Anwendung von Chloroform.[302]

Die Herzschlag-Theorie besagt, dass Gudden, der dem König in den See gefolgt sei, einen Herzinfarkt erlitten habe. Er war schließlich 62 Jahre alt, wollte, ja musste den König unbedingt zurückhalten. Der Infarkt könnte ausgelöst worden sein:

a) durch die Aufregung beim Kampf mit dem König,

b) durch die Erschöpfung nach dem Kampf,

c) infolge der Kälte des Wassers (etwa 12 Grad).

• *Wurde Gudden versehentlich erschossen?*

Die Totschlag-Theorie besagt, dass die beiden Kämpfenden – der König und Dr. Gudden – von einem patrouillierenden Gendarmen aus Versehen erschossen worden seien. Der Gendarm, der vom Spaziergang nicht informiert gewesen sei und der sich auf seinem Patrouillengang dem Unglücksort genähert habe, habe die Kämpfenden bemerkt, in der regnerischen Dämmerung jedoch nicht erkannt. Da auf Anruf keine Antwort erfolgt sei, habe er die beiden für Eindringlinge gehalten und in seiner Nervosität auf sie geschossen. Ludwig und sein Arzt seien dabei tödlich getroffen worden. Erst jetzt habe der Schütze entdeckt, was er angerichtet hatte.

---

301 Hacker: Königskrise (S. 386 f.)

302 Gudden, W. (S.206)

Es sei auch möglich, dass der Gendarm den bedrohten Gudden – oder den bedrohten König? – retten wollte. Als der Schuss einen der beiden getroffen habe, habe dieser den völlig entkräfteten Gegner mit unter Wasser gezogen, wo beide zu Tode gekommen seien.
Wenn der König und Gudden erschossen worden seien, sei es naheliegend, dass man die beiden nicht sofort ans Ufer, sondern sie zuerst in das Bootshaus des Fischers Lidl bzw. in die Badehütte am Ufer vor dem Schloss – auch diesbezüglich besteht Unklarheit – gebracht habe. Dort habe man sie vom Blut gereinigt und die Einschüsse verdeckt. Der herbeigerufenen Gerichtskommission sei es angeblich nicht gestattet worden, die bereits „hergerichteten, frisierten und mit Tüchern bedeckten" Leichen aufzudecken, geschweige denn sie auf die Todesursache hin zu untersuchen. Die Regierung habe die Erschießung Ludwigs natürlich geheim gehalten, da sonst gegen die Ärzte, den Prinzregenten und das Ministerium ein Volksaufstand losgebrochen wäre.
Die Badehütte am Ufer vor dem Schloss – und nicht die Bootshütte Lidls! – wurde kurz nach der Tragödie abgerissen. Zeugen berichten, die blutdurchtränkte Weste mit dem Einschussloch und die übrigen Kleider des Königs hätte man im Hof von Schloss Nymphenburg verbrannt, um alle Indizien zu vernichten. Unverständlich ist allerdings, weshalb man gerade die verräterischen Kleidungsstücke nicht sofort verschwinden ließ, sondern sie angeblich bis nach Schloss Nymphenburg transportierte, wo man sie erst Jahrzehnte (!) später – 1949 oder 1960 – vernichtet habe.
Ein besonders waghalsiges Gerücht schließt in den Kreis der Verdächtigen Dr. Gudden selbst mit ein. Hat er mit einem kleinen Revolver, den er ohne Weiteres bei sich hätte tragen können, in seiner Erregung und Hilflosigkeit auf den vor ihm ins Wasser fliehenden König geschossen, um ihn aufzuhalten? Es wäre in diesem Fall doppelt verständlich, wenn der sterbende Ludwig Gudden unter Wasser gedrückt und ertränkt hätte. Doch der gegen jeden Zwang eingestellte Gudden, so andere Hinweise, habe nie einen Revolver mit sich geführt.

• *Wurde Gudden absichtlich erschossen?*
Die – allerdings unglaubwürdige – Mord-Theorie besagt, dass Ludwig II. aus politischen Gründen absichtlich erschossen worden sei. Dabei sei auch Dr. Gudden als Zeuge ums Leben gekommen. Doch die Vermutung, ein beauftragter Geheimpolizist der „Preußen" sei der Täter gewesen, wird heute nicht mehr ernst genommen. Oder war etwa einer der am Ufer patrouillierenden Gendarmen mit der Ermordung beauftragt? Existierte womöglich gar ein geheimnisvoller Attentäter, der auf dem See in einem Kahn auf sein Opfer lauerte? Handelte er auf Befehl des bayerischen Ministerpräsidenten Johann Lutz oder des dem König übel gesonnenen Grafen Holnstein? Schließlich hätte der Königsverrat diese beiden Herren, falls er gescheitert wäre, in der Folge immer noch den Kopf kosten können. Oder habe womöglich Prinzregent Luitpold höchstpersönlich einen Meuchelmörder zu der Untat angestiftet? Alle diese Mord-Theorie-Varianten werden mittlerweile als reine Spekulationen abgetan.

• *Wurde Gudden erwürgt oder ertränkt?*
Die ebenfalls höchst abenteuerliche Theorie „Erwürgen" geht davon aus, dass Gudden den König zum Tatort geführt habe. Nach der erfolgten Ermordung des Königs sei er von zu spät gekommenen Fluchthelfern überrascht worden, als er dabei war, die Spuren zu verwischen. Beim Kampf mit ihnen sei er unterlegen und erdrosselt worden.

Die Ertränkungs-Theorie des Historikers Rudolf Reiser besagt Folgendes: Bereits lange vor dem 13. Juni 1886 hätten alle wichtigen Personen von Ludwigs Fluchtplänen und den geplanten Aktionen gewusst, die am Todesabend am See stattfinden sollten. Beim letzten Abendessen am 13. Juni sei der König mit alkoholischen Getränken betrunken gemacht worden, obwohl Dr. Gudden eigentlich den Entzug aller „geistigen Getränke" verordnet hatte. Aber der Arzt war nach Reisers Ansicht Handlanger des Komplotts. Er habe dem betrunkenen König suggeriert, man wolle ihm zur Flucht verhelfen. Vor der Türe stehe bereits die Fluchtkutsche. Der Gendarmerie sei befohlen worden, den Park zu meiden, um nicht durch ihr Eingreifen den Fluchtplan – in Wahrheit aber das Mordkomplott – zu gefährden. Der angetrunkene König habe sich daraufhin in die Kutsche begeben, die an die spätere Todesstelle gefahren sei. Im Wagen habe ihn Dr. Gudden mit Chloroform völlig schachmatt gesetzt. Am See sei er dann von den Kutschern oder von im Gebüsch lauernden Auftragsmördern ins Wasser geschleift und dort ertränkt worden. Gudden, der als Verräterlohn 180 Goldmark erhalten habe, die später bei ihm gefunden worden seien, sei eine Stunde nach Ludwigs Tod als Mitwisser selbst aus dem Weg geräumt worden, indem man auch ihn ertränkt habe. „Auch Reisers abenteuerliche Theorie zeigt", so eine Kritik, „über welch enorme Kraft die menschliche Phantasie doch verfügt."

• *Hat sich Gudden selbst getötet?*
Nach der Suizid-Theorie habe Gudden die Erkenntnis, dass er den Tod des ihm anvertrauten Königs verursacht hat, in Panik versetzt, zumal er gegen den Rat der anderen Ärzte den Spaziergang mit Ludwig ohne Begleitpersonal unternahm. Er musste außerdem fürchten, mit seiner „Tat" den Anlass zu beachtlichen politischen Verwicklungen geschaffen zu haben. Persönlich drohte ihm der Verlust seiner beruflichen Stellung und seines Ansehens. Infolgedessen habe sich Gudden aus Entsetzen über den eben erfolgten Tod des Königs, den er mit Chloroform betäubt hatte, aber auch aus Angst vor den unangenehmen Folgen, die er als der Verantwortliche zu tragen gehabt hätte, erkränkt. Entweder habe sich Gudden mit dem mitgeführten Chloroform selbst betäubt und sei danach ertrunken. Andere glauben, Gudden habe sich mit einem kleinen Revolver, den er mit sich geführt haben könnte, selbst erschossen. Doch dass Gudden Chlorophorm oder einen Revolver bei sich hatte, wird eher für unwahrscheinlich gehalten.

• *Wurde Gudden als Fluchthelfer des Königs getötet?*
Nach dem Tod des Königs kursierte auch noch eine andere Variante der Mordtheorie, die sich bis heute erhalten hat. Zum 20. Todestag Ludwigs II. vertrat sie erstmals der Verleger und Redakteur der Zeitung „Der Grobian" in den Nummern 14 bis 17 von 1906 unter dem Titel „Die Sonne bringt es an den Tag". Er lässt „einen feigen und gemeinen Königsmord als wahrscheinlich erscheinen" und schreibt Gudden die positive Rolle eines Fluchthelfers des Königs zu. Er kommt zu folgendem Ergebnis: „Gudden wollte offenbar König Ludwig zur Flucht verhelfen und letzterer, – der beste Schwimmer den es je gegeben hat – entledigte sich seines Rockes, um zum jenseitigen Seeufer hinüberzuschwimmen. Dieses Vorhaben wurde vielleicht von dritter Seite beobachtet und dann mit Gewalt verhindert! Ein Kampf kann allerdings stattgefunden haben, das war aber ein Kampf, den der König und sein Begleiter mit elenden Mordbuben geführt haben, wobei leider die letzteren Sieger geblieben sind!!!" Nach dieser Variante habe Dr. Gudden erkannt, dass das von ihm verfasste Gutachten, das dem König eine

Geisteskrankheit bescheinigte, nicht zutraf, weshalb er dem König zur Flucht verhelfen wollte, was jedoch scheiterte. Danach sei Gudden also kein „Königsbeseitiger" gewesen, sondern als „Fluchthelfer Ludwigs II." gestorben.
Dr. Grashey vermutet in seinem Nekrolog über Dr. Gudden sogar, dass der König beim letzten Spaziergang „Einwendungen gegen die Rückkehr [ins Schloss] machte" und „möglicherweise ganz direct von Gudden Befreiung und Rettung verlangte."[303] Bemerkenswert ist in diesem Zusammenhang auch der Eintrag in das Sterbebuch der Pfarrei Aufkirchen bei Starnberg vom 13. Juni 1886. Als Todesursache für den König ist unter Nr. 16 angegeben: „Hat sich in seiner Geisteszerrüttung selbst in den See gestürzt". Bei Dr. Gudden steht unter Nr. 17.: „Ist bei dem Versuch, den König zu retten, ertrunken."
Die Fluchthelfer-Version über Guddens Tod vertritt auch der Starnberger Psychiater Ludwig Kirzinger. Nach seiner Ansicht deuten folgende Geschehnisse auf eine Fluchthilfe Guddens hin:

- Der Hinweis Dr. Grasheys an seinen Schwiegervater Gudden: „Für rettungslos halte ich den Zustand Seiner Majestät nicht." Dies sei auch Gudden klar gewesen.
- Guddens Anordnung, es dürfe beim Spaziergang am Abend kein Pfleger mitgehen.
- Die 180 Goldmark, die laut Oberpfleger Michael Barth bei dem toten Gudden gefunden wurden[304] und die Gudden womöglich dem König als „Notgroschen" für die Flucht mitgeben wollte.

An der Unglücksstelle am See habe Gudden dem König entweder gestattet, durch das Wasser den Zaun zu umwaten, um die vor dem Parktor wartende Fluchtkutsche zu erreichen, oder aber zu den im See wartenden Kähnen zu schwimmen. Dabei seien beide von Gendarmen überrascht worden, die durch – leider tödliche – Schüsse auf beide die Flucht verhindern wollten. Vielleicht habe der König aber auch gemeinsam mit Gudden fliehen wollen, wozu der Psychiater bereit gewesen sei, da er sich den Konsequenzen für seine unzutreffende Diagnose entziehen wollte. Beide seien an der Flucht mit Waffengewalt gehindert worden. Die Gendarmen hätten ja den Befehl gehabt, Fluchtaktivitäten um jeden Preis zu verhindern.

*Fazit*: Guddens Tod und der des Königs im Starnberger See sind bis heute ungeklärt. Zum Verhängnis geworden ist dem Arzt möglicherweise sein liberales Behandlungsprinzip, das auf Freizügigkeit und Zwangsfreiheit im Umgang mit Geisteskranken setzte. Gleichwohl gibt es seit 1886 Jahr für Jahr neue Vermutungen zu diesem Ereignis, ohne dass aber unanzweifelbare Belege die eine oder andere Todesart als zutreffend beweisen können. Selten wird Gudden als bedauernswertes Opfer gesehen, das bei der Erfüllung seiner beruflichen Pflichten unglücklicherweise den Tod fand. Viele schreiben ihm hingegen, ohne dies auch beweisen zu können, eine Mitverantwortung, Mittäterschaft oder sogar alleinige Täterschaft zu. Er habe nicht nur durch sein Gutachten und die Mitwirkung bei der Entmündigung, sondern auch auf die eine oder andere mittelbare oder unmittelbare Weise dazu beigetragen, dass Ludwig zu Tode kam, oder gar selbst Hand bei einer eventuellen Tötung Ludwigs angelegt. Während der Tod des Königs bis heute die Menschen erschüttert, wird Dr. Guddens Ende vielfach als Strafe angesehen, die dieser Arzt verdient habe.

---

303 Merkt (S. 189)

304 Reiser, Rudolf: König Ludwig II. Mensch und Mythos zwischen Genialität und Götterdämmerung. Regensburg 2010 (S. 143) (künftig: Reiser)

## Der Tag nach der Königskatastrophe

Nachdem am 13. Juni 1886 von Dr. Müller um Mitternacht der Tod des Königs und seines Arztes offiziell erklärt worden war, wurden aus der Fischerhütte Jakob Lidls Tragbahren geholt und aus dem Schloss Matratzen. Dann trugen Diener die Toten ins Schloss in zwei Eckzimmer des ersten Stockwerks. Andere sind der Ansicht, man habe die Leichen zuvor erst noch in die nahe dem Schloss gelegene Badehütte gebracht, die wenig später seltsamerweise abgerissen wurde, und erst danach ins Schloss. Dort zog man ihnen die nassen Kleider aus. Stiefel, Hemd und Unterkleider mussten aufgeschnitten werden. Die nackten Körper wurden mit einem Leinentuch zugedeckt. Dann wartete man auf die Gerichtskommission aus Starnberg. Oberamtsrichter Jehle, Bezirksarztstellvertreter Dr. Heiß, der praktische Arzt Dr. Magg sowie ein Schreiber nahmen die Untersuchung vor. In der Zwischenzeit benachrichtigte man Guddens Familie telegrafisch von dem tragischen Unglücksfall. Gudden hinterließ eine Frau und acht Kinder. Ein Sohn war bereits gestorben. Nach der Untersuchung wurden die Toten in zwei durch einen kleinen Salon getrennte Zimmer im Schloss aufgebahrt.

Die Verwirrung in Berg war groß. Vor allem am Nachmittag strömte aus der Umgebung sowie aus München eine Menge von Leuten herbei, um vor allem die Leiche des Königs zu sehen. Darunter waren Fischer, Bauern, Frauen und Kinder. Der Andrang war so stark, dass die Gendarmen für Ordnung sorgen mussten. Bald leitete man die Besucher in Gruppen von 20 bis 30 Personen an den Leichnamen des Königs und des Arztes vorbei.

„Durch einen gewölbten Gang", so ein Zeitungsbericht, „führt der Weg über eine enge, mit Teppichen belegte Treppe in den ersten Stock, wo in einem einfachen Gemach, das mit blauen Tapeten ausgestattet war, in einem prunklosen Bette mit einer ebenfalls blauen Seidendecke bis an den Hals zugedeckt die Leiche Seiner Majestät lag. Über dem Bette war eine blaue Draperie angebracht, rechts und links desselben standen blühende Gewächse und silberne Leuchter mit brennenden Wachskerzen. An beiden Seiten der Leiche waren je ein Gendarm als Wachen aufgestellt. Ein Hoflakai in Livree hielt die Ordnung mit aufrecht [...] In einem Gemache links vom Ausgange des Totenzimmers Seiner Majestät war die Leiche des Medizinalrats von Gudden aufgebahrt, bewacht von vier Pflegern. [...] Die Haltung des eingelassenen Publikums war eine durchaus würdige; tiefe Trauer zeigte sich in den meisten Gesichtern, viele brachen beim Anblick des Toten in Tränen aus. [...]"

Für den König wurden ein Sarg und ein Leichenwagen aus München bestellt. Für Dr. Gudden sollte Dr. Müller einen Sarg beschaffen und für die Überführung seiner Leiche nach München Sorge tragen. Mit Hilfe des Bezirksamtmanns von Kobell, der an den Polizeidirektor um einen Wagen und Sarg für Dr. Gudden telegrafierte und die Anzeige beim Standesamt in Starnberg übernahm, gelang es Dr. Müller, diesen Auftrag zu erledigen. Professor Grashey war inzwischen nach Würzburg gefahren, um seiner Frau, einer Tochter Guddens, Trost zu spenden. Von der Familie Guddens und von den Ärzten der Irrenanstalt München zeigte sich niemand in Berg.

Nachdem auch für die Rückführung Guddens nach München alles in die Wege geleitet war, kehrte Dr. Müller nach München zurück. Zuvor bat er noch den Kaplan von Berg, Guddens Leiche vor dem Rücktransport nach München auszusegnen. Gegen 18.00 Uhr trugen vier Stallbedienstete die Leiche des Königs die Treppe hinunter und legten sie unten in den Sarg. Als dies geschehen war, kam von München der Bildhauer Trautmann – oder Hautmann! –, der vom

König, dessen Sarg zu diesem Zweck nochmals geöffnet werden musste, sowie von Dr. Gudden die Totenmasken abnahm, außerdem von Ludwig auch den Abdruck der rechten Hand.
Drei Stunden später, gegen 21.00 Uhr, begann die Überführung des königlichen Leichnams nach München. Nach Abfahrt des königlichen Leichenwagens begaben sich die Pfleger Mauder und Braun zurück ins Schloss. Sie sollten bis zum Eintreffen des Leichenwagens für Dr. Gudden bei dem Toten bleiben und dann mit dem Leichentransport nach München zurückkehren. Das Schloss war nun fast ganz verlassen.
Als Dr. Müller gegen 21.30 Uhr in München eintraf, fuhr er sofort in seine Wohnung in der Irrenanstalt. Mit Befremden bemerkte er, dass sein Zimmer ausgeräumt war, da man in diesem Raum Guddens Leichnam aufbahren wollte, was dann aber doch nicht geschah. Als Dr. Müller erfuhr, dass er den Nachruf auf Dr. Gudden schreiben sollte, empfahl er dafür Professor Winkel oder den Kollegen Rehm. Den Nekrolog verfasste später Dr. Rißl.
Gegen Mitternacht traf in Schloss Berg der Leichenwagen für Dr. Gudden ein. Die beiden Pfleger trugen den Sarg in den Hof und hoben ihn in den Wagen, der sofort in Richtung München abfuhr. Aus Platzgründen konnten die Pfleger nicht, wie geplant, mit dem Leichenwagen mitfahren. Sie suchten in Berg ein Fuhrwerk für die Rückfahrt zu organisieren, was aber nicht gelang, und mussten bis zum nächsten Morgen in Schloss Berg ausharren.

# VII. Die Totenmaske Dr. Bernhard von Guddens

## Verborgen seit 128 Jahren

Wie eine Umfrage bei Guddens Nachkommen, im Geheimen Hausarchiv der Wittelsbacher, bei Historikern und Ludwigforschern ergab, war die Existenz einer Totenmaske Guddens bislang nicht bekannt. Im Geheimen Hausarchiv, so die Auskunft, habe die Totenmaske Guddens rein archivfachlich nichts zu suchen. 128 Jahre lang blieb Guddens Totenmaske also unentdeckt. Erst im Frühjahr 2014 wurde in der Ausstellung über Dr. Bernhard von Gudden in Benediktbeuern der Blick auf das tote Angesicht jenes Mannes freigegeben, der gemeinsam mit König Ludwig II. von Bayern auf rätselhafte Weise starb.[305]

Eine so späte Entdeckung wirft natürlich zahlreiche Fragen auf:

- Wurde von Dr. Bernhard von Gudden eine Totenmaske abgenommen und wann geschah das?
- Wer hat sie abgenommen?
- Wo befand sich die Totenmaske nach der Abnahme?
- Auf welchem Weg kam sie in Besitz des Städtischen Museums Rosenheim?
- Wann wurde Guddens Totenmaske entdeckt?
- Warum blieb ihre Existenz bis heute unbekannt?
- Ist die Totenmaske wirklich Guddens Totenmaske?

Einige dieser Fragen lassen sich mittlerweile beantworten, auf einige gibt es nur Teilantworten und zu wenigen noch keine gesicherten Erkenntnisse.

## Die Entstehung von Guddens Totenmaske

- *Wurde von Dr. Bernhard v. Gudden eine Totenmaske abgenommen und wann geschah das?*

In der „Münchner Allgemeinen Zeitung" vom 15. Juni 1886 findet sich folgende Notiz:

> *„Wie uns mitgeteilt wird, wurden gestern Abend [14. Juni 1886] in Schloss Berg durch die HH. Bildhauer Hautmann und Hofgipsformer Adolf Mahr die Gipsmaske des Gesichts weiland König Ludwigs II. abgenommen, sowie dessen rechte Hand abgeformt. Des Weiteren ist auch die Totenmaske des Obermedizinalrats Dr. von Gudden durch die Genannten abgenommen worden. – Herr Bildhauer Hautmann wird, wie wir hören mit Hilfe der Totenmasken die Herstellung einer Büste weiland König Ludwigs II. sofort und eine solche des Obermedizinalrats Dr. von Gudden in der Folge in Angriff nehmen."*

305 Grundlage für die Ausführungen zu Guddens Totenmaske sind Recherchen von Alfons Schweiggert, München, sowie Informationen von Walter Leicht, Städtisches Museum Rosenheim.

Nach dieser Presseinformation wurde also nicht nur von Ludwig II., sondern auch von Dr. Gudden am Abend des 14. Juni 1886 in Schloss Berg eine Totenmaske abgenommen.

- *Wer hat die Totenmaske abgenommen?*

Dies ist umstritten. Der Pfleger Bruno Mauder, der in Schloss Berg Dienst hatte, nennt einen gewissen Karl Trautmann. Ein ehemaliger Lehrer Ludwigs, ein Kunsthistoriker und Zeichner, hieß so. Dieser sei am 14. Juni gegen Abend [etwa 18.00 Uhr] aus München gekommen. Vier Stallbedienstete hatten des Königs Leichnam soeben die Treppe hinuntergetragen und unten in den Sarg gelegt. Nachdem der König eingesargt und der Sarg mit Blumen geschmückt war, „kam von München Bildhauer Trautmann", so berichtet Mauder, „er solle die Totenmasken abnehmen. Ich machte den Sarg von den Blumen wieder frei, öffnete den Sarg und war Trautmann dabei [bei der Abnahme der Totenmaske] behilflich. Nach 38 Minuten war er fertig [...] Ich habe nun das Gesicht und Hand wieder abgewaschen und den Sarg wieder geschlossen."[306] Bruno Mauder reinigte also nicht nur das Gesicht, sondern auch die Hand des Königs – demnach wurde auch der Handabdruck des Königs in Berg erstellt.
Es könnte sich, so wird vermutet, bei Mauders Aussage allerdings auch um einen Hörfehler gehandelt haben und statt Trautmann der Bildhauer Johann Nepomuk Hautmann gemeint gewesen sein. Diesen erwähnt nämlich nicht nur die „Münchner Allgemeine Zeitung" (siehe oben), sondern auch Heinrich Kreisel, Herausgeber des 1926 erschienenen „Amtlichen Führers zu Schloß Herrenchiemsee".
Ludwigs erster Biograf Gottfried von Böhm nennt hingegen den Bildhauer Wilhelm von Rümann (1850–1906) und den Graveur Max Gube, die „noch in Berg" Ludwigs Totenmaske abgenommen hätten. In der Literatur werden außerdem auch noch Professor E. Eberl und der Gipsformer Adolf Mahr erwähnt.
Wer also waren die Abnehmer der Totenmasken?

- Der Kunsthistoriker und Zeichner Karl Trautmann?
- Der Bildhauer Johann Nepomuk Hautmann und der Gipsformer Adolf Mahr?
- Der Bildhauer Wilhelm von Rümann und der Graveur Max Gube?
- Professor E. Eberl und Gipsformer Adolf Mahr?

Aus den Angaben der oben genannten „Münchner Allgemeinen Zeitung" sowie aus einer Notiz im Rosenheimer Anzeiger vom 16. Juni 1886 geht hervor, dass am Abend des 14. Juni 1886 der königliche Hof-Gipsformer und Stuckateur Adolf Mahr und der Bildhauer Johann Nepomuk Hautmann erst von Ludwig II. eine Totenmaske und einen Abdruck der rechten Hand genommen haben, dann auch eine Totenmaske von Dr. Gudden. Deshalb dürfen diese beiden auch für die wahrscheinlichen Abnehmer der Totenmasken gelten.

- *Wer war Johann Nepomuk Hautmann?*

Johann Nepomuk Hautmann wurde am 21. April 1830 in München geboren, wo er am 30. Januar 1903 auch starb. Er studierte an der Münchener Akademie bei Ludwig von Schwanthaler und Konrad Eberhard. Hautmanns Werk besteht aus zahlreichen religiösen Plastiken, so etwa der Madonnenstatue für den Dom von Lemberg, außerdem aus mythologischen Darstellungen,

306 Süddeutsche Sonntagspost (München) Nr. 38 vom 23. September 1950 (S. 3–4)

Genrefiguren und Porträts, darunter auch von Mitgliedern des Königshauses. Von Ludwig II. erhielt er Aufträge für Skulpturen in den Gärten seiner Schlösser. So fertigte Hautmann von 1873–1877 für Linderhof etliche Skulpturen, darunter jene der „Venus" und der „Diana". Im Zusammenhang mit der Planung von Herrenchiemsee wurde er von Ludwig II. nach Versailles geschickt. 1883 fertigte er auf Herrenchiemsee die Plastiken des nördlichen Bassins und Skulpturen des Latona-Brunnens. Vom König formte Hautmann Porträtbüsten, so etwa die „Büste des jugendlichen Königs in bayerischer Generalsuniform". Gerade diese Verbindung zu Ludwig II. spricht für die Annahme, dass er der Abnehmer der Totenmasken Ludwigs II. und Dr. Guddens war.

- *Wo befand sich die Totenmaske nach der Abnahme?*

Im Juni 1886 herrschte tiefe Bestürzung über das Ende des Königs. Überall sprudelten Gerüchte über List, Gewalt und Mord. Und Gudden, der das verhängnisvolle Gutachten verfasst hatte, das man als die Grundlage für Ludwigs Entmündigung ansah, geriet bald in Verdacht, zusammen mit Prinzregent Luitpold, mit Ministerpräsident Lutz und Graf Holnstein – genannt wird vielfach auch Baron Crailsheim – zur ominösen „Viererbande" zu gehören, die für den Untergang Ludwigs verantwortlich gewesen sei.
Am 27. Juni 1886 schrieb Frank Wedekind, der sich am 14. Juni auch in Berg umgesehen hatte, an seinen Vater: „Im Zimmer nebenan lag Professor Gudden in nicht minder geschmackvoller Umgebung. Auch diesen Mann habe ich letzten Winter in der Irrenklinik noch bei Lebzeiten gesehen. Er hat mir damals einen sehr bedeutenden Eindruck hinterlassen und ich konnte infolgedessen durchaus nicht in die allgemeine Erbitterung einstimmen, die bei Hoch und Niedrig gegen ihn herrscht. Alles erlaubt sich kurzweg über sein Handeln abzuurtheilen" und „[...] das Volk lässt es ihn jetzt auch noch entgelten, daß er der erste war, der die Geisteszerrüttung des Königs zu constatiren wagte." Gudden zog also unmittelbar nach der Königskatastrophe die Abneigung der einfachen Bevölkerung auf sich, wie dies auch im berühmten „König Ludwig-Lied" dokumentiert ist, in dem es heißt:

> *„Mit Chloriformen und Bandaschen traten sie behändig auf. Nach Schloss Berg ha'ms ihn hingfahren, dort endete sein Lebenslauf. Dr. Gudden und der Bismarck, den man auch den falschen Kanzler nennt, haben ihn in' See neingsteßn, indem s'ihn von hint angerennt."*

Um Guddens Totenmaske hat sich damals sicher niemand gekümmert. Auch einer eventuell möglichen Besichtigung der Maske stand man zweifellos ablehnend gegenüber. Man wollte den Psychiater vielmehr schnell vergessen. Selbst das „Wittelsbacher Hausarchiv" hatte kein Interesse an der Totenmaske. Sie hätte, wie Dr. Gerhard Immler im April 2011 betonte, „auch – rein archivfachlich – hier nichts zu suchen."[307]

## Der Weg von Guddens Totenmaske

- *Auf welchem Weg kam die Totenmaske in Besitz des Städtischen Museums Rosenheim?*

Vermutlich blieb die Totenmaske zunächst im Besitz des Bildhauers Hautmann, der, wie die „Münchner Allgemeinen Zeitung" berichtete, „mit Hilfe der Totenmasken die Herstellung einer Büste weiland König Ludwigs II. sofort und eine solche des Obermedizinalrats Dr. von

307 Mitteilung an A. Schweiggert durch Dr. Michael Stephan, Direktor des Stadtarchivs, München

Gudden in der Folge in Angriff nehmen" sollte. Als es aus einer Büste für Gudden nichts wurde, gelangte dessen Totenmaske nach Jahren auf bislang unbekannte Weise – eventuell als Geschenk oder durch Ankauf – in den Besitz von Max Lutz. Es ist allerdings nicht überliefert, von welcher Person er die Totenmaske erhielt und seit wann sie sich in seinem Besitz befand. Bekam er sie bereits kurz nach der Abnahme von Hautmann, von Hofgipsformator Adolf Mahr oder von einem anderen Vorbesitzer?
Auf der Rückseite der Maske ist lediglich mit schwarzer Tinte „Eigentum von M. Lutz" notiert. Diese Information wurde nachträglich angebracht, da sie nicht in die Maske eingraviert ist. Von Max Lutz wurde sie laut Inventarbucheintrag dem Rosenheimer Städtischen Museum vermacht, das er wohl als geeigneten Aufbewahrungsort für dieses Objekt erachtete. Das geschah am 7. Mai 1897, also elf Jahre nach Guddens Tod. Zu dieser Zeit war Hautmann bereits 77 Jahre alt. Sechs Jahre später starb er.

- *Wer war Max Lutz?*

Max Lutz wurde 1850 in Rosenheim als Sohn des bekannten Rosenheimer Baumeisters Simon Lutz geboren. Von Beruf war Max Lutz wie sein Vater Architekt und Baumeister in Rosenheim. Dort errichtete er unter anderem an der repräsentativen Promenadenstraße, der heutigen Prinzregentenstraße, in den Jahren 1898/99 als Bauunternehmer eine Reihe von Villen – die Anwesen Nr. 18 bis 26 –, deren Stilformen vom Spätklassizismus über Neoromanik und Neobarock bis hin zum Jugendstil reichten. Besonders bemerkenswert an diesem Ensemble ist die Villa Wittelsbach (Hausnummer 24), die als ältester Jugendstilbau der Stadt zu den ungewöhnlich frühen Bauten dieses Stiles in Oberbayern zählt. Max Lutz starb 1910. Eine eventuelle Bekanntschaft zwischen dem Bildhauer Johann Nepomuk Hautmann und dem Architekten Max Lutz ließ sich bislang noch nicht feststellen.

- *Wann wurde Guddens Totenmaske entdeckt?*

Obwohl sich die Maske laut dem alten, ab 1902 geführten Inventarbuch des Städtischen Museums Rosenheim seit dem 7. Mai 1897 im dortigen Sammlungsbestand befand, wurde sie dort erst 102 Jahre später, am 13. Oktober 1999, bei Umräumarbeiten im nördlichen Speicherdepot gefunden, laut Eintrag im „Speicher rechts". Die Inventarnummer lautet: 3107.
Die Maske war in eine mit einem Klebeband verschlossene größere Holzkiste verpackt. Bei dem Entdecker der Totenmaske handelte es sich um einen Mitarbeiter des Museums, der den Fund dem Museumsleiter Walter Leicht meldete. Im Inventarbuch ist vermerkt, dass die Maske vom Besitzer Max Lutz dem Museum übergeben wurde. Eine mit blauer Tinte in deutscher Schrift beschriebene Objektkarte lässt den Schluss zu, so Walter Leicht, dass die Maske bei der Neuaufstellung 1902 – zumindest zeitweise – im Museum ausgestellt war.
Gegen Ende des Zweiten Weltkriegs wurde sie 1944 zusammen mit allen anderen Museumsobjekten ins Kloster Reisach ausgelagert und kam erst 1946 wieder ins Städtische Museum Rosenheim zurück.

- *Warum blieb Guddens Totenmaske bis heute unbekannt?*

Was an dieser Angelegenheit seltsam anmutet, ist insbesondere Folgendes: Weshalb verbreitete sich die Nachricht von der Existenz der Totenmaske nicht, obwohl sie angeblich doch 1902 – zumindest zeitweise – im Museum ausgestellt war? Wurde ihre Bedeutung damals

nicht erkannt? Wurde ihre Existenz womöglich absichtlich ignoriert oder gar verschwiegen? Wenn dies der Fall wäre, wer könnte ein Interesse daran gehabt haben? Und warum wurde auch nach ihrer Wiederentdeckung 1999 nichts davon bekannt?
Ende März 2011 wurde ich, Alfons Schweiggert, als Ludwig II.-Buchautor von Walter Leicht, dem Leiter des Städtischen Museums Rosenheim, zur Besichtigung von Guddens Totenmaske eingeladen. Am 29. März 2011 durfte ich die Maske erstmals im Original in Augenschein nehmen. Wie mir Walter Leicht mitteilte, sei die Maske 1999 infolge zahlreicher anderer Ausstellungsvorhaben erneut in Vergessenheit geraten und erst jetzt – 2011 – habe man sich wieder damit befasst. Bei unserem Gespräch wurde auch die Idee geboren, die Maske anlässlich einer Ausstellung über Dr. Bernhard von Gudden der Öffentlichkeit zu präsentieren.

- *Ist die Totenmaske wirklich Guddens Totenmaske?*

Bei der vorliegenden Totenmaske handelt es sich zweifellos um eine Maske, die einem Toten abgenommen wurde. Dieser Tote war entweder jemand, der Dr. Gudden äußerst ähnlich gesehen haben muss, oder es war Dr. Gudden selbst. Keinesfalls handelt es sich jedoch um eine künstlich hergestellte Maske, die Guddens Physiognomie nur ähnelt?
Auf dem oberen Rand der Rückseite der Totenmaske ist in den seinerzeit noch feuchten Gips der Name „Dr. v. Gudden" eingraviert, darunter „Schloss Berg 14. Juni 1886". Dies muss unmittelbar bei der Abnahme geschehen sein.
In diesem Zusammenhang ist auch die Frage interessant, wie eine Totenmaske abgenommen wird. Totenmasken werden in der Regel wegen des einsetzenden Verwesungsprozesses spätestens einen Tag, nur selten zwei Tage nach dem Tod der betreffenden Person angefertigt. Mehr als vier Tage nach Eintritt des Todes sollten nicht vergehen. Guddens Totenmaske wurde 16 bis 18 Stunden nach Eintritt des Todes abgenommen.
Zur Fertigung einer Totenmaske wird ein Gipsabdruck vom Gesicht des Verstorbenen erstellt. Dazu wird zunächst das Gesicht eingefettet und danach mit weichem Wachs oder mit Gipsbinden abgeformt. Schon nach wenigen Minuten kann das erhärtete, elastische Abformmaterial vom Gesicht abgenommen werden, was dank der dünnen trennenden Fettschicht leicht vonstatten geht. Um ein Positiv herzustellen, werden anschließend die Abdrücke ausgegossen. Dazu wird oft Gips verwendet. Das fertige Positiv wird mit Schleifkörpern noch fein bearbeitet oder poliert. Als Materialien kommen hochwertiger Spezialgips oder Bronze in Frage, die eine lebensechte Nachbildung ergeben.

## Besonderheiten an Guddens Totenmaske – Die Vorderseite / Die Rückseite

Gut erkennbar auf der Totenmaske ist die von mehreren Zeugen – siehe unten – beschriebene Schwellung auf Guddens Stirn über dem rechten Auge. Infolgedessen ist die rechte Augenpartie etwas nach unten gedrückt. Die Augenbrauen sind buschig. Unter den Augen sind Tränensäcke sichtbar. Die Unterlippe des Mundes, der auf Fotografien durch den Bart verdeckt ist, liegt auf der Totenmaske zum Teil frei. Außerdem ist das eng am Kopf anliegende linke Ohr auf der Totenmaske sichtbar. Es verläuft an der Oberkante etwa in Höhe

des oberen Augenlides und an der Unterkante etwa in Höhe der oberen Kante der Oberlippe. Das Ohrloch ist ausgeprägt und der innere Ohrbogen kräftig gewölbt. Zwischen dem Ohr der Totenmaske und dem auf Porträts Guddens sichtbarem Ohr besteht erkennbare Ähnlichkeit.
Auf der Rückseite der Maske ist am oberen Bogen in die Maske eingraviert:
„*Dr. von Gudden*“, darunter: „*Schloss Berg* 14. *Juni* 1886“.
Außerdem findet sich auf dem oberen Bogen mit schwarzer Tinte die handschriftliche Notiz: „*Eigentum von* M. *Lutz Rosenheim*“.

## Vergleich der Totenmaske mit Fotografien

Beim Vergleich von Fotografien Guddens mit der Totenmaske lässt sich eine deutliche Ähnlichkeit erkennen, die auf eine Echtheit der Maske hinweist. Dies bezieht sich insbesondere auf die Form der Nase und der Augenbrauen, der Tränensäcke unter den Augen und auf die Gesichtsform. Die auf der Totenmaske etwas freiliegende linke Seite des Mundes ist auf den Fotografien meist durch den Oberlippenbart verdeckt.

## Merkmale am Leichnam Dr. Guddens

Obwohl bei Guddens Leichnam keine Sektion oder Obduktion vorgenommen wurde, wie dies beim Leichnam des Königs geschah, liegen doch mehrere Beschreibungen von Augenzeugen vor, die am 14. Juni 1886 Guddens Leichnam in Augenschein nahmen und besonders Aussagen oder Aufzeichnungen über den Zustand des Gesichtes hinterließen. Sie sollen im Folgenden zitiert werden.
*Oberamtsrichter Jehle* vermerkte im Protokoll seiner amtlichen Leichenschau bei Dr. Gudden die Beobachtungen der anwesenden Dr. Heiß und Dr. Magg wie folgt.
Dr. *Heiß, Bezirksarzt-Stellvertreter*, entdeckte „auf Guddens Stirn und Nase mehrere schräg verlaufende Kratzwunden und über dem rechten Auge, ein wenig unter dem Tuber frontale einen blauen Fleck, jedenfalls herrührend von einem wuchtigen Faustschlag. Der vordere Teil des Nagels am rechten Mittelfinger war zur Hälfte abgerissen.“
Dr. *Magg, praktischer Arzt*, fand Guddens Leiche in Schloss Berg „auf einem Bett gelagert, die Augen geschlossen, die Lippen leicht geöffnet [...] Auf der rechten Seite der Nase vom inneren Augenwinkel rechts gegen die Mitte des Nasenrückens finden sich zwei geschürfte Streifen, der obere 2 cm, der 1 cm unterhalb verlaufende 1cm lang; von dem inneren Winkel des linken Auges 1 cm entfernt, beginnt eine weite Hautabschürfung, die über die Mitte der Stirn gegen den rechten Stirnbeinhöcker zu in einer Ausdehnung von 5 cm; eine zweite kleine solche Schürfung findet sich 1 cm über der vorhergehenden parallel zu ihr in einer Ausdehnung von 2 cm: es sind dies deutliche Effecte von ansetzenden Fingernägeln.“
*Der Königliche Rat Klug* gibt zu Protokoll: „Auf meine Bitte, an der Leiche Guddens die Hände besichtigen zu dürfen, hat Dr. Müller eine genaue Untersuchung vorgenommen und einen Abriss des Nagels an dem Mittelfinger der rechten Hand konstatirt. Der vordere Teil des Nagels hängt nur mehr wie an einem Haare am Finger. Weiterhin bemerkte ich noch, dass oberhalb

des linken Auges eine Beule sichtbar hervorgetreten ist, die jedenfalls von einem Schlage oder Stoße herrühren muss."

*Staatsminister Freiherr von Crailsheim* entdeckte bei der Inaugenscheinnahme von Guddens Leichnam „die von Herrn Rat Klug wahrgenommene Beule oberhalb des linken Auges ...". (Crailsheim und Klug beurteilten dabei die Lage der Beule von ihrem Standpunkt aus, von dem aus gesehen sie links lag.)

*Der Arzt Prof. Grashey* vermerkte: „Guddens Leiche hatte, wie ich selbst constatirte, eine breite Contusion am rechten Stirnhöcker, eine leichte Kratzwunde am Nasenrücken, an der rechten Seite des Halses zwischen Kehlkopf und mus. sterno-cleido-mastoideus mehrere wie von Fingereindrücken herrührende blaue Flecken. An einem Finger der rechten Hand war ein Nagel abgerissen."

*Bezirksamtmann Kobell* beobachtete: „An der Leiche von Dr. Gudden sind Risse von Fingernägel herrührend an der rechten Stirnseite sowie an der rechten Nasenseite bemerkbar, an der rechten Stirnseite finden sich ferner noch die Spuren des Schlags, der vordere Theil des Nagels am rechten Mittelfinger ist zur Hälfte abgetrennt."

*Philipp Graf zu Eulenburg, der preußische Gesandtschaftssekretär,* wandte sich nach Besichtigung von Ludwigs Leiche „dem armen Dr. Gudden" zu, so sein Wortlaut, und da „gewahrte ich an seiner Stirn Hautabschürfungen, die den Charakter von Wunden trugen. Das Antlitz des Toten war schmerzlich verzerrt und aufmerksam durch die Verletzungen an der Stirne gemacht, betrachtete ich den Kopf der Leiche näher. Da gewahrte ich an seinem Halse deutlich Flecke, wie Eindrücke von Nägeln. Es wurde mir klar, dass der unglückliche Mann einen gewaltsamen Tod erlitten haben musste, und ich begann den Zusammenhang zu enträtseln."

*Dr. Müller*, Guddens Assistenzarzt, notierte: „Dr. Guddens Gesicht aber weist Verletzungen auf Stirn und Nase auf, mehrere schräg verlaufende Kratzwunden und über dem rechten Auge ein nicht unbedeutender blauer Fleck, herrührend von einem wuchtigen Faustschlag. Ferner ist der vordere Teil des Nagels am rechten Mittelfinger zur Hälfte abgetrennt." Doch im Gegensatz zu Graf Eulenburg bemerkt Dr. Müller: „Seine [Guddens] Züge hatten das freundliche Lächeln, das ihm im Leben so viele Kranke gewonnen hatte, nicht verloren." Dr. Müller erwähnte auch „die fürchterlichen Strangulationsmerkmale" an Guddens Hals mit keinem Wort.

*Rittmeister a.D. Paul von Haufingen* äußerte: „Das Gesicht Guddens ist ziemlich arg zugerichtet und zeigt Spuren der Nägel des Königs."

*Baron Bruck, österreichischer Gesandter in Bayern*, beobachtete: „Die Leiche des Dr. Gudden trägt die Anzeichen eines Schlages auf der Stirne gerade zwischen beiden Augen, sowie jene einer Strangulation. Seine Majestät müssen die That mit großer Schnelligkeit verübt haben, und Alles deutet darauf hin, dass der König alle Umstände zu Haus genau erwogen haben muß, um mit solcher Sicherheit vorzugehen."

*Freiherr von Washington* beschreibt den Zustand der beiden Leichen in seinen Erinnerungen: „Ich habe dann Gudden angesehen und konnte bemerken, wie oberhalb des linken Auges [auch er verwechselte rechts mit links von seinem Standpunkt aus gesehen] eine blutunterlaufene Stelle war, die wahrscheinlich davon herrührte, dass Gudden von S.M. [Seiner Majestät] einen sehr kräftigen Schlag bekommen hat. Der Hut Guddens war auf eine Art zusammengedrückt, als hätte man sich hinaufgesetzt und wahrscheinlich musste von diesem Schlag die blutunterlaufene Stelle herrühren. Dann hatte Gudden an der rechten Wange einen Kratzer. Gudden scheint auch nach S.M. gegriffen zu haben, denn der Nagel vom rechten

Finger seiner rechten Hand war ganz abgelöst. Weitere Verletzungen habe ich an Gudden nicht gesehen." Würgemale am Hals erwähnt Washington nicht.

Heute wird angezweifelt, ob die an Gudden festgestellten Abschürfungen und Verletzungen auf Nase, Stirn und im Gesicht beim Ringen mit dem sich wehrenden König verursacht wurden. Sie könnten auch bei der Bergung der Leiche aus dem Wasser entstanden sein. Der Leichnam Guddens wurde aufgrund des Körpergewichtes und der als erforderlich angesehenen Eile sicher recht unsanft ins Boot gezogen und danach aus dem Boot an Land gehoben. Dabei und auch beim Transport können sich durchaus die später entdeckten Verletzungen gebildet haben. Die genannten Kratzwunden können auch davon herrühren, dass Zweige und Äste des Buschwerks Gudden ins Gesicht schnellten, als er dem König ins Wasser folgte.

*Übereinstimmung der beschrieben Merkmale mit denen von Guddens Totenmaske*
Das Gesicht hat eine friedliche Ausstrahlung. Betrachtet man die Maske genauer, so sind von den Beobachtungen, die von den genannten Personen gemacht wurden, nur drei Erscheinungen ablesbar.

• *Die Beule über dem rechten Auge*
Schon beim ersten Blick auf die Maske fällt auf, dass vom Betrachter aus Guddens linkes Auge – vom Leichnam aus gesehen ist es das rechte Auge – zugeschwollen ist, was von einer Beule oberhalb des Auges herrührt.

• *Kratzspuren auf der Stirne*
Die von etlichen Beobachtern erwähnten „Kratzwunden auf Guddens Stirn", die vom inneren Winkel des linken Auges über die Mitte der Stirn gegen den rechten Stirnbeinhöcker zu parallel verlaufen (die eine Schürfung 5 cm, die zweite 1 cm lang) scheinen nach Abnahme der Totenmaske etwas geglättet worden zu sein, so dass sie nur zu erahnen sind.

• *Kratzspuren auf der Nase und im Gesicht*
Gut erkennbar auf der Totenmaske sind hingegen die beiden Kratzspuren, die vom inneren Augenwinkel rechts gegen die Mitte des Nasenrückens hin verlaufen (der obere 2 cm, der untere 1 cm lang).

Diese drei Erscheinungen wurden auch von Beobachtern wahrgenommen, die an Guddens im Leichenhaus des Auer Kirchhofs aufgebahrtem Leichnam vorbeidefilierten (siehe das folgende Kapitel).

*Nicht bestätigen lassen sich folgende Aussagen*:
„Das Antlitz des Toten war schmerzlich verzerrt."
„Das Gesicht Guddens ist ziemlich arg zugerichtet."
Der Fleck an der Stirn „rührt von einem wuchtigen Faustschlag her."
„Die Beule muss von einem Schlage oder Stoße herrühren."
„Der unglückliche Mann muss einen gewaltsamen Tod erlitten haben."
„Alles deutet darauf hin, dass der König alle Umstände zu Haus genau erwogen haben muß, um mit solcher Sicherheit vorzugehen."
Bei allen diesen Äußerungen handelt es sich ausschließlich um subjektive Eindrücke und Schlussfolgerungen der jeweiligen Betrachter.

# VIII. Bestattung und letzte Ruhestätte Dr. Bernhard von Guddens

## Aufbahrung Dr. Guddens am 15. Juni 1886 in München

Während der Wagen mit dem Leichnam des Königs am 15. Juni gegen 2.00 Uhr morgens in den Kapellenhof der Münchner Residenz einfuhr, traf Guddens Leiche erst um 8.00 Uhr morgens in München ein, wurde aber nicht, wie ursprünglich geplant, in der Irrenanstalt, sondern im Leichenhaus des Auer Kirchhofes (heutiger Ostfriedhof) aufgebahrt und „bis an die Brust mit Blumen, Kränzen und Sträußen zugedeckt". „Guddens Antlitz", so ein Pressebericht, „nach der rechten Seite wie schlummernd geneigt, zeigte einen friedlich freundlichen Ausdruck. Der Mund war geschlossen, die Farbe des Gesichts gelblich, ins Fahle schimmernd; aber kein schmerzlicher Zug, kein abstoßendes Todeszeichen ist darin zu entdecken. Auf der Nase sieht man die rötlich unterlaufenden Merkmale, welche von den zwei Fingernägeln herrühren, welche der Bericht über die Auffindung der Leiche erwähnt, auch ist die Spur des Schlages an der rechten Schläfe wahrzunehmen."[308]

In der „Augsburger Abendzeitung" fand sich folgende Todesanzeige:[309]

> *„Nur auf diesem Wege. Allen teilnehmenden Freunden und Bekannten die erschütternde Kunde, dass unser innigstgeliebter Gatte, Vater, Großvater, Schwiegervater, Bruder, Schwager und Onkel Herr Dr. Bernhard v. Gudden, kgl. b. Obermedizinalrat, Direktor der Kreisirrenanstalt, o. ö. Universitätsprofessor etc. etc. schnell und unerwartet aus dem Leben geschieden ist.*
>
> *München, Würzburg, Oshcosh,[310] Nürnberg und Cleve, den 14. Juni 1886.*
> *Die tief trauernde Witwe: Clarissa v. Gudden*
> *zugleich im Namen der Familie.*
> *Beerdigung und Trauergottesdienst werden eigens bekannt gegeben."*

Ab 15.00 Uhr, so meldeten die Zeitungen, „war ein so lebhafter Andrang des Publikums zur Besichtigung der Leiche [Dr. Guddens], dass der kleine Friedhof kaum die Menge zu fassen wusste und dieselbe sich in manchmal bedenklicher Weise an die Glastüren drängte [...]"

Die Sektion des Königs fand von 8.00 bis 13.00 Uhr im sogenannten „Marterzimmer" der Residenz oberhalb der Hofkapelle statt. Dabei wurde auch Ludwigs Herz entfernt. Dieses war, wie bei allen Wittelsbacher Herrschern, nach seinem Tode für die Altöttinger Gnadenkapelle bestimmt, wohin es am 16./17. August 1886 überführt wurde. Unmittelbar an die Sektion schloss sich bis 20.00 Uhr die aufwändige Einbalsamierung von Ludwigs Leichnam an. Angeblich war man bei der Sektion recht wüst vorgegangen, sodass man die Schäden nur mit sehr viel

308 Zweite Beilage zur Allgemeinen Zeitung Nr. 165 vom 16. Juni 1886 (S. 1).

309 Augsburger Abendzeitung Nr. 163 vom 15. Juni 1886

310 Gemeint ist Oshkosh, eine Stadt in Wisconsin (USA), wohin Guddens Tochter Sophie, die einen Vetter geheiratet hatte, mit diesem ausgewandert war.

Schminke und ungewohnter Anordnung des Haares verdecken konnte. Anschließend wurde mit der Aufbahrung von Ludwigs Leichnam in der alten St. Georgs-Residenzhofkapelle begonnen. Sie dauerte bis 21.00 Uhr. Der König wurde dabei auf ein ungewöhnlich hohes „Paradebett" gelegt.

Eine Sektion von Guddens Leiche unterblieb, „obwohl wir Assistenten öfter daran erinnerten", so äußerte Dr. Müller. Als Gründe dafür wurden genannt:

*Die eindeutige Beweislage*
Angeblich hätten die Beobachtungen der verschiedenen Personen, die den Leichnam Guddens in Augenschein nahmen, eindeutig belegt, dass der Arzt eines gewaltsamen Todes gestorben sei. Dies sei durch die Hand des Königs geschehen, als Gudden dessen beabsichtigte Flucht verhindern wollte. Eine Sektion Guddens hätte keine anderen Ergebnisse gebracht. Deshalb sei sie unterblieben.

*Schutz des Königs vor übler Nachrede*
Die Sektion von Guddens Leichnam sei nach den Vorschriften der Strafprozessordnung – §§ 87 bis 91 – unzulässig gewesen, weil sich eine solche Untersuchung angeblich „gegen den König gerichtet hätte". Die verweigerte Sektion von Guddens Leichnam habe verhindert, dass offenkundig wurde, der König habe auf der Flucht seinen Arzt getötet. Man habe also angeblich aus Pietät dem König gegenüber gehandelt. Nach der Verfassung könne ein König nämlich nicht unrecht tun, weshalb er strafrechtlich wegen unrechtmäßiger Handlungen auch nicht zur Rechenschaft gezogen werden dürfe. Aus diesem Grund sollte die vermutete Tötung Guddens durch den König nicht öffentlich gemacht werden, was nach einer Sektion von Guddens Leiche nicht mehr zu verhindern gewesen wäre.

*Der fehlende Antrag der Hinterbliebenen*
Eine Obduktion oder Sektion von Guddens Leichnam, so die damalige Rechtslage, konnte außerdem nicht ohne Antrag der Hinterbliebenen vorgenommen werden. Dieser Antrag sei jedoch nicht gestellt worden. Angeblich habe man Guddens Angehörigen verweigert, dessen Leichnam noch einmal zu sehen. Sie seien zu einer raschen Beerdigung des Arztes gedrängt worden.

*Zu den genannten Gründen ist anzumerken:*
Beobachtungen ungeschulter Privatpersonen wurden auch zur damaligen Zeit als höchst unzuverlässig erachtet. Erst eine Sektion von Dr. Guddens Leiche hätte zu einer eindeutigen Beweislage führen können.
Die Angehörigen Dr. Guddens hätten bei entsprechender Einwirkung der Regierung ohne Zweifel ihr Einverständnis zur Sektion gegeben und, dazu aufgefordert, auch einen Antrag gestellt.
Den Schutz des Königs vor übler Nachrede hält man für eine fadenscheinige Ausrede. Man habe wenige Tage vorher in dem psychiatrischen Gutachten einen solchen Schutz bedenkenlos beiseite geschoben. In dem Gutachten sei nämlich alles, was der üblen Nachrede des Königs diente, hemmungslos aufgehäuft worden. Zu diesem Bild hätte auch noch ein König gepasst, der in seiner Aggression Dr. Gudden zu Tode bringt.

Eine Sektion von Guddens Leiche unterblieb aus bis heute nicht nachvollziehbaren Gründen. Selbst Wilhelm Wöbking, der den Tod Ludwigs akribisch untersuchte, konstatiert: „Sicherlich wäre für die Wahrheitsfindung eine Sektion der Leiche Dr. Guddens dienlich gewesen."[311]

## Bestattung Dr. Guddens am 16. Juni 1886 in München

Guddens Bestattung erfolgte am Mittwoch, den 16. Juni 1886, drei Tage vor der Beisetzung des Königs, im Auer Friedhof (heutiger Ostfriedhof). [312] Zu diesem Ereignis „ergoss sich", wie eine Zeitung schreibt, „ab 14.00 Uhr ein schier endloser Strom von aufgewühlten Menschen zum Friedhof." Seit dem frühen Morgen waren ständig neue Kränze und Blumengebinde abgegeben worden, sodass der Verstorbene in einem wahren Hain von Blumen gebettet lag. Auch „eine große Anzahl unserer Kranken [der Kreisirrenanstalt]", so Dr. Müller in seinen Erinnerungen, „durften den toten Gudden sehen. In der Anstalt wurden über 100 Kränze abgegeben."[313] Das Gedränge vor der Leichenhalle war beängstigend, da jeder noch einen letzten Blick auf den Toten werfen wollte. Um die Sicherheit der Besucher zu gewährleisten, hatte man eine große Anzahl von Gendarmen zum Auer Friedhof abgeordnet. Sie hatten Mühe, den lebendigen Wall zu stauen, der gegen das Leichenhaus vorrückte. Mehr getragen als gehend gelangte man in die Vorhalle.
Guddens Leichnam war in der sogenannten reichen Abteilung der Leichenhalle aufgebahrt. Die Besucher sahen „mit leichtem Gruseln den aufgebahrten Toten, dem eine breite Kratzwunde an der linken Nasenseite sein ruhig schlummerndes Gesicht entstellte." Eine Zeitung schrieb: „Unter tropischen Pflanzen gebettet, bedeckt mit Lorbeer und duftenden Blumen lag der Verblichene scheinbar in leichtem Schlummer nach ermüdender Arbeit. Keine Spur des gewaltigen Kampfes zeigte das Antlitz; Frieden sprach aus den Zügen, leider der ewige Frieden." Gegen 16.00 Uhr segnete Pfarrer Knoll von der Au die Leiche aus, während sich vor dem Leichenhaus der Trauerzug aufstellte. Er benötigte dazu die ganze Ausdehnung des Friedhofs. Einige Minuten nach 16 Uhr setzte er sich in Bewegung. Auch fünf Söhne Guddens – Max, Clemens, Rudolf, Hans und Bernhard – gingen im Trauerzug mit. Guddens Tochter Anna, Gattin von Dr. Grashey, ließ ihrem Vater einen Kranz auf den Sarg legen, der folgende Widmungsworte trug:

*„Nimm, bester Vater, der entschleiert hat / Und sanft geleitet seines Kindes Streben,*
*In's Grab Vergißmeinnicht und Epheublatt / Und meine Lieb', sie blüht im ew'gen Leben."*

Als Vertreter König Ottos I. war General Freiherr von Pranckh, in der Uniform seines 8. Infanterieregimentes, zusammen mit dem Hofmarschall des Königs, Baron Redwitz, als Vertreter Seiner königlichen Hoheit des Prinzregenten dessen persönlicher Adjutant Chevaulegers-Rittmeister Freiherr von Wolfskeel und in Vertretung der Mutter Ludwigs II. deren Sekretär Hofrat Moralt erschienen und, wie Dr. Müller betonte, auch „sämtliche Teilnehmer an der Tragödie." Von der Königlichen Familie wohnte niemand der Beerdigung bei. Die strenge Hof-

---

311 Wöbking (S. 188)

312 Allgemeine Zeitung München Nr. 166 vom 17. Juni 1886; Neueste Nachrichten/Münchner Anzeiger Nr. 168 vom 17. Juni 1886; Füssener Blatt Nr. 70 vom 19. Juni 1886

313 Müller F. C. 1929 (S. 791)

trauer gebot es den Mitgliedern des Königlichen Hauses, sich so lange von allen öffentlichen Veranstaltungen fernzuhalten, bis der König beigesetzt war.
Es war ein gigantischer Trauerzug. Die Menge, die der Friedhof nicht mehr fassen konnte, umlagerte denselben in dichten Reihen. Auf den Friedhofsmauern und auf den Dächern benachbarter Häuser hatten Leute Platz genommen, die sehen und hören wollten, wie der Tote geehrt wurde. Auch das Grab war in einen wahren Blumenhain verwandelt. Beim Einsenken des Sarges wurde die Veteranenfahne über die Gruft geneigt und die Musiker bliesen den Fahnenmarsch. Nach der Einsegnung hielt Stadtpfarrer Knoll von der Au die Leichenrede, die mit dem Satz endete: „Gudden ist in seinem Berufe gestorben, er stand im edelsten Sinne des Wortes für König und Vaterland." Die Kapelle Willing spielte als Ausklang der denkwürdigen Totenfeier einige Trauerlieder und noch nach Stunden umstanden dichte Gruppen schweigend die Gruft des berühmten Arztes und Gelehrten.
Aber auch Hass regte sich in der Bevölkerung. So fand man bei Guddens Begräbnis Flugblätter mit der Aufschrift: „Nieder mit die [sic!] Hunde, die den König umgebracht haben!" Nach unbestätigten Gerüchten wollten sogar manche Guddens Leichnam ausgraben und ihn den Raben zu Fraß vorwerfen oder auf offenem Feld verbrennen. Es verwundert daher nicht, dass Wachen am Grab postiert wurden, um zu verhindern, dass bayerische Patrioten den Leichnam des Psychiaters exhumieren.

## Dr. Guddens Grab im Münchner Ostfriedhof
## Kondolenzbrief v. Königin Marie – Gedicht von Guddens Tochter Anna

Während Ludwigs letzte Ruhestätte im Herzen der Stadt München, in der Gruft der St. Michaelskirche liegt, ist Guddens Grab an den Rand der Stadt in den Ostfriedhof verbannt, in dem später auch seine Ehefrau Clarissa und weitere Familienmitglieder beigesetzt wurden. Zu finden ist das Grab, wenn man durch den Westeingang an der Tegernseer Landstraße den Friedhof betritt: es ist das Grab an der Mauer Nr. 5 links. Ein einsam aufragender, efeuumrankter Stein ist alles, was heute noch an den Arzt erinnert, der mit dem König zu Tode kam.
Eineinhalb Wochen nach Guddens Bestattung schrieb Königinmutter Marie folgenden Kondolenzbrief an die Witwe Clarissa von Gudden, der einen respektvollen Umgang mit dem Mann vor Augen führt, der mit König Ludwig II. starb.

*Elbigenalp, den 27. Juni 1886*

*Meine Liebe Frau von Gudden!*

*Ihr Lieber Brief rührte mich sehr, ich danke herzlich dafür. Sie wissen, daß ich treu mit Ihnen den unersetzlichen Verlust fühle, der Sie und Ihre Kinder betroffen hat, es ist mir so schwer zu denken, daß der Herr Ihren lieben Mann, der sich für meinen Sohne bis in den Tod geopfert hat, und [den] ich liebte und schätzte, gerade mit dem Könige untergehen mußte! Doch wir beugen uns unter Gottes stetswährenden besten Willen und beten mit Thränen Seine heiligen Absichten an!*
*Er sei Ihrer Aller Trost und Kraft in dieser Trauerzeit, wie Er der meine ist. Es betet für Sie und dankt Ihrem lieben seligen Mann für Alles, was er an uns gethan,*

*Ihre tief mitfühlende Marie*

So einfühlsam wie Ludwigs Mutter ging die Öffentlichkeit mit Dr. Gudden nicht um. Nicht nur gegen Prinzregent Luitpold und den Ministerratsvorsitzenden Lutz wurden Verwünschungen ausgestoßen. „Ihre Kinder Herr Minister Judas von Lutz, treffe der Fluch dieser That, sie sollen den Tag ihrer Geburt noch verfluchen, Ihren Vater verläugnen und elend vor Ihren Augen zu Grunde gehen",[314] so lautete ein anonymer Fluch aus Würzburg.
Ähnliche Hassgefühle empfanden nicht wenige auch gegen Dr. Gudden. Besonders zu verurteilen ist, dass sich diese Aversion, die sich mit den zunehmenden Vorwürfen gegen ihn immer aufs Neue zu potenzieren schien, nach seinem Tod auch auf seine Familie und Verwandten bezog. Sie waren zumindest unmittelbar nach der Katastrophe in Berg, bisweilen aber auch noch viel Jahre und Jahrzehnte später die Opfer jenes angeblichen Fehlverhaltens, das man Dr. Gudden vorwarf. Versteckt oder offen wurden sie mehrfach mit dessen „Tat" in Verbindung gebracht, damit konfrontiert, ja bisweilen dafür sogar geächtet und ausgegrenzt. Die Abneigung gegen Gudden wurde gleichsam auf sie übertragen und sie hatten unter Ressentiments von verschiedenen Seiten zu leiden. Sie wurden auf diese Weise mitbestraft. Die Konsequenz war, dass sie sich zurückzogen und jedes Aufsehen zu vermeiden suchten. Immer wieder stellten sie sich die Frage, wie es zur Katastrophe in Berg kommen konnte und inwieweit die gegen Gudden vorgebrachten Vorwürfe und Beschuldigungen der Wahrheit entsprachen. Es verdient großen Respekt, wie sie diese schwierige Situation, in die sie von der Öffentlichkeit schuldlos gestoßen wurden, bis heute meisterten.
Zum ersten Jahrestag der Katastrophe vom 13. Juni 1886 schrieb Guddens Tochter Anna das folgende Gedicht, in dem die lange nachwirkende tiefe Betroffenheit und Ratlosigkeit sowie der Schmerz ergreifenden Ausdruck fanden.

*Vom Lärm der Tage hab' ich weggewandt*
*Den müden Schritt. Durchs offne Kirchhofthor*
*Zog mich hinein der tief-verhüllte Gram.*
*Dort, wo der weisse Marmorstein sich hebt*
*Aus der Cypresse Grün, dort kniet' ich hin*
*Und „Vater!" – flüstert' ich ins Grab hinein,*
*„Der Wortedeutung uferloser Strom,*
*Der durch die Welt sich stürzend, Phantasie*
*Und frommen Glauben, Urteil, Krittel-Lust*
*In seinen tollen Wirbel riss – er ist*
*Gebrochen an der Wahrheit starkem Wehr.*
*Doch keiner hört' es, keiner spricht es nach,*
*Das Wort, das dir gezittert auf dem Mund*
*Im Todesschauer, und des Kampfes Spur*
*Im See'sgrund verlöschte bald die Flut,*
*Verdeckte bald dein Grab. – O zeuge du,*
*Du selbst, wie sich des Wahnsinns blinde That*
*Vollzog. Lass mich an deiner treuen Hand*
*Noch einmal durch die Schreckenstage geh'n,*
*Lass mich mit deinem Blick das Ende sehn.*[315]

## Die Phasen der „Verteufelung" Dr. Guddens

Seit dem 13. Juni 1886 stand Guddens Rolle bei der Absetzung und beim Tod des Königs im Fokus der Beurteilung von Historikern, Juristen, Medizinern und der Bevölkerung. Mit der Erstellung seines Gutachtens über Ludwig sei er es gewesen, so die landläufige, wenngleich unreflektierte Meinung, der den König dem sicheren Tod ausgeliefert habe.

314 Anonymer Drohbrief an Johann von Lutz. 14.06.1886, GHA, MKH 192: In: Hilmes (S. 392)
315 Hippius/Steinberg: auf Beilage DVD von Michael Harles

Wenn Peter Gauweiler äußert, dass nach dem Reichsstrafgesetzbuch von 1871 bei der Entmündigung Ludwigs II. und allen damit zusammenhängenden Vorgängen der Tatbestand des Hochverrats erfüllt gewesen sei, so bezieht er auch Dr. Gudden in diesen Vorwurf mit ein. Es habe sich um einen Staatsstreich gehandelt, bei dem Ministerium, Angehörige des Königshauses und Psychiatrie zusammenwirkten. Alle daran Beteiligten seien aber nicht nur Hochverräter, sondern zudem „Mittäter einer Fremdtötung", da sie den König gegen Recht und Gesetz entmündigten, verschleppten und einsperren ließen und danach den König psychisch so zermürbten, dass er sich entweder selbst das Leben nahm oder verunglückte oder dass ihm, auf welche Weise auch immer, durch einen oder mehrere Unbekannte das Leben genommen wurde.

Im Lauf der folgenden Jahrzehnte wuchs sich die anfänglich noch etwas zurückhaltende Beurteilung von Guddens Person zunehmend zu einer Verurteilung und letztlich sogar geradezu zu einer „Verteufelung" aus. Dass dieser Begriff nicht übertrieben ist, belegen etwa Schlagzeilen wie „An Pfingsten erscheint der Satan am See"[316], womit vorrangig Dr. Gudden gemeint ist. Gleich nach dem 13. Juni 1886 machte das Gerücht die Runde, es sei Gudden gewesen, der den König in den See geworfen und ertränkt habe. So schrieb Erzherzogin Marie Valerie, Tochter der Kaiserin Elisabeth, am 20. Juni 1886, eine Woche nach Ludwigs Tod, in ihr Tagebuch, man erzähle sich in Wien, Gudden habe „den unbequem gewordenen König ins Wasser geworfen".

1907 erschien von dem Schauspieler und Schriftsteller Ferdinand Bonn die Tragödie „Ludwig, der Zweite" in fünf Aufzügen, die noch im selben Jahr von der Berliner Zensur mit der Begründung verboten wurde, dass man „in einfacheren Kreisen in Bayern noch heute der Meinung ist, daß König Ludwig II. von Gudden vergiftet worden sei. Diese sinnlose Mythe würde natürlich durch eine Aufführung des Bonnschen Stückes neue Nahrung finden, und zwar durch die Szene, in der Ludwig stirbt und in welcher Gudden als vollkommener Idiot dargestellt wird. So müssen wir aus politischen Gründen das Stück verbieten."[317] Mit welchen Schmähungen Gudden bedacht wurde und welche Phasen seiner Verteufelung dabei bis heute zu registrieren sind, soll im Folgenden aufgezeigt werden.

### 1. *Der unerfahrene Gutachter*

Nach Ludwigs und Guddens Tod wurden erste Vorwürfe laut, die besagten, dass der Psychiater ein Gutachten verfasst habe, ohne vorher den König untersucht zu haben. Die im Gutachten aufgeführten angeblichen Krankheitssymptome würden lediglich auf meist unglaubwürdige Aussagen von einigen Dienern und Hofangestellten basieren, denen Gudden kritiklos geglaubt habe. Hätte Gudden als Gutachter Erfahrung besessen, wären ihm derartige Fehler niemals unterlaufen.

### 2. *Der bestechliche Gefälligkeitsgutachter*

Danach verbreitete sich in der Bevölkerung das Gerücht, Gudden sei vermutlich bestechlich gewesen. Aus Freundschaft zu Ministerpräsident Lutz habe er das Gutachten „aus Gefälligkeit" in der gewünschten Form erstellt, nach der dem König eine geistig-seelische Erkrankung

---

316 Reiser (S. 135)

317 Der Berliner Regierungsrat Glasenapp im März 1907, zitiert nach: Frankfurter Zeitung vom 28.03.1907. In: BayHStA München, M Ju 17374

bescheinigt wurde, die in der Folge zu seiner Absetzung geführt habe. Womöglich sei ihm für diese Gefälligkeit sogar eine Belohnung unbekannter Art in Aussicht gestellt worden.

3. *Der Richter über Leben und Tod*
Bald sah man in Gudden gleichsam den „Todesengel des Königs". Er habe sich mit seinem Gutachten zum Richter über Leben und Tod Ludwigs II. erhoben. Das Gutachten sei also zu einem Todesurteil für den König geworden, für das allein der Verfasser Gudden verantwortlich sei.

4. *Der inkompetente Psychiater*
Nicht nur ein unerfahrener Gutachter sei Gudden gwesen, in der Folge wurde ihm auch ärztliche Inkompetenz bei der Betreuung des Königs nach dessen Arretierung vorgeworfen. Er habe Ludwigs Verhalten falsch gedeutet, ihn für harmlos gehalten, obwohl er ihm doch „Paranoia" bescheinigt habe. Beim letzten Spaziergang am 13. Juni 1886 habe seine Fehleinschätzung nicht nur den König, sondern auch ihm selbst das Leben gekostet. Als angeblich versiertem Psychiater hätte ihm ein solcher Fehler nicht unterlaufen dürfen.

5. *Ein Mitglied der „Viererbande"*
Bald darauf wurde Gudden als Mitglied der sogenannten „Viererbande" gebrandmarkt, eine Bezeichnung, die sich im Laufe der Jahrzehnte in der Öffentlichkeit immer mehr verfestigte. Neben Ministerpräsident Lutz, dem Grafen Holnstein, dem Prinzen Luitpold wurde vor allem er zu diesem Kreis gezählt. Diese angeblich verbrecherische Vereinigung habe von Anfang an die grundlose Absetzung des Königs verfolgt.

6. *Der Arzt, der am Tod des Königs Mitschuld trägt*
Mit den Jahren wurde der Vorwurf, Gudden trüge maßgeblich Mitschuld am Tod des Königs, mit immer neuen sogenannten „Belegen" zu untermauern versucht. Ministerpräsident Lutz habe mit der Absetzung Ludwigs politische Ziele verfolgt und sich im Amt halten wollen. Gudden habe aber keinen eigentlichen Grund gehabt, den König mit seinem Gutachten zu entmündigen, als eventuell den, seinen persönlichen Ehrgeiz oder seine Habgier zu befriedigen, was besonders verwerflich sei.

7. *Der „Königsverräter"*
Ein weiterer Vorwurf, der Gudden traf, war der, dass er Ludwig, von dem er zahlreiche Wohltaten erfuhr, verraten habe. Sein Gutachten und seine Vorgehensweise gegen Ludwig sei Hochverrat gewesen, auf den zur damaligen Zeit die Todesstrafe stand. Gudden habe sich also eines Kapitalverbrechens schuldig gemacht, das höchste Verachtung und Abscheu verdient. Seinen ihm zweifellos bewilligten Verräterlohn habe er allerdings nicht mehr genießen können, weil er selbst als Mitwisser aus dem Weg geräumt worden sei.

8. *Aktiv Mitwirkender an Ludwigs Tod*
Alle vorausgegangenen Vorwürfe, die sich in den Augen seiner Kritiker immer mehr verdichteten, führten schließlich dazu, Gudden nicht nur eine Mitschuld am Ende des Königs, sondern sogar eine aktive Mitwirkung an dessen Tod, wie immer diese auch ausgesehen haben

mag, vorzuwerfen. Einem solchen Menschen wie diesem Arzt sei letztlich doch alles zuzutrauen, also auch die Mitwirkung an der Beseitigung Ludwigs. Als Erster bezeichnete wohl Bismarck Gudden als „Königsbeseitiger".[318]

9. *Mitbeteiligter Königsmörder*
Nun war Gudden nicht nur ein unerfahrener Gutachter, der unverantwortlich ein Gelegenheitsgutachten verfasst hatte, auch nicht nur ein Richter über Leben und Tod des Königs und ein inkompetenter Psychiater, auch nicht nur ein Mitglied der „Viererbande", die Ludwigs Entmachtung bewerkstelligte, sondern plötzlich sogar ein Mörder, der auf die eine oder andere nicht näher bekannte Weise beim Tod des Königs mitgewirkt habe. Er sei also in die Tötung des Königs, die von Ministerpräsident Lutz und seinen Helfern angezettelt worden sei, eingeweiht gewesen. Lutz habe angeblich zu Ludwigs Leibarzt Schleiß von Löwenfeld gesagt: „Ein kurzer Tod des Königs sei ihm lieber als eine lange Flucht." Am Vormittag des Todestages sei Gudden mit dem König den Weg zum späteren Tatort am See gegangen, sozusagen als Generalprobe für die geplante Mordtat am Abend. Deshalb habe abends auch kein Pfleger mitgehen dürfen. Gudden habe den König an die Stelle geführt, wo ihn der gedungene Schütze habe ermorden können. Danach habe sich Gudden bemüht, die Spuren des Verbrechnes zu beseitigen. Dabei sei er von den über den Tod des Königs erzürnten Fluchthelfern überrascht und beseitigt worden. Womöglich seien dies der Leibarzt Schleiß von Löwenfeld, die beiden Brüder Hornig und der Maler Kaulbach gewesen, der vom toten König, dem das Blut aus dem Mund gequollen sei, dann auch noch rasch ein Bild[319] angefertigt habe, das nur als Kopie existiert, während das Original verschollen ist.

10. *Alleiniger Königsmörder*
Zum 125. Todestag 2011 wurde Dr. Gudden von verschiedenen Seiten auch als vorrangiger, wenn nicht sogar alleiniger Mörder des Königs bezeichnet. Er allein sei mit Ludwig beim letzten Spaziergang am 13. Juni 1886 an der Todesstelle im Starnberger See zusammen gewesen und habe, eventuell im Auftrag von Johann Lutz, den König beseitigen können. Dies wäre möglich gewesen, indem er den König mit Chloroform betäubt habe, sodass er das Bewusstsein verlor und im See ertrunken sei, wobei Gudden auch noch etwas nachhelfen habe können. Mit einer angeblich mitgeführten Pistole, so eine andere Variante, hätte er den König auch erschießen oder ihn gar mit einer mitgeführten Todesspritze außer Gefecht setzen können. Dafür sei ihm sicher ein reicher Lohn in Aussicht gestellt worden.

*Fazit*: So, wie die Persönlichkeit König Ludwig II. seit 1886 Jahr für Jahr in immer hellerem Licht erstrahlte, verdunkelte sich die Person des Psychiaters Dr. Gudden. Die feststehenden negativen Ansichten über ihn, die von Publikation zu Publikation meist nur wiederholt, wenn nicht gar mit neuen Vermutungen angereichert werden, lassen sich in ein paar Sätzen, allenfalls auf nur wenigen Seiten bündeln und beziehen sich fast immer nur auf die Zeitspanne vom 8. Juni 1886, an dem Gudden sein Gutachten vorgelegt hat, bis zum 13. Juni 1886, an dem er zusammen mit dem König zu Tode kam. Das heißt, an Gudden interessieren in den meisten Veröf-

---

318 Bismarck zu Lerchenfeld, 24.5.1886: Möck (S. 159, Anm. 455)
319 Wichmann, Siegfried: Die Tötung des Königs Ludwig II. von Bayern. Selbstverlag, 2007

fentlichungen über Ludwig II. nur diese sechs Tage. Seine insgesamt 62 Jahre währende Biografie, die unterschiedlichen Merkmale seiner Persönlichkeit, seine ärztliche Laufbahn und seine medizinischen Verdienste bleiben bis auf ganz wenige, meist kaum wahrgenommene Veröffentlichungen ausgeklammert und damit im Dunkeln. Die Gründe zu hinterfragen, weshalb ein angesehener Psychiater und eine charakterlich integre Persönlichkeit wie Dr. Gudden das Gutachten über Ludwig II. verfasst hat, wie sich alle gegen ihn erhobenen Vorwürfe eventuell entkräften lassen, das scheint erst gar nicht der Mühe wert zu sein, denn die Gründe lägen ja fraglos auf der Hand.
Fasst man die kursierenden polemischen Urteile über Dr. Bernhard von Gudden zusammen, so ergibt sich in etwa das folgende einseitige Bild:

> *Gudden sei ein Emporkömmling gewesen, der sein Mäntelchen stets nach dem Wind gedreht habe. Sein menschenverachtendes Zweckgutachten über König Ludwig II. habe zu einem rechtswidrigen Entmündigungsverfahren geführt, das die gewaltsame Freiheitsberaubung des Königs und seinen entwürdigenden Tod im Starnberger See zur Folge gehabt habe. Dr. Gudden, der ein persönlicher Freund des bayerischen Staatsministers Johann Freiherr von Lutz gewesen sei, sei mit dessen Unterstützung gegen den Widerstand der Fakultät an die Universität München zum Direktor der Kreisirrenanstalt Oberbayerns berufen worden. 1886 habe sich Gudden dann willfährig zum Instrument des Staatsministers Lutz herabwürdigen lassen und gegen jedes ärztliche Wissen ein ominöses Gefälligkeitsgutachten erstellt, das mit gehässigen Aussagen bestochener und erpresster Bediensteter und mit Notizen von Zetteln, die man angeblich im Klosett und Papierkorb des Königs gefunden habe, vollgepfropft worden sei. Das Gutachten, bestehend aus Halbwahrheiten und lügenhaften Zeugenaussagen, habe keinen diagnostischen Wert. Es stelle nur die grauenhafte Fehleinschätzung eines unverantwortlichen Psychiaters dar, der sich für hochverräterische Zwecke habe einspannen lassen. Man habe Gudden nicht politisch missbraucht, er habe sich vielmehr missbrauchen lassen und seine Kompetenzen der herrschenden Macht freiwillig als Waffe zur Verfügung gestellt.*

Guddens Richter bemängeln immer wieder, dass in dem Gutachten über Ludwig II. ausschließlich Negativaussagen über den König enthalten und alle positiven Seiten des Monarchen völlig ausgeklammert worden seien. Dies sei geschehen, um den König bösartig zu belasten und ihn danach gnadenlos verurteilen zu können. Trifft diese Kritik aber nicht auch auf die Beurteiler Guddens zu? Klammern nicht auch seine Kritiker alle positiven Eigenschaften Guddens aus, um nach Auflistung seines angeblich fehlerhaften Verhaltens ebenso gnadenlos ein ausschließliches Negativurteil über ihn fällen zu können? Es ist an der Zeit, auch Guddens positive Seiten ans Licht zu bringen, um damit ein Gegengewicht gegen die „Verteufelung" seiner Person zu schaffen, denn alle seit 1886 sich Jahr für Jahr kontinuierlich steigernden Vorwürfe gegen ihn sind so nicht mehr aufrechtzuerhalten. Deshalb sei – und das durchaus in provokativer Absicht – der ausschließlich negativen Beurteilung Guddens nun erstmals folgende positive Charakterisierung gegenübergestellt.

*Dr. Gudden war kein Emporkömmling, sondern ein fortschrittlicher deutscher Psychiater der zweiten Hälfte des 19. Jahrhunderts. Er kam nicht mit Unterstützung des Staatsministers von Lutz an die Position als Anstaltsleiter und Hochschullehrer in München, sondern aufgrund seiner Fähigkeiten. Es war der persönliche Wunsch Ludwigs II., der nur ihn als Arzt seines kranken Bruders Otto haben wollte und ihn in der Folge seiner Verdienste wegen mehrfach auszeichnete und ehrte. Das Gutachten über den König entstand notgedrungen ohne dessen persönliche Untersuchung, da Ludwig II. einer solchen Maßnahme nicht zugänglich gewesen wäre. Grundlagen für das Gutachten nach Aktenlage waren daher Aussagen von vereidigten Kabinettssekre-*

*tären und Hofbediensteten. Dass diese verlogen, bestochen oder erpresst gewesen seien, ist ebenso wenig belegt wie die Behauptung, dass die für das Gutachten verwendeten Unterlagen aus dem Papierkorb des Königs oder dem Klosett entwendet worden seien. Gudden wurde weder politisch missbraucht, noch ließ er sich missbrauchen. Er war eine viel zu selbstbewusste Persönlichkeit, als dass er dies zugelassen hätte. Der Vorwurf, er habe ein „Zweckgutachen" erstellt, trifft nicht zu, da er sich als integre Persönlichkeit für hochverräterische Zwecke niemals hätte einspannen lassen. Die verfassungsrechtliche Problematik des Entmündigungsverfahrens war ihm nicht bewusst. Ihm ging es darum, einem Menschen, den er für krank hielt, als Arzt zur Verfügung zu stehen. Sein Gutachten war kein „Gefälligkeitsgutachten", da es aus persönlicher Überzeugung entstand, sondern ein „Überzeugungsgutachten", was eigentlich jedes Gutachten sein sollte. Seine Rolle als Gutachter muss daher differenzierter beurteilt werden, „scheint doch das Gutachten und die darin enthaltene Diagnose", wie Norbert Nedopil urteilt, „auch im kritischen Rückblick nicht wirklich angreifbar zu sein, wenn man das damalige Wissen und die damaligen Gepflogenheiten berücksichtigt."[320] Gudden handelte als Psychiater nicht unverantwortlich, sondern nach bestem Wissen und Gewissen und gemäß dem Stand der Psychiatrie seiner Zeit. Die Internierung in Schloss Berg stellte für ihn keine rechtswidrige Freiheitsberaubung des Königs dar, sondern war eine in seinen Augen erforderliche stationäre Aufnahme eines Patienten, dem er eine angemessene Therapie und Pflege zukommen lassen wollte, wobei er auch ihm gegenüber das „No restraint"-Prinzip, also einen zwangsfreien Umgang, angewendet hätte. Der Tod Ludwigs II. wurde von ihm nicht billigend in Kauf genommen. Es handelte sich wohl um einen bedauerlichen Unfall, den Gudden selbst mit dem Leben bezahlte. Dr. Bernhard von Gudden verdient als fortschrittlicher Psychiater, als gewissenhafter Forscher, als humanitärer Anstaltsleiter, als respektierter Hochschullehrer und auch als verantwortungsbewusster Gutachter seiner Zeit endlich jene Anerkennung und den Respekt, die ihm seit 1886 bis heute vielfach vorenthalten wurden.*

## Wer Dr. Gudden zu verstehen sucht, ist gegen Ludwig II. Trifft der Vorwurf zu?

In den Köpfen mancher Ludwig-Verehrer hat sich seit dem Tod des Königs und des Arztes Dr. Gudden mit den Jahren ein fataler Irrtum eingenistet, der sich etwa folgendermaßen beschreiben lässt: Ludwig II. wurde vom Gutachter Dr. Gudden für geisteskrank erklärt und in der Folge entmündigt. Daraus folgt: Wer diesen Psychiater zu verstehen sucht, wendet sich damit automatisch gegen Ludwig II., denn Guddens Verhalten sei absolut unverständlich. Ein wahrer Ludwig II.-Verehrer müsse sich deshalb gegen die Unperson Gudden wenden. Ludwig II. sei ein untadeliger Monarch von Weltrang, den seine Widersacher, darunter insbesondere Dr. Gudden, böswillig vernichtet hätten.

Der Jurist Peter Gauweiler bringt diese Einstellung auf den Punkt, wenn er äußert: „König Ludwig hat sein Königtum in ein Gesamtkunstwerk verwandelt, mit sich selbst als Repräsentant und unsichtbarem Hauptdarsteller. Es gibt keinen anderen deutschen Fürsten, von dem man sagen könnte, er habe den Charakter seines Landes so veredelt, dass es bis ins einundzwanzigste Jahrhundert hinein hielt. Ludwig verwirklichte gebaute und vertonte Träume, weltweit bewundert bis heute. Er ist die vorzeigbare Alternative zur fürchterlich missglückten ‚großen'

---

320 Nedopil: In: Hippius/Steinberg (S. 90)

Politik seiner kaiserlichen Kollegen in Berlin."[321] Er schuf in seinen Gegenwelten Werke mit visionärer Kraft, die dem damaligen Zeitgeist voraus waren. Er war „ein märchenhafter Glücksfall für die europäische Kulturgeschichte". Wie nur konnte ein Dr. Gudden mit seinem Gutachten alle dies positiven Aspekte verkennen, die heute doch jedem Kind einleuchten? So jemand kann doch nur aus Heimtücke gehandelt haben, weshalb er eine Unperson ist, mit der man sich nicht näher befassen darf.

Der Historiker Friedrich Prinz erkennt in der Entstehung dieser heute höchst verehrten Kultfigur Ludwig II. eine „komplizierte Wirkungsgeschichte, die [...] nur auf sehr widersprüchliche Weise mit seiner konkreten Biographie zusammenhängt." Prinz vergleicht die Entwicklung dieser Kultfigur zu Recht mit der Entstehung und der Geschichte von Heiligenkulten, wobei „fast gesetzmäßig, die Kultgeschichte eines oder einer Heiligen deren reale Biographie so stark und nachhaltig überstrahlt, ja sogar überwältigt, auf jeden Fall so verwandelt, dass die Individualität des Heiligen, sein konkretes Menschsein in seiner Zeit, oft völlig in den Hintergrund tritt oder beinahe bis zur verklärten Unkenntlichkeit verändert wird: Der Kult – als Rezeptionsgeschichte – prägt ein neues und zumeist sehr dauerhaftes Bild, hinter dessen sakralisierten Zügen manchmal nur noch der Geschichtsforscher die bislang recht schütteren Rückbezüge zur biographisch fassbaren Person des Heiligen zu erkennen vermag." Das gilt auch für Ludwig II., dessen Kultstatus und reale Biografie im Verlauf von Jahrzehnten immer mehr auseinanderdrifteten. Prinz sieht in diesem „eklatanten Auseinanderklaffen der historischen Persönlichkeit" Ludwigs II. und seines heutigen „legendär verklärten Kults ein beredtes Beispiel der Diskrepanz von Biographie und kultischer Verwandlung." Es bestehe unverkennbar „ein eklatanter Widerspruch zwischen dem kultischen Erscheinungsbild [Ludwigs II.] und seinem Leben als König und politische Person".[322] Oder anders ausgedrückt: „Zu den ‚kreativen Missverständnissen' um Ludwig II. gehört [...] das Idol des gefühlvoll besungenen und vereinsmäßig gefeierten, im Tiefsten ‚mit seinem Volke verbundenen Märchenkönigs', – ein besonders krasses Verkennen seiner Person und ihrer Selbststilisierung. Man könnte in diesem Falle von wohlmeinender folkloristischer Hagiographie sprechen – Lichtjahre entfernt von seinem Wesen und seinem Wollen."[323]

So mancher heutige Ludwig II-Verehrer, der nicht nachvollziehen kann, weshalb man seit spätestens 1880 mit Ludwig II. derart verächtlich umgesprungen sei, hätte, falls er zur Zeit Ludwigs II. als Bürger in München gelebt hätte, die Person des Königs wohl ebenso „zeitbedingt" wie seine Mitwelt beurteilt, da sein Denken von den Einstellungen der damaligen Zeit geprägt worden wäre. Heute kann und will sich so jemand dies aber kaum mehr vorstellen, weshalb er entrüstet äußert: „Wie konnten die Bayerische Regierung, die königliche Familie, die Bevölkerung, die Presse und ganz besonders dieser Dr. Gudden nur eine solch edle, hochherzige Person wie Ludwig II. und dessen eigenwillige Aktivitäten derart falsch beurteilen und als Ursache dafür auch noch eine Geisteskrankheit diagnostizieren?"

---

321 Gauweiler, Peter: Ludwig II. Er hat den Charakter seines Landes veredelt. Frankfurter Allgemeine Zeitung, Nr. 244. 21.10.2013 (S. 28)

322 Prinz, Friedrich: Ludwig II. – Entstehung einer Kultfigur. In: Gregor-Dellin, Martin, u.a.: Ludwig II. – Die Tragik des Märchenkönigs. Regenburg 1986 (S. 131 ff.) (Künftig: Prinz – Kultfigur)

323 Prinz – Kultfigur (S. 156 f.)

Manchem Ludwig-Verehrer fällt es schwer, nachzuvollziehen, dass vieles von dem, was heute am König ausschließlich positiv gesehen wird, damals aus dem Zeitgeist heraus höchst argwöhnisch beurteilt und nicht selten scharf verurteilt wurde. Seine Schlösser, die heute als Kulturgüter ganz selbstverständlich geliebt und bewundert werden, galten damals vielen als anachronistische, politisch und gesellschaftlich völlig funktionslose Luftschlösser eines narzisstischen Monarchen. Seine unzeitgemäße absolutistisch geprägte Regierungsweise, die ihn heute als „den letzten wahren König des 19. Jahrhunderts" erstrahlen lässt, empfand man zu seiner Zeit als rückwärtsgewandt, da sie siebzig Jahre zuvor durch die Französische Revolution beseitigt worden war und längst auch in Bayern eine konstitutionelle Monarchie aktuell war, bei der die königliche Macht durch die Verfassung begrenzt war. Die enormen Einnahmen, die heute Jahr für Jahr durch die Eintrittsgelder beim Besuch der Königsschlösser erzielt werden und die einstigen Schulden des Königs zur Lappalie schrumpfen lassen, sah man damals natürlich nicht voraus, stattdessen aber den fortwährend anwachsenden Schuldenberg, den man als zunehmende Bedrohung für den bayerischen Staat sah. Ludwigs häufige und heute bewunderte Aufenthalte in der Bergwelt wurden damals als krankhafter Rückzug eines misanthropischen Sonderlings kritisiert. Seine großzügige finanzielle Unterstützung Richard Wagners, die heute als Großtat für das europäische Musiktheater gerühmt wird, beurteilte man seinerzeit als unverantwortliche Geldverschwendung für einen heruntergekommenen Tonkünstler. Seine Homosexualität, die heute gesellschaftlich weithin akzeptiert ist, galt damals als strafbare Handlung, als Todsünde und verabscheuungswürdige Anormalität.
Trifft es also zu, dass jemand, der sich mit der Person Dr. Guddens vorurteilslos befasst, automatisch Position gegen Ludwig II. bezieht? Nein, denn wer das tut, der sucht zu Recht aus der heute sakralisierten Gestalt Ludwigs II. jene historische Person herauszuschälen, wie sie bis 1886 gelebt hat und wie sie in dieser Zeit aufgrund der beobachteten Verhaltensweisen von einem Großteil der damaligen Gesellschaft – also auch von Dr. Gudden – beurteilt wurde. Dass diese Beurteilung am Ende in die Katastrophe mündete, mag uns heute verstören, berechtigt uns aber nicht, die damaligen gesellschaftspolitischen Gegebenheiten, denen sich auch die Protagonisten der Königskatastrophe nicht entziehen konnten, nach heutigen Maßstäben abzuurteilen anstatt in seriöser Weise zu versuchen, diese zu verstehen. Auch wer sich mit Dr. Gudden befasst, der sucht in dessen zeitbedingte Gedankenwelt einzutauchen, um auf diese Weise das konkrete, von innerer Diskrepanz, ja Diskontinuität geprägte Menschsein Ludwigs II. in der zweiten Hälfte des 19. Jahrhunderts zu begreifen und ihn dadurch einmal mehr von der in über 125 Jahren beinahe bis zur verklärten Unkenntlichkeit entwickelten Kultfigur, die heute seine reale Biogafie überstrahlt, zu befreien. Dabei eröffnet sich dann auch ein Verständnis für Guddens immer wieder als völlig unbegreiflich bezeichnetes Verhalten, das er als Gutachter des Königs zeigte und das bis heute ungerechtfertigterweise zur apodiktischen Verurteilung seiner Person führt.

# IX. Dr. Guddens psychiatrisches Gutachten heute

## Urteile über das psychiatrische Gutachten

Mit den seit dem Tod König Ludwigs II. bis heute von Psychiatern, Psychologen, Historikern, Forschern, aber auch Laien geäußerten und höchst widersprüchlichen Urteilen über das von Dr. Gudden verfasste psychiatrische Gutachten ließe sich problemlos ein stattliches Werk füllen. Hier seien in aller Kürze die Hauptströmungen dieser Urteile dargestellt.

1. *Das Gutachten ist nicht korrekt*
„Das Gutachten hat ohne Untersuchung des Königs und ohne Befragung der Hofärzte Paranoia (primäre Verrücktheit) und Geistesschwäche mit weiterem Verfall der geistigen Kräfte und mit dauerhafter Regierungsunfähigkeit behauptet. Es war unter Vernachlässigung der damals bekannten Regeln psychiatrisch-forensischer Begutachtung und unter Missachtung von Normen ärztlicher Ethik erstattet worden. Das Gutachten selbst stützt sich ausschließlich auf negative Aussagen über den König von wenigen, überwiegend zweifelhaften Zeugen. Positive Aussagen über den König wurden nicht zugelassen."[324] So die Aussage des Psychiaters Heinz Häfner (2008), der das Gutachten für unkorrekt hält.
„Dieses Gutachten stammt aus der Steinzeit der Psychiatrie, die damals in vieler Hinsicht eine eher auf puren Behauptungen beruhende Pseudo-Wissenschaft war – die sich aber dennoch für allwissend hielt und in der Lage zu sein glaubte, alles zu erklären und zu beurteilen", so das Urteil Dr. Kloses 1995, der betont: „Das Gutachten listet eine Fülle von angeblich krankhaften Symptomen auf. Die schiere Menge ersetzt die oft recht zweifelhafte Qualität der Argumente, soll mögliche Zweifel ersticken."[325]

2. *Das Gutachten ist für die damalige Zeit korrekt*
„Die von den Gutachtern beschriebenen Symptome und insbesondere die bekannten psychischen Krankheiten in der unmittelbaren Verwandtschaft des Königs, die von den Gutachtern durch direkte Beobachtung diagnostiziert und behandelt wurden, legten einem Psychiater des ausgehenden 19. Jahrhunderts ohne Zweifel die Diagnose eines ‚Wahnsinns', wie er von Krafft-Ebing beschrieben wurde, nahe"[326], urteilt der Psychiater Norbert Nedopil. Damit hat Gudden für die damalige Zeit „als Arzt verantwortungsvoll und konsequent gehandelt. [...] Vom psychiatrischen Standpunkt aus muss der Auffassung nachdrücklich widersprochen werden, Gudden habe ärztlich unverantwortlich gehandelt. Er handelte anfangs nach bestem Wissen und Gewissen als ein von der Staatsmacht geforderter Gutachter – später handelte er – nach Abgabe der gutachterlichen Stellungnahme als Arzt gegenüber einem suizidgefähr-

324 Häfner (S. 466 f.)
325 Desing: Wahnsinn (S. 35)
326 Nedopil: In Hippius/Steinberg (S. 89)

deten Patienten, für dessen weitere Betreuung er sich verantwortlich fühlte." Die Unterlassung einer persönlichen Untersuchung „wird oft als Beleg dafür hervorgehoben, dass es nicht entschuldbar sei, ein ärztliches Gutachten zu erstatten, ohne den Patienten untersucht zu haben. Dieser Vorwurf ist unberechtigt. Es ergeben sich bis in unsere Zeit [2007] hinein immer wieder Situationen, in denen der Psychiater ein ‚Gutachten nach Aktenlage' erstatten muss, ohne den Patienten untersucht zu haben (z.B. wenn der zu Untersuchende die Untersuchung ablehnt)." In diesem Fall wird „im Gutachten auf dessen Quellen und die Tatsache hingewiesen werden, dass es sich um ein Gutachten ‚nach Aktenlage' handelt." So weit die Ansicht der Psychiater Hanns Hippius und Reinhard Steinberg. [327]

3. *Das Gutachten ist auch aus heutiger Sicht korrekt*
„Die seinerzeitige Diagnose" Guddens und seiner Co-Gutachter „ist auch aus heutiger psychiatrischer Sicht inhaltlich und im Ergebnis in vollem Umfang zu bestätigen; allerdings würde die im Gutachten vom 8. 6. 1886 und durch die Folgegutachten bestätigte Diagnose heute als Psychose aus dem schizophrenen Formenkreis bezeichnet werden."[328] So lautet das Urteil des Juristen Wilhelm Wöbking und des Psychiaters Wolfgang Harms.

## Normal oder geisteskrank? Was war Ludwig II. nun wirklich?

„Woran litt Ludwig II.?" 1888 erschien eine 50-seitige Schrift von Lapis G. mit dem Titel „Die Krankheit Ludwigs II., ein dauerndes Milzleiden". Im Sektionsprotokoll wird die Milz Ludwigs II. tatsächlich „vergrößert" genannt (Länge, 18,0 und Breite 10,5 cm). Zurückzuführen sei dies angeblich auf übermäßigen Alkoholgenuss des Königs und zu reichliches Essen, vor allem auch auf seine Sucht nach Süßigkeiten. Neben seinem Übergewicht seien aber auch psychische Probleme dafür verantwortlich. Oder war Ludwig II. gar ein Bromist? Nahm er etwa Kaliumbromid, eine damalige Modearznei mit etlichen unerwünschten Nebenwirkungen wie Kopfschmerzen, Schlaflosigkeit, Bewegungsstörungen, Depressionen, Halluzinationen und Verwirrtheit. Auch wenn es nicht sicher ist, dass der König Bromist war, so wäre es doch „gut möglich", wie Oliver Himes mutmaßt, „dass Ludwigs ohnehin ausgeprägte Menschenscheu und sein Bedürfnis nach Einsamkeit sowie manche ‚seltsame' Verhaltensweise des Regenten durch den Missbrauch von Brompräparaten noch verstärkt worden sind."[329]
Was war es also, das dem König zu schaffen machte, oder woran litt er wirklich? – „An seiner Mitwelt", behaupten manche salopp, „und daran, dass seine Mitwelt an ihm litt". Andere nennen ihn doppeldeutig „wahnsinnig normal". Seit Guddens Gutachten 1886 entstand bis heute jedenfalls eine Fülle von Diagnosen, manche behaupten sogar, ein regelrechter „Diagnosenwirrwarr". Seither schwirren Begriffe wie: *Völlig normal*? – *Ein Sonderling* ? – *Psychisch auffällig* ? – *Psychisch krank*? – *Geisteskrank*? durch die Literatur und die Köpfe der Menschen.

327 Hippius/Steinberg (S. 110–111)
328 Wöbking (S. 74)
329 Hilmes (S. 252)

## Diagnostische Konzepte über Ludwig II. (1886 bis 2014)

Seit 1886 bis heute lassen sich an die drei Dutzend Diagnosen finden, die über Ludwig II. bislang erstellt wurden. Die im Folgenden getroffene Einteilung wurde von Hans Förstl vorgeschlagen.[330] In Klammern sind die Psychiater bzw. Vertreter der jeweiligen Konzepte genannt, dazu das Entstehungsjahr.

*Spielarten des Normalen bis hin zur Persönlichkeitsstörung*

- Lohengrin-Effekt / Jugendwahn, Schwärmerei (mehrere Autoren – seit 1886)
- Moralisches Irresein, moralischer Schwachsinn, „moral insanity" (Franz Carl Müller – 1887/1929, Hubert von Grashey – 1886)
- Narzisstische Persönlichkeitsstörung (Karl Landauer – 1930, Wolfgang Schmidbauer/Johannes Kemper – 1986)
- Ausgeprägter Sonderling, Exzentriker, Phantast (Wilfried Blunt – 1970)
- Homophilie/Homosexualität (Heinz Häfner – 2008, Wolfgang Schmidbauer/Johannes Kemper – 1986)
- Masturbantenwahn (Wolfgang Schmidbauer/Johannes Kemper – 1986)
- Borderline-Persönlichkeitsstörung, emotionale Instabilität, Schwierigkeiten, tragfähige Beziehungen aufzubauen (Christoph Biermann – 1973, Borwin Bandelow – 2006)
- Schizotype Persönlichkeit (Rupert Hacker – 2007, Detlev von Zerssen – 2010)
- Histrionische Persönlichkeitsstörung, histrionische Tendenzen – übertriebene Emotionalität, übermäßiges Bedürfnis nach Anerkennung (Detlev von Zerssen – 2010)
- Cäsarenwahn, Größenwahn mit Herrsch-, Prunk-, Verschwendungssucht und Realitätsverweigerung (Carl Pelman – 2010, Detlev von Zerssen – 2010)
- Schizotype Persönlichkeitsstörung (Hans Förstl – 2007, D. von Zerssen – 2010, R. Hacker - 2011)

*Psychosen aus dem schizophrenen Formenkreis*

- Paranoia (primäre Verrücktheit), Geistesschwäche (Franz Carl Gerster – 1884, Bernhard von Gudden – 1886)
- Verrücktheit und Narrheit (Hubert von Grashey, Max Hubrich, Friedrich Wilhelm Hagen – 1886)
- Chronisch paranoid-halluzinatorische Psychose (Gottfried von Böhm – 1922 / 1924)
- Schizophrenie, paranoide Schizophrenie, Psychose aus dem schizophrenen Formenkreis, Verfolgungswahn etc. (Oskar Panizza – 1881, P. J. Kowalewskij – 1910, K. Landauer – 1930, Ernst Rehm – 1936, Ernst Grünthal – 1956, Hugo Spatz – 1961/62, Wilhelm Lange-Eichbaum – 1967, Christoph Biermann – 1973, Wolfgang Harms – 1986, u.a.)
- Jugendirresein (Werner Richter – 1939)
- Verrücktheit (Desmond Chapman-Huston – 1955)
- Paranoide Schizophrenie mit Autismus und Dissoziation (Jean Ades – 1984)
- Affektvolle Paraphrenie, Störung des Affekts (Karl Leonhard – 1986)

330 Nachricht von Hans Förstl an A. Schweiggert vom 14.10.2013

*Hirnerkrankungen und Vergiftungen*

- Neurosyphilis, Neurolues (Max v. Gietls Vermutung um 1872 für Prinz Otto wurde später auch für Ludwig II. angenommen; Christoph Biermann – 1973)
- Hirnhautentzündung, zurückgebildete Hirnrinde im Bereich des Stirnhirns: Befunde bei der Obduktion des Königs (Josef von Kerschensteiner – 1886)
- Chronischer Substanzmissbrauch, Medikamentensucht, Schmerz-/Schlafmittelsucht (mehrere Autoren – seit ca. 1960)
- Progressive Paralyse auf Grundlage einer angeborenen Syphilis, Gehirnerweichung im Endstadium der Syphilis, Spätsyphilis des Gehirns (Christoph Biermann – 1973, u.a.)
- Alkoholabhängigkeit (Wolfgang Schmidbauer/ Johannes Kemper – 1986)
- Absinthismus (Ernst Holzbach – 1987)
- Amalgamvergiftung mit Mikromerkurialismus – u.a. Kopfschmerz, Übererregbarkeit, Nervosität (Max Daunderer – 2007)
- Depression in Verbindung mit Alkoholismus und Autismus (Hans-Jürgen Möller – 2009)
- Stirnhirnerkrankung (Hans Förstl – 2002, Detlev von Zerssen – 2010)
- Verdacht auf Frontotemporale Lobärdegeneration, beginnende Demenz (Hans Förstl 2007)

*Andere*

- Erblich bedingter Irrsinn (W. Strohmayer – 1912, Gerhard O. Schwerdfeger – 1995/96, u.a.)
- Endogene Depression (mehrere Autoren – seit 1886)
- Insomnie (Schlafstörungen) mit Verschiebung des Wach-Schlaf-Rhythmus (Christoph Biermann – 1973, u.a. – seit 1886)
- Soziale Phobie (Adolf von Liebermann – 1978, I. Rathsmann-Sponsel / R. Sponsel –2001, Heinz Häfner 2008)
- Bausucht (Adolf von Liebermann – 1978, Wolfgang Schmidbauer/ Johannes Kemper – 1986, Heinz Häfner – 2008)

Bemerkenswert ist die Tatsache, dass sich Psychiater seit mehr als 125 Jahren immer wieder aufs Neue mit dem „Fall Ludwig II." befassen und dabei zu höchst unterschiedlichen Diagnosen kommen. Dazu Heinz Häfner: „Die Nachprüfung der medizinischen bzw. psychiatrischen Beurteilung einer Person nach mehr als 100 Jahren ist ein fragwürdiges Unterfangen, auch wenn sich dies im historischen Kontext nicht immer vermeiden lässt. Im vorliegenden Fall bestanden jedoch insofern günstige Voraussetzungen, als die Gutachter den König nicht persönlich gekannt und nicht untersucht hatten. Wir konnten deshalb bei unserer Beurteilung von denselben Informationen ausgehen, die ihrem Gutachten zugrunde lagen. Wir sind aber in der glücklichen Lage, diese einseitigen, ausschließlich negativen Zeugenaussagen und Dokumente durch die in der Zwischenzeit publizierten und die von uns ermittelten Quellen zu ergänzen, so dass wir von einer ziemlich umfassenden Datengrundlage zu Lebensführung, Verhalten und psychischer Gesundheit des Königs ausgehen können. Es ist uns auch möglich, die von den Gutachtern unverantwortlicherweise nicht eingeforderten Zeugnisse der Hofärzte und die Ergebnisse der Schädel- und Hirnsektion des Königs heranzuziehen. Der Auswertung dieser vervollständigten Datenlage können wir das erweiterte Wissen zugrunde legen, das uns in rund 120 Jahren psychiatrischer und neurowissenschaftlicher Forschung zugewachsen ist."[331]

Aber wie lässt es sich dann erklären, dass Psychiater dennoch zu ganz unterschiedlichen Schlussfolgerungen kommen? „Die Vielfalt der Diagnosen, die von Sachverständigen und Laien gestellt wurden", so Häfner, „ist in erster Linie dadurch zu erklären, dass in keinem Fall eine umfassende Analyse von Primärquellen erfolgte und der Diagnose zugrunde gelegt wurde. Vielmehr hat das ungewöhnliche Leben und die vielfältige von Mythen und Legenden mitgetragene Darstellung des ‚Märchenkönigs' eine wachsende Zahl von Autoren veranlasst, auf der Grundlage von Teilinformationen neue originelle Diagnosen zu postulieren."[332] Häfner beanstandet bezüglich der erwähnten „Teilinformationen" insbesondere, dass „der Zugang zu wichtigen Quellen" bis heute verschlossen sei, und dies begünstige „natürlich neue, nicht hinreichend begründete Diagnosen und Legenden."

Der Psychiater und Neurologe Johannes Kemper äußerte dazu: „Es gab und gibt viele, die von sich behaupten, sie wüssten, woran Ludwig krankte. Das ging von Paranoia über Schizophrenie, endogene Depression, chronische Hirnentzündung, Neurolues, über Alkohol- und Medikamentensucht zu Erbkrankheiten, Degeneration, moralischem Schwachsinn. Die dies behaupten, scheinen es zu wissen. Ich weiß es nicht. Die Fülle des Materials stellt eine Verführung dar, etwas sicher wissen zu wollen. Das hieße aber zu wiederholen, was bisher falsch gemacht wurde. So wird man Ludwig nicht gerecht."[333]

Und Kempers Kollege, der Psychoanalytiker Wolfgang Schmidbauer, ergänzt: „Von ‚Psychose aus dem schizophrenen Formenkreis' (Wöbking) bis zu ‚ausgeprägter Sonderling' (Blunt), ,,moral insanity' (moralischem Irrsinn), Verrücktheit und Narrheit zugleich (in der Stellungnahme von Grashey, Hubrich und Hagen) reichen die Diagnosen. Andere nehmen eine Hirnhautentzündung (Kerschensteiner) oder eine progressive Paralyse auf der Grundlage einer (angeborenen?) Syphilis an." Ich „will hier nur darauf hinweisen, dass gerade die Fülle krankhafter Symptome dem Leser der Gutachten den Eindruck macht, hier solle ein Schwall von Zuschreibungen jeden Zweifel ausräumen, der sich gerade durch die ständigen Versicherungen einstellt, die Störung des Königs sei ‚leicht nachzuweisen' (Grashey et al.) oder ‚ein Irren in der Diagnose' sei ‚undenkbar' (Müller). Solche Argumentationshäufungen und der gebieterische Protest gegen jeden Einwand weisen vielmehr darauf hin, dass Unsicherheiten vertuscht werden müssen. Wo Irrtum ausgeschlossen ist, regiert nicht mehr die Wissenschaft. [...] Wenn Ludwig II. damals von vier prominenten Psychiatern für verrückt erklärt wurde, dann war er es auch."[334]

Während die vier Gutachter seit dem 12. Juni 1886 insgeheim nicht mehr so recht davon überzeugt waren, der König sei „*unheilbar* geisteskrank", auch wenn sie offiziell bei dieser Diagnose blieben, äußern sich Psychiater, Psychologen, Historiker, Forscher und Laien bis heute zur Geisteskrankheit des Königs ganz unterschiedlich. Dabei wird die jeweilige Ansicht vorrangig mit Belegen untermauert, die den jeweils eingenommenen Standpunkt bestätigen, wobei mögliche Gegenargumente oft ausgeblendet bleiben. Auf diese Weise existiert ein breites Spektrum von Ansichten, die sich gegenwärtig im Wesentlichen in sieben Standpunkte gliedern lassen.

---

331 Häfner(S. 18 f.)

332 Häfner in einer Nachricht an A.Schweiggert vom 5.9.2013

333 Schmidbauer/Kemper (S. 93 f.)

334 Schmidbauer/Kemper (S. 9 f.).

1. *Der König war völlig normal.*
Ludwig II., so die Meinung vieler Bewunderer seiner Person, wurde für geisteskrank erklärt, da man nicht erkannt habe, dass es sich in Wahrheit bei ihm um einen völlig normalen, geistig gesunden, ja genialen Menschen gehandelt habe, der die grandiosen, bis heute bewunderten Schlösser Neuschwanstein, Linderhof und Herrenchiemsee gebaut habe, der ein enthusiastischer Förderer von Kunst, Wissenschaft und zukunftsweisender Technik gewesen sei, der den ebenfalls genialen Komponisten Richard Wagner unterstützt und damit das europäische Musiktheater auf immer neue Höhen geführt habe. Bis in die letzten Tage sei er seinen Verpflichtungen als Regent nachgekommen. Außerdem sei er ein friedliebender Herrscher gewesen, der den Kriegswahn seiner Zeit zutiefst verabscheut habe. In diesem Sinne äußerte der Journalist Wolfgang Christlieb: „Dieser König war weder gestört noch geisteskrank, sondern hoch differenziert, sensibel und von überragender Intelligenz. Er hat nicht, wie es heute noch geglaubt wird, ‚das Staatsschiff an den Rand des Abgrundes gesteuert', sondern er hinterließ ein blühendes Land mit kräftig sich entwickelnder Wirtschaft und durch und durch gesunden Finanzen."[335]

2. *Der König war ein Sonderling.*
Ludwig II. sei allenfalls ein Sonderling und Exzentriker gewesen, ein Paradiesvogel und Einzelgänger, räumen andere ein. Dies habe ihm zu Unrecht die Diagnose „Geisteskrankheit" eingetragen. Er habe die Nacht zum Tage gemacht und Schlösser gebaut, die eigentlich nicht mehr in seine Zeit passten. Auch wenn er solche und andere eigenwillige Verhaltensweisen gezeigt habe, berechtige dies nicht, von einer geistigen Erkrankung zu sprechen. Schon Bismark äußerte im August 1883 gegenüber Philipp Graf zu Eulenburg: „Es ist schade, dass er [Ludwig II.] Schrullen hat, es steckt viel in ihm. Er versteht das Regieren heute noch besser wie alle seine Minister." Auch Kaiserin Elisabeth war überzeugt: „Der König war kein Narr, nur ein in Ideenwelten lebender Sonderling. Man hätte ihn mit mehr Schonung behandeln müssen." Prinz Adalbert von Bayern, Sohn des Prinzen Ludwig Ferdinand und der Maria de la Paz, Infantin von Spanien, hielt Ludwig ebenfalls lediglich für einen „Sonderling".[336] „Als Privatmann", so äußerte der Ludwig II.- Biograf Wilfried Blunt, „wäre Ludwig trotz seiner Schrullen, wie Bismarck es nannte, wahrscheinlich niemals in Gewahrsam genommen worden. [...] sein Geisteszustand wäre niemals ernstlich in Frage gestellt worden."[337]

3. *Der König war psychisch auffällig und möglicherweise psychisch krank.*
„Seelengestört war Ludwig II. unzweifelhaft"[338], betonte 1986 der Psychiater Johannes Kemper. Und 2010 äußerte der Psychiater Detlev von Zerssen, „die Frage ‚War der König (psychisch) krank?' [...] kann und muss einschränkungslos bejaht werden. Die weitere Frage: War er trotzdem noch regierungsfähig? lässt sich ebenso eindeutig verneinen."[339]

---

335 Christlieb, Wolfgang: Gewitter am See – Programmheft. Freising 1973

336 Adalbert Prinz von Bayern: Vier Revolutionen und einiges dazwischen. Siebzig Jahre aus dem Leben der Prinzessin Ludwig Ferdinand von Bayern, Infantin von Spanien. München 1932 (S. 114 f. und 147)

337 Blunt (S. 180)

338 Schmidbauer/Kemper (S. 71)

339 Zerssen, Detlev von: Der bayerische „Märchenkönig" Ludwig II. Seine letzten Jahre in psychiatrischer Sicht. (S. 1373) In: Der Nervenarzt 2010 – 81 (S. 1368–1378), Heidelberg 2010

Das seelische Leiden meinte wohl auch Dr. Maximilian Schleiß von Löwenfeld, einer der beiden Leibärzte des Königs, als er äußerte: „Der König ist zwar leidend, aber nicht geisteskrank." Auch Julius Desing, ehemaliger Schlossverwalter von Neuschwanstein, stellte fest: „Ludwig II. hatte große seelische Probleme, musste mit mancher Sucht und manchen Trieben kämpfen, doch er war ein Fall für den Psychologen, keinesfalls aber ein Fall für Irrenärzte!" [340] Dies scheint übrigens auch Dr. Grashey gemerkt zu haben, als er in Berg zu Dr. Gudden sagte: „Für rettungslos halte ich den Zustand seiner Majestät nicht." Und selbst Gudden geht in Berg zunächst auf die seelischen Probleme des Königs ein. Er will den König an einen geregelten Tagesablauf gewöhnen und ihn dazu bringen, „dass er in gehobeneren Kreisen verkehrt und sich an deren Unterhaltung gewöhnt." Mit einem Geisteskranken wäre das wohl nicht möglich gewesen. Wilhelm Rutz, Leibdiener Ludwigs II., der bis zum 10. Juni 1886 bei ihm Dienst tat, äußerte: „Die Einsamkeit und Menschenscheu gegenüber Gleichgesinnten, dieses ewige Schweigen außer einigen Diktaten am Tag, machte den König krank, aber nicht geisteskrank, sondern seelenkrank."[341] Und der königliche Hofsekretär Ludwig von Bürkel ergänzte: „[...] Zwei Seelen [Bürkel spielt damit auf Ludwigs Psyche an] wohnten in seiner Brust, die eines Tyrannen und die eines Kindes! Grauenvolles und Zartes, Hohles und Tiefes, Prunksucht und Bescheidenheit mischten sich zu einem Charakterbilde von seltener Mannigfaltigkeit der Schattierungen. Gerade, dass sich die schroffsten Gegensätze so unvermittelt gegenüberstanden, verlieh dieser ganz einzig dastehenden Persönlichkeit einen so eigenen Reiz. [...]"[342] 2011 bestätigten auch die Münchner Psychiater Reinhard Steinberg und Hanns Hippius: „Unter Berücksichtigung aller von Psychiatern geäußerten Meinungen [...] kann letztlich kein Zweifel daran bestehen, dass Ludwig II. *psychisch* so gestört war, dass er nicht mehr regierungsfähig war." [343]

4. *Der König war suchtkrank.*

Der Psychiater Heinz Häfner vertritt die Auffassung, dass Ludwig II. keineswegs psychotisch erkrankt war, dass er also „weder geisteskrank noch geistesschwach" war. „Er verfügte über außergewöhnliche geistige Fähigkeiten unvermindert bis in die letzten Tage seines Lebens."[344] Gleichwohl litt er nach Häfner an „Bausucht", die ihn dazu trieb, sich im Rahmen seiner Schlossbauten völlig zu verschulden. Bauen hielt er für seine Hauptlebensfreude. Wer ihm das Bauen nehme, der nehme ihm das Leben und treibe ihn in den Tod.

Auch andere Süchte werden Ludwig II. immer wieder zugeschrieben. So äußerte etwa der Historiker Wilhelm Liebhart: „Den Monarchen plagten Schlafstörungen, er war aufgrund von zahlreichen Zahnbehandlungen medikamentenabhängig. Ludwig nahm zeitweilig Morphium und auf Dauer starke Schlafmittel ein und neigte zum Alkoholismus. Der König war suchtkrank nicht nur im vorhergesagten Sinne, sondern auch was seine Leidenschaft des Bauens und Kaufens betraf."[345] Also auch noch Kaufsucht? Tatsache ist, dass er seine häufigen Kopf- und Zahnschmerzen mit Schmerz- und Schlafmitteln sowie mit Alkohol betäubte, was ihm

---

349 Desing: Wahnsinn (S. 41)

341 Hausner, Hermann: Ludwig II. von Bayern. Berichte der letzten Augenzeugen, München/Salzburg 1962 (S. 72 f.)

342 Philippi (S. 54–55)

343 Steinberg/Hippius: Nervenarzt 2011 (S. 608)

344 Häfner (S. 460)

345 Liebhart: Ludwig II. In: Bialuch (S. 7)

den Vorwurf der Rauschmittelsucht und des Alkoholismus eintrug. Häfner widerspricht dem: „Chloralhydrat ist ein Schlafmittel, seine schmerzlindernde Wirkung bei klarem Bewusstsein ist bescheiden. Das einzig hochwirksame Schmerzmittel, das zu jener Zeit zur Verfügung stand, war das mit Abhängigkeitsrisiko behaftete Opium. Offensichtlich hat der König selten zu Opium gegriffen. Zeichen von Missbrauch oder Abhängigkeit von anderen psychoaktiven Substanzen sind nicht beobachtet worden, nur gelegentliches Entlastungstrinken bei Erwartungsängsten oder Schlafmitteleinnahme wurden berichtet."[346]

5. *Beim König lag eine „Borderline-Störung" vor.*
Der Begriff „Borderline-Störung" – auch „emotional instabile Persönlichkeitsstörung" genannt – existierte zur Zeit Ludwigs II. im allgemeinen Sprachgebrauch der Psychiater noch nicht. Nach dem Urteil des Neurologen und Psychiaters Borwin Bandelow lassen sich heute „alle Merkwürdigkeiten und Ungereimtheiten im Leben des Königs am ehesten durch eine Borderline-Persönlichkeitsstörung erklären."[347] Bandelow führt als Symptome unter anderem des Königs soziale Phobie an, seine depressiven Verstimmungen, die mehrfach geäußerten Suizidgedanken, den extremen Rückzug in die Einsamkeit, heftige Wutausbrüche, seinen ausgeprägten Narzissmus, übersteigerte Zuneigungsäußerungen zu anderen Personen, die oft abrupt ins Gegenteil umschlugen, und anderes mehr. „Dazu passt sein Suchtverhalten", das sich insbesondere „in seiner exzessiven Bauwut zeigte. Erstaunlich auch [...] die seltsame Faszination [des Königs], die Borderliner [auf die Mitwelt] ausüben können. Wenn wir auch nicht mit Bestimmtheit eine posthume Diagnose stellen können", urteilt Bandelow, „so sind doch die meisten verschrobenen und bei oberflächlicher Sicht unverständlichen Verhaltensweisen Ludwigs II. mit dem Vorliegen einer solchen Persönlichkeitsstörung erklärbar." Häfner nennt den Begriff „Borderline-Störung" hingegen „einen unscharf definierten Begriff, den man besser vermeiden sollte. Wenn man von der derzeit im Fachgebiet üblichen Definition ausgeht, sind Borderline-Störungen überwiegend bei Frauen anzutreffen und eines der Merkmale hierfür sind Selbstverletzungen ohne tödlichen Ausgang."[348]

6. *Der König war geisteskrank.*
Nicht erst seit Guddens Diagnose *Paranoia*, sondern bereits vor ihm durch Dr. Franz Carl Gerster, ist des Königs Geisteskrankheit bis heute immer wieder im Gespräch. 1863 beschrieb der Psychiater Karl Ludwig Kahlbaum das Krankheitsbild. Er verstand darunter Verrücktheit, also eine Geistesstörung mit Wahnvorstellungen, Sinnestäuschungen und Beziehungsideen, Verfolgungs- und Größenideen. *Paranoia* gab es auch noch 23 Jahre später, als Dr. Gudden dem König diese Erkrankung attestierte. Während dieser Begriff damals also durchaus üblich war, war er später nicht mehr im Gebrauch. Gleichwohl äußerte Wilhelm Wöbking 100 Jahre später, 1986, dass die damalige Diagnose *Paranoia* „auch aus heutiger psychiatrischer Sicht inhaltlich und im Ergebnis in vollem Umfang zu bestätigen (ist)." Dazu zitiert Wöbking den Psychiater Dr. Harms, der „in seinem Gutachten vom 28.1.1985" zu folgendem Ergebnis kommt: „Die Erkrankung Lud-

346 Häfner (S. 356, Fußnote 10)

347 Bandelow, Borwin: Celebrities. Vom schwierigen Glück, berühmt zu sein. Reinbek bei Hamburg 2007 (S. 258) (Künftig: Bandelow)

348 Nachricht von Häfner an A. Schweiggert vom 13.9.2013

wigs II. war geprägt von Störungen des formalen und inhaltlichen Denkens, solchen des Affektes und der Kommunikation. Es bestanden Identitäts- und Beziehungsstörungen, Störungen des Selbstwertgefühls mit extremen Schwankungen im Sinne von Größenideen, wie auch des Erniedrigt- und Wertlosseins. [...] Die in dem Gutachten vom 8.6.1886 gestellte Diagnose [Paranoia] würde man heute als Psychose aus dem schizophrenen Formenkreis bezeichnen."[349] Christof Botzenhart vermerkt in seiner vielbeachteten, 2004 erschienenen politischen Monografie über Ludwig II.: „Von einer geistigen Erkrankung Ludwigs II. ist mit einer gewissen Wahrscheinlichkeit – zumindest in den letzten Lebensjahren – auszugehen, was jedoch nicht heißen muss, dass dem König rationale Erkenntnis und rationales Handeln andauernd unmöglich waren. Andererseits sollte die Tatsache, dass einige Zeugen erklärten, Ludwig II. habe auf sie bis zuletzt völlig normal gewirkt, nicht als Beweis gegen eine Geisteskrankheit gewertet werden."[350]

7. **Der König litt an einer „*schizotypen* Persönlichkeitsstörung", *außerdem an einer „beginnenden frontotemporalen* Demenz".**

Diese beiden Diagnosen sind die derzeit wohl am meisten diskutierten. Sie wurden von Prof. Hans Förstl, Direktor der Klinik und Poliklinik für Psychiatrie und Psychotherapie an der Technischen Universität München, einem der Nachfolger von Dr. Bernhard von Gudden, geäußert. Er analysierte eingehend die Unterlagen des Geheimen Staatsarchivs, die damals zur Amtsenthebung führten, und kam dabei zu folgendem Ergebnis:
„Zum einen hatte Ludwig eine ‚*schizotype Persönlichkeitsstörung*', zum anderen ist der Verdacht auf eine beginnende ‚*frontotemporale Demenz*' aufgrund der zunehmenden Symptome und des Autopsiebefundes unabweisbar."[351] Warum darauf vorher noch niemand kam, führt Förstl darauf zurück, dass „vorher unbegreiflicherweise noch keiner einfach registriert und gezählt hat, was an Beschwerden und Befunden vorlag und zwar unter der Annahme, dass Zeugenaussagen und Gutachten die Probleme halbwegs korrekt zusammenfassten."

„*Die schizotype Persönlichkeitsstörung*", so Hans Förstl, „ergibt sich, wenn man die im Aktenmaterial beschriebenen Symptome ernst nimmt und mit den aktuellen Diagnosekriterien der Internationalen Krankheitsklassifikation (ICD-10) vergleicht. Ludwig II. erfüllt sechs von neun Kriterien, die durch die Weltgesundheitsorganisation in der Krankheitsklassifikation ICD-10 für diese Störung festgelegt wurden, wobei bereits vier Kriterien für die Diagnose schon gereicht hätten." Kennzeichen seien dauerhafte Defizite im zwischenmenschlichen Bereich, Unbehagen in großer Gesellschaft, Mangel an Beziehungsfähigkeit, Misstrauen, Grübeln, kognitive oder Wahrnehmungs-Störungen, exzentrische Ideen und absonderliches Verhalten. All das sei bei Ludwig II. beobachtbar gewesen. Im Unterschied zur Schizophrenie schreitet der Prozess bei einer „*schizotypen Störung*" aber nicht fort und führt zu keinen schweren intellektuellen Veränderungen.

Hinweise für eine „*frontotemporale Degeneration*", die nach Förstl bei Ludwig II. neben der „*schizotypen Persönlichkeitsstörung*" vorlag, ergab zum einen die Autopsie des Königs, bei der eine deut-

349 Wöbking (S.74–75)

350 Botzenhart (S. 3)

351 Hans Förstl: Informationen an den Autor A. Schweiggert vom 2. August 2013. Dies betrifft auch die folgenden Zitate und Ausführungen.

liche Schrumpfung des Frontalhirns festgestellt wurde. „Die Pathologen beschrieben – neben den Spätfolgen einer Hirnhautentzündung, die Ludwig II. wohl als Kind hatte – sehr akribisch die zurückgebildeten Hirnrinden im Bereich des Stirnhirns." Dies sind typische Zeichen einer *frontotemporalen Degeneration*, eine entfernt mit dem Morbus Alzheimer verwandte Demenz. Typisch für diese Erkrankung ist neben dem Autopsiebefund zum anderen ein auffallender Persönlichkeitswandel mit Verlust von Selbstkritik, Einsicht und sozialer Wahrnehmung, mit geistiger Rigidität und ungebremster Impulsivität, aber auch emotionaler Abstumpfung und Rückzug."[352] „Zeigt ein Mensch im mittleren Lebensalter ein solch zunehmend disinhibiertes Verhalten, rechtfertigt dies den Verdacht auf eine ‚*frontotemporale Degeneration*', die schließlich zur Demenz führt. Beweisen kann man diese Diagnose durch eine feingewebliche Untersuchung des Gehirns, die allerdings damals erst entwickelt wurde. Die Voraussetzung dazu schafften Gudden und Nissl (dieser als Prinzenarzt). Das Krankheitsbild wurde aber erst 1891 klinisch charakterisiert und viel später feingeweblich beschrieben (von Alzheimer, obwohl es sich nicht um die Alzheimer Krankheit handelt)." „Das Verhalten des Königs in seinen letzten Lebensmonaten", so Förstl, „entspricht auffallend dem Bild einer ‚*frontotemporalen Degeneration*'. Damit ist der Verdacht auf eine beginnende präsenile, also vor dem 65. Lebensjahr beginnende *Pick-Krankheit* (‚*Morbus Pick*' oder ‚*Pick'sche Krankheit*') unabweisbar. Dass in den letzten Lebensjahren des Königs ein derartiger Persönlichkeitswandel stattfand, steht heute außer Frage. „Mancher mag einwenden, dass Ludwig doch bis zuletzt geschäftsfähig blieb und seinen bürokratischen Pflichten nachkam", konstatiert der Historiker Oliver Hilmes, „das stimmt, stellt aber auch keinen Widerspruch zur Diagnose Hans Förstls dar. Es gehört ja geradezu zum Charakter des ‚*Morbus Pick*', dass die geistige Leistungsfähigkeit im Prinzip lange erhalten bleibt, sie wird nur nicht zuverlässig abgerufen."[353] Hätte der König länger gelebt, wäre er vermutlich in eine Phase mit noch stärker ausgeprägten Symptomen eingetreten. Die Auffälligkeiten hätten dann wohl zugenommen und es wäre zu einer starken Persönlichkeitsveränderung gekommen. Auf die Frage „Wie hätte sich Ludwigs Geschichte weiterentwickelt, wenn er nicht im Juni 1886 ums Leben gekommen wäre?" wagt Oliver Hilmes sogar die Prognose: „Die Krankheit hätte möglicherweise um 1890 ihr Endstadium erreicht, und Ludwig wäre wie sein Bruder ein schwerer Pflegefall geworden."[354]

Aber darf man aus heutiger Sicht überhaupt so eine retrospektive Diagnose stellen? „Ja", meint Prof. Förstl, „solange man sagt, was man tut und wie man vorgeht, schon. Andere Sichtweisen gibt es auch, aber das sind nicht meine. Ich räume allerdings ein und glaube sogar, dass das eine oder andere Symptom in Zeugenaussagen und Gutachten etwas überzeichnet war." Warum kommen andere Autoren dann aber zu anderen Ergebnissen? „Deshalb, weil verschiedene fachliche Sichtweisen durchaus nicht unvereinbar sind", erklärt Förstl. „Ein Mensch kann z.B. gleichzeitig schon scheu sein und eine Bausucht haben. Schwerer wiegen die zugrunde liegenden Erkrankungen, die mit seiner Persönlichkeitsstruktur zu tun haben – also eine *schizotype Störung* oder eine prozesshaft fortschreitende *neurodegenerative Frontalhirnerkrankung* – wodurch die anderen Symptome und Schwierigkeiten hervorgerufen werden."

---

352 R. Hacker et al.: Ludwig II. von Bayern – schizotype Persönlichkeit und frontotemporale Degeneration? DMW Deutsche Medizinische Wochenschrift 2007; 132 (40): S. 2096–2099

353 Hilmes (S. 339)

354 Hilmes (S. 339)

Auf die von Förstl erwähnten anderen Diagnosen trifft nach seinen Ausführungen folgende Stimmenverteilung zu, wobei „die in der Liste jeweils weiter oben stehende Diagnose einen höheren Stellenwert besitzt als die darunter liegenden Störungen, da deren Symptome möglicherweise durch die höherrangige Erkrankung erklärt werden können. In Klammern sind die Psychiater und Vertreter der jeweiligen Diagnose genannt:

- Stirnhirnerkrankung (Hans Förstl, Detlev von Zerssen)
- Schizophrenie, paranoide Schizophrenie, Psychose aus dem schizophrenen Formenkreis, Verfolgungswahn etc. (Ernst Grünthal, Wolfgang Harms, Wilhelm Lange-Eichbaum, Panizza, Ernst Rehm, Hugo Spatz u.a.)
- Moralisches Irresein (Franz Carl Müller): als Konzept veraltet
- Affektvolle Paraphrenie (Karl Leonhard): keine breite Akzeptanz des Konzepts
- Schizotype Persönlichkeit (Rupert Hacker, Detlev von Zerssen)
- Cäsarenwahn (Carl Pelman, Detlev von Zerssen): Realitätsverweigerung; Glaube an gottgegebene, allein der eigenen Person zukommende Rechte
- Borderline-Persönlichkeitsstörung (Borwin Bandelow): emotionale Instabilität; Schwierigkeiten, tragfähige Beziehungen aufzubauen
- Narzisstische Persönlichkeit (K. Landauer, Schmidbauer/Kemper): unzweifelhaft
- Soziale Phobie (Heinz Häfner, A. von Liebermann): unzweifelhaft
- Bausucht (Heinz Häfner, A. von Liebermann, Schmidbauer/Kemper): unzweifelhaft

Die angeführten Diagnosen sind nur die wichtigsten aus einer Fülle von psychiatrischen Urteilen, die bis heute über Ludwig II. gefällt wurden."[355] Ausführlich begründet Prof. Förstl seinen Standpunkt unter anderem in seinem Beitrag „König Ludwig II. als Patient"

*Fazit*: Auch wenn heute die allgemeine Meinung, größtenteils von Laien geäußert, immer noch dahin geht, König Ludwig II. sei weder geisteskrank noch anderweitig gestört gewesen, gibt es doch etliche Stimmen, insbesondere von Psychiatern, die ihm zumindest „Absonderlichkeiten" oder „ein psychisches Leiden" zuschreiben. Borwin Bandelow meinte, „wenn der Betroffene oder die Umwelt unter den Symptomen leidet, fängt das Krankhafte an."[356] Ludwig II. litt ebenso unter etlichen der ihm zugeschriebenen Symptome wie seine Umwelt. Heute wird bei Ludwig II. – neben Häfners „Bausucht" und Bandelows „Borderline-Störung" – vorrangig die *„schizotype Persönlichkeitsstörung mit frontotemporaler Demenz"* (Hans Förstl) diskutiert.[357] Wenn diese beiden letzteren Diagnosen zutreffen, wäre Guddens im Gutachten

355 Förstl, Hans: König Ludwig II. als Patient: In: Landesgeschichte 2011 (S.338–339)

356 Bandelow (S. 20)

357 Heinz Häfner hält die Diagnose einer „schizotypen Persönlichkeitsstörung" dagegen ebenso für unwahrscheinlich wie die Diagnose einer „frontotemporalen Demenz". Letztere, so Häfner, „weil bei der Hirnsektion keine Zeichen eines Abbauprozesses gefunden wurden. Zum anderen finden die dafür charakteristischen psychischen Veränderungen, einer Alzheimer-Erkrankung ähnlich, ihren Ausdruck in zunehmenden Charakterveränderungen, etwa fortschreitender Enthemmung, und der Abnahme höherer kognitiver Funktionen, etwa des Planungs- und Entwurfsvermögens und der exekutiven Fähigkeiten. Das alles war bei Ludwig II. nicht anzutreffen. Sein Verhalten, insbesondere seine administrativen Tätigkeiten und seine Korrespondenz belegen, dass er bis zuletzt keine Abbauerscheinungen aufwies, die zur Annahme einer neurodegenerativen Erkrankung berechtigen würden." (Häfner in einer Nachricht an A. Schweiggert vom 13.9.2013).

geäußertes Schlussurteil zumindest einigermaßen nachvollziehbar: dass der König „in sehr weit vorgeschrittenem Grade seelengestört" und er „bei dieser Form der Krankheit für unheilbar zu erklären" sei, dass „ein noch weiterer Verfall der geistigen Kräfte mit Sicherheit in Aussicht" stünde, dadurch „die freie Willensbestimmung Seiner Majestät vollständig ausgeschlossen" und er „an der Ausübung der Regierung als verhindert zu betrachten" sei, und das würde „nicht nur länger als ein Jahr, sondern für die ganze Lebenszeit andauern." Hans Förstl meint, „dass Gudden und Kollegen zu keinem anderen Schluss kommen konnten, da die präsentierten Indizien so eindeutig waren und dass dann das Verdikt im Angesicht des Märchenkönigs ein wenig weniger streng ausfiel. Paranoia (am ehesten synonym mit Dementia praecox, Schizophrenie) galt eben bis zur Einführung der Neuroleptika als prozesshaft sich verschlechternde Erkrankung." Das Urteil „für die ganze Lebenszeit andauernd" hängt wohl auch mit der Behandlung der genannten Störungen zusammen, die selbst heute langwierig und immer wieder auch von Rückschlägen gekennzeichnet sind.

## Die Problematik einer Behandlung Ludwigs II.

Wäre eine psychotherapeutische und medikamentöse Behandlung Ludwigs II. 1886 überhaupt realisierbar gewesen, falls der König geistig oder psychisch krank war? Während manche eine erfolgreiche Behandlung und Therapie von Geisteskranken zur damaligen Zeit überhaupt in Frage stellen, sah der Wiener Psychiater und Zeitgenosse Guddens, Maximilian Leidesdorf, bereits 1860 Chancen, dass auch bei Unheilbarkeit von Verrücktheit eine Behandlung zu „einigem Erfolge" führen könne. Es unterliege „keinem Zweifel, daß eine energische und consequente Einwirkung von Seite (sic!) des Arztes, wenn er den Kranken ganz in seiner Gewalt hat, letzteren in einzelnen Fällen dahin zu bringen vermag, daß er seinen Wahn unterdrückt, und absonderliche Gewohnheiten ablegt; auf diese Weise verhindert man die Ausbreitung der Wahnideen, die noch gesunden Reste psychischer Thätigkeit bleiben länger erhalten, der Kranke kann zur Ausübung gewisser Geschäfte wieder tauglich gemacht werden und der Uebergang in Blödsinn längere Zeit entfernt gehalten werden."[358] Die recht vage Formulierung „energische und consequente Einwirkung von Seiten des Arztes" weist allerdings deutlich auf die Hilflosigkeit der Psychiater im 19. Jahrhundert hin, was wirksame Behandlungsmethoden betrifft.

„Das Grundproblem war", so Heinz Häfner, „dass damals die Ursachen der großen psychischen Krankheiten, aber auch die Möglichkeit einer wirksamen Behandlung unbekannt waren, so dass sich die Psychiatrie auf eine kasernenähnliche Unterbringung der Kranken und auf ideologisch begründete Therapien beschränken musste. Man kann davon ausgehen, dass einem König kaum an Folter grenzende Maßnahmen angetan worden wären, mit denen man eine Ableitung krankmachender Stoffe aus dem Blut und dergleichen beabsichtigte. Als Beispiel dessen, was Ludwig hätte erwarten können, kann die Behandlung seines Bruders Otto durch Dr. Gietl und seinen Nachfolger ab 1876, Prof. von Gudden, dienen. Otto erhielt medi-

358 Leidesdorf, Maximilian: Pathologie und Therapie der psychischen Krankheiten, Erlangen 1860 (S. 98)

zinische Bäder, etwa mit Mutterlaugenextrakt, kalte Duschen, kalte Beregnungen, Abreibungen sowie eine moralische Therapie (d. h. Mahnreden)."[359]
Problematisch war nach Häfner allein schon Folgendes: „Die Festnahme [Ludwigs II.] brachte einen radikalen Entzug aller Möglichkeiten süchtigen Verhaltens, auch jeglicher Versuche der Geldbeschaffung und der Homoerotik mit sich. Die Folge war, [...] dass der König in totale Abstinenz versetzt wurde. Alle seine hektischen Aktivitäten waren blockiert. Damit war er in einen Zustand der Ernüchterung geraten – meist als psychisches Entzugssyndrom bezeichnet –, der emotional meist mit Depressivität und nicht selten mit Suizidwünschen, rational aber mit klarem Verstand einhergeht. Die negativen Folgen dieses radikalen Entzugs waren zweifellos durch den totalen Rangverlust – den Sturz vom Königsthron in die Position des unfreien, abhängigen psychiatrischen Patienten – und durch eine fatale Lebensperspektive gesteigert worden. Hier durfte die Selbstmordhandlung des Königs, wenn sie stattgefunden hat, ihr zentrales Motiv gefunden haben."[360]
Was eine eventuelle psychotherapeutische Behandlung betrifft, nennt Häfner die „moralische Therapie", wie sie etwa Dr. Gietl bei Prinz Otto anwendete. Gemeint ist damit „eine mehrstündige Therapie, Gietl bezeichnete sie als ‚Mahnreden'"[361]. Dabei redete Dr. Gietl immer wieder auf Otto ein, er müsse den Anordnungen der Ärzte folgen, seine Lebensweise ändern, da sich sonst sein Leiden verschlimmern würde. „Es handelte sich offensichtlich um den Versuch intensiver pädagogischer Beeinflussung, die natürlich auf die Krankheit als solche nicht wirken konnte. Weil all diese Therapiemaßnahmen nicht krankheitsspezifisch sind, hätte man auch damit rechnen können, dass v. Gudden den König auf ähnliche Weise behandelt hätte, wenn es zur Wahrnehmung der ärztlichen Verantwortung gekommen wäre. Im Übrigen ist auch dem Prinzen und späteren König Otto widerfahren, dass er von den Irrenpflegern, mit denen er im Schloss Fürstenried untergebracht war, rau behandelt wurde. Ludwig hat angenommen oder gewusst, dass sein Bruder auch geschlagen worden war",[362] betont Häfner. Davor hatte er Angst. Da er aber, wie sein Verhalten in Berg zeigte, ein „ruhiger Patient" war, also keine Tobsuchtsanfälle hatte, wären Gewalteinwirkungen gegenüber Ludwig II. sicher nicht erforderlich gewesen, zumal Gudden ein Anhänger des gewaltfreien Umgangs mit seinen Patienten war.

Auf die Frage, wie eine Behandlung aussehen hätte können, wenn bei Ludwig II. womöglich eine „*Borderline-Persönlichkeitsstörung*" vorgelegen hätte, teilte Prof. Bandelow mit: „Eine Borderline-Störung kann man mit Verhaltenstherapie und bestimmten Medikamenten behandeln; allerdings ist es auch heute oft nicht möglich, die Störung ganz zu heilen; meist wird eine Kombination von Medikamenten benutzt, die nur einzelne Symptome behandeln, aber nicht die ganze Krankheit zum Verschwinden bringen. Diese Medikamente gab es damals [1886] ja noch nicht. – Was davon hätte bereits Dr. Gudden, dem ja eine *Borderline-Störung* nicht bekannt war, bei der Behandlung des Königs in Schloss Berg dennoch eventuell realisieren können?

359 Nachricht von Prof. Heinz Häfner an A. Schweiggert vom 6.9.2013;
360 Häfner (S. 185)
361 Häfner (S. 336)
362 Nachricht von Häfner an A. Schweiggert vom 6.9.2013; vgl. auch Häfner (S. 291, Fußnote 25 und S. 306, Fußnote 9)

Im Jahre 1884 wurde zum ersten Mal von [dem englischen Psychiater] C. H. Hughes[363] das Wort Borderline verwendet, insofern hätte v. Gudden die Krankheit 1886 theoretisch auch kennen und diagnostizieren können – aber das Konzept hat sich erst sehr viel später durchgesetzt (ca. 1930). Mit anderen Worten, v. Gudden hätte kaum die Möglichkeit gehabt, eine Behandlung vorzunehmen – vor allem, wenn der Patient sich gar nicht behandeln lassen will, wie es oft bei *Borderline-Persönlichkeitsstörungen* üblich ist."[364]

Auf die Frage, wie eine eventuelle Psychotherapie Ludwigs II. bzw. die Behandlung mit Medikamenten bei einer *„Schizotypen Persönlichkeitsstörung sowie einer beginnenden Frontotemporalen Demenz (Picksche Krankheit)"* heute in etwa aussehen würde, antwortete Prof. Hans Förstl:[365]
„Nochmals ganz deutlich: die *schizotype Störung* und die *frontotemporale Demenz* sind zwei vollkommen unabhängige Erkrankungen. Es gibt heute Methoden, Patienten mit einer schizotypen Störung psycho- und soziotherapeutisch zu unterstützen. Ich kann mir allerdings nicht vorstellen, dass Ludwig II. von einem solchen Therapieangebot Gebrauch gemacht hätte. Lieber hätte er seinen Therapeuten in einem Wutanfall erdrosselt (v.a. falls er durch Alkohol oder eine Frontalhirnerkrankung enthemmt gewesen wäre) und sich in einen See gestürzt! Bei manchen Patienten mit schizotyper Störung können moderne Neuroleptika erfolgreich eingesetzt werden, um sie zu stabilisieren und die Entwicklung einer Schizophrenie zu verhindern (dieses Risiko ist bei Patienten mit schizotyper Störung erhöht). Aber diese Medikamente hätte Ludwig II. erst einmal einnehmen müssen. Außerdem hätte er sie keinesfalls mit Alkohol kombinieren dürfen.
Für die *frontotemporale Demenz*", so Förstl weiter, „gibt es auch heute noch kein Heilmittel. Man kann nach der Versuch- und Irrtumsmethode symptomorientierte Therapieversuche mit vorsichtig ausgewählten Psychopharmaka unternehmen. Extrem wichtig ist die Beratung der Angehörigen, des Umfelds. Die Patienten blamieren sich (das ist ihnen egal), und blamieren vor allem die Familien und die Betriebe, denen sie vielleicht vorstehen. Sie sind ein willfähriges Opfer der Medien und für boulevardeske Skandälchen gut [was bei Ludwig II. tatsächlich der Fall war, der von der Presse immer wieder vorgeführt wurde]. Die Angehörigen werden in die tiefste Verzweiflung getrieben." In der Tat hat sich die Königsfamilie – Luitpold und seine Kinder – bezüglich der mitgeteilten wunderlichen Verhaltensauffälligkeiten des Königs vielfach geschämt.
Was davon hätte nun aber Dr. Gudden, dem diese beiden Befunde – *„schizotype Persönlichkeitsstörung"* und *„beginnende frontotemporale Demenz"* – ja nicht bekannt waren, bei der Behandlung des Königs in Schloss Berg eventuell dennoch realisieren können? Im Grunde genommen recht wenig. „Gudden hätte sich mit Sicherheit sehr für die Funktionen des Frontalhirns interessiert", meint Hans Förstl, „die in den Jahrzehnten des 19. Jahrhunderts erst im Ansatz bekannt wurden. Hätte sich die Verdachtsdiagnose auf eine *beginnende frontotemporale Demenz* durch den schlechten Verlauf konkretisiert, wäre in einer bestimmten Phase der Haltlosigkeit vermutlich doch nur die Internierung in einem vergitterten Schloss Berg übrig geblieben, ehe ein Sta-

363 Hughes, C.: (1884). Borderline psychiatric records – prodromal symptoms of physical impairments. Alienist and Neurologist 5, 85–90.
364 Borwin Bandelow: Informationen an den Autor A. Schweiggert, Juli 2013
365 Hans Förstl: Informationen an den Autor A. Schweiggert vom 2. August 2013

dium der Apathie eingesetzt hätte. Auch wenn Gudden in Berg erkannt haben sollte, dass Ludwig augenscheinlich weniger krank wirkte, als er, Gudden, es geglaubt hatte“, betont Förstl, „und er Ludwig II. bezüglich des weiteren Verlaufs sogar Mut gemacht hätte, so bestand bei Vorliegen einer neurodegenerativen Frontalhirnerkrankung dennoch das Risiko einer sehr ungünstigen Progression. Doch davon konnte Gudden noch nichts ahnen. Er musste versuchen, die ihm zur Verfügung gestellten Informationen logisch und nach bestem Wissen und Gewissen auf einen Nenner zu bringen. Der tragische Verlauf ist also auch aus Sicht der neuropsychiatrischen Wissenschaft und der Wissenschaftsgeschichte höchst bedauerlich!“[366]

Was also hätte Dr. Gudden damals wirklich tun können? Medizinische Bäder? Abreibungen? „Mahnreden“ als eine Vorform der Gesprächstherapie? Eine „energische und consequente Einwirkung“ (nach Maximilian Leidesdorf), wie diese auch immer ausgesehen hätte? Normalisierung der Lebensweise? Die breit gefächerten verhaltenstherapeutischen und medikamentösen Möglichkeiten der heutigen Zeit hätten ihm um 1886 jedenfalls nicht zur Verfügung gestanden.

## König Ludwig II. zwischen Genialität und Wahnsinn

Bis heute ist die Frage nicht verstummt, ob es sich bei der diagnostizierten Geisteskrankheit des Königs womöglich nicht um Genialität gehandelt haben könnte. So äußerte bereits Guddens Assistenzarzt Franz Carl Müller:
„Genie und Wahnsinn, zwei so entgegengesetzte Begriffe, stoßen doch in einem Punkt zusammen; sie wohnen so nah beisammen wie Schmerz und Freude, wie Glück und Unglück. Ein Tropfen mehr von dem undefinierbaren Etwas im Lebensbecher stört die Harmonie. So mag es auch gekommen sein, daß in dem Gehirne [des Königs], das schon krankhaft angelegt war, dicht neben hohen Gedanken schon die finsteren Mächte des Wahnes wohnten, dass sie, solange der Körper noch jung und kräftig war, unterdrückt wurden, aber doch ihr zerstörerisches Werk langsam und sicher fortsetzten, um dann, als die Zeit gekommen war, zu siegen.“[367]
Ähnliches vermutete auch der Abgeordnete Stamminger 14 Tage nach Ludwigs Tod am 26. Juni 1886 in seiner Rede vor dem Landtag:
„Wenn ich das Krankheitsbild des Königs betrachte, gedenke ich unwillkürlich des Wortes des Franzosen Moreau: ‚On peut considérer le génie comme une neurose.‘ (Man kann das Genie betrachten wie eine Krankheit.) Es kommt eben darauf an, ob es sich nach der positiven oder negativen Seite entwickelt. Die ungewöhnliche Kraft der Phantasie, mit welcher unser König begabt war, wurde durch eine einseitige Entwicklung in's Ungemessene gesteigert; sie entrückte ihn ganz und gar der Wirklichkeit und täuschte ihn sogar über sein eigenes Ich.“[368]
Edgar Allan Poe, den Ludwig II. nachweislich so sehr verehrte, dass er für ein einstündiges Gespräch mit ihm seinen Thron geopfert hätte, brachte Genie und Wahnsinn mit extremer nerv-

366 Förstl, Hans: Informationen an den Autor A. Schweiggert, August 2013
367 Müller F.C. (S. 771)
368 Merkt (S. 103)

licher Sensibilität in Verbindung: „Genie und Wahnsinn sind eng verbunden [...] Was die Welt gemeinhin ‚Genie' nennt, ist jener krankhafte Geistes-Zustand, welcher aus einer ungebührlichen Vorherrschaft einer einzelnen Fähigkeit über alle anderen erwächst. Die Werke solcher Genies sind niemals von echter Gesundheit und verraten in speziellen Punkten stets einen wahnhaften Geist." Und in seiner Erzählung „Eleonora" schreibt Poe: „Man behauptet von mir, ich sei wahnsinnig; aber es ist noch sehr die Frage, ob der Wahnsinn nicht die höchste Stufe der Geistigkeit ist, ob nicht aller Ruhm und alle Tiefe ihren Ursprung in der Krankhaftigkeit des Gedankens haben. [...] Nehmen wir also an, ich sei wahnsinnig. Ich gebe zumindest zu, dass mein Geistesleben aus zwei ganz verschiedenen Zuständen besteht: dem Zustand klarer, nicht anzuzweifelnder Vernunft [...] und einem Zustand voller Schatten und Zweifel [...]."[369] Dies unterstellte man vielfach auch Ludwig II.

In Poes Erzählung „*Die Methode Dr. Thaer & Prof. Fedders*" äußert der angebliche Anstaltsdirektor, der in Wahrheit ein Geisteskranker ist: „Die Launen Wahnsinniger sind unberechenbar." Deshalb sei es „niemals ratsam, sie unbewacht herumgehen zu lassen. Wohl mag ein Irrer für einige Zeit ‚besänftigt' werden, wie man so sagt, im Grunde aber ist er immer geneigt, in Tobsucht auszubrechen. Seine Verschlagenheit ist groß, ja, sprichwörtlich. Wenn er einen Plan hat, so verbirgt er seine Absicht mit bewunderungswürdiger Schlauheit. Die Gewandtheit, mit der er ein Geheiltsein vortäuscht, bietet den Psychiatern eines der seltsamsten Probleme. In der Tat: gerade, wenn ein Geisteskranker vollkommen gesund erscheint, ist es höchste Zeit, ihn in eine Zwangsjacke zu stecken."[370] Dr. Gudden erinnerte sich einen Tag vor Ludwigs Tod an den bekannten Ausspruch des Königs: „Den müssen wir einseifen." Der Ausdruck wurde von Ludwig immer dann gebraucht, wenn er bei jemandem etwas durchsetzen wollte. Auch Gudden gegenüber zeigte er sich seit seiner Internierung in Schloss Berg ausnehmend liebenswürdig und freundlich. Doch bereits am Abend desselben Tages nahm die Katastrophe ihren Lauf.

Bekannt ist, dass Genies von Geheimnissen umweht und von Legenden umrankt sind. Ihr Leben wirkt einerseits für die Normalen anormal oder verrückt, andrerseits besitzt es Aura und Faszinationskraft. Bezahlen Geniale ihre Faszination womöglich mit einer Nähe zum Verrücktsein? Hat das Genialische, die herausragende Begabung als Schattenseite das Versinken in die Nacht des Wahnsinns? Bis heute fragen sich die Menschen, wie eng bei Ludwig II. Genialität und Wahnsinn ineinander verwoben waren und ob es zwischen der von Dr. Gudden diagnostizierten „Paranoia" und einer möglichen Genialität des Königs nicht sogar eine Verbindung gibt.

Es verwundert nicht, dass avantgardistische Künstler wie der Surrealist Salvador Dalí die „Paranoia" Ludwigs II. nicht nur nicht in Abrede stellen, sondern sie sogar verherrlichen, wie der Kunsthistoriker Gerald Schröder betont: „Ganz im Sinne surrealistischer Programmatik huldigt Dalí der Paranoia Ludwigs II., weil sie den gewohnten Blick auf die Realität, der durch identifizierendes Denken und Zweckrationalität geprägt ist, in Frage stellt. In ihrer Kraft, die Wahrnehmung der Realität ganz unmittelbar durch die Freisetzung der im Lustprinzip des Unbewussten angesiedelten Phantasie zu transformieren, übertrifft die Paranoia in der Kunstauffassung Dalís sogar noch den Traum. Es geht Dalí folglich um eine Rehabilitierung des Wahns als Erkenntnis- und Vernunftkritik. Gerade der Assoziationswahn der Paranoia, der die Phänomene der Welt aus den gewohnten kausalen Bezügen in Raum und Zeit befreit, um

369 Schweiggert: E.A. Poe (S. 111–117)
370 Schweiggert: E.A. Poe ( S. 114 f.)

sie nach dem Lustprinzip gemäß ihrer Ähnlichkeitsstrukturen neu zu ordnen, bot sich Dalí als kritische Methode an."[371] Auch andere Avantgardekünstler feierten und feiern bis heute die Paranoia Ludwigs II. als Ausdruck seiner Genialität.

Guddens Diagnose „Paranoia" wird heute als „Schizophrenie" bezeichnet. Nach Hans Förstl weist das Aktenmaterial allerdings auf eine „schizotype Persönlichkeitsstörung" hin.[372] Wenn es sich bei Ludwig II. um eine geniale Persönlichkeit handelte, so eine Überlegung, dann müsse es doch irgendeinen Zusammenhang zwischen „Schizophrenie" oder einer „schizotypen Persönlichkeitsstörung" und Genialität geben. War Ludwig II. möglicherweise sogar Träger einer Genvariante, die auf Genialität hinweist?

2002 präsentierte ein isländisches Forschungsteam um den ehemaligen Harvard-Neuropathologen Kári Stefánsson Ergebnisse zu einem Gen, das in einem ursächlichen Zusammenhang zur Schizophrenie steht: *Neuregulin* 1 (NRG1). Der Neuropathologe Szabolcs Kéri fand heraus, dass Menschen mit zwei Kopien dieses Gens nicht nur anfälliger für Schizophrenie, sondern auch kreativer, also genialer waren. 2009 bestätigte eine Studie der renommierten Semmelweis-Universität in Budapest in der Fachzeitschrift „Psychological Science" diese Annahme. Bei einigen NRG1-Trägern kam es zur schizophrenen Gedankenflucht, zu Halluzinationen und Wahnideen, bei anderen setzten sich ein freieres Denken und ungewöhnliche Gedankenkombinationen in Gang. Doch was unterscheidet beide Gruppen? Wann ist man also „genial" und wann „geisteskrank"? Vermutet wird diesbezüglich, dass der feine Unterschied an der Intelligenz und am Gedächtnis liegt. NRG1-Träger mit höherer Intelligenz und gutem Gedächtnis entgehen der Schizophrenie angeblich leichter. Eine Studie der britischen Wissenschaftler Daniel Nettle und Helen Keenoo ergab zudem: Geniale haben zwar schizotype Eigenschaften, sind aber meist attraktiver als Normale. Sie wirken charismatisch, faszinieren die Mitmenschen und besitzen Magie und Anziehungskraft. Haben die Forscher damit also das Gen entdeckt, das auch König Ludwig II. besaß und das gleichermaßen für Genialität und für Verrücktsein verantwortlich sein kann?

Dr. Gudden war der Zusammenhang zwischen Genie und Wahnsinn mit Sicherheit nicht bekannt. Seine Diagnose lautete auf „Paranoia". Davon war er überzeugt. Der Begriff „Paranoia" ist heute längst veraltet, stattdessen spricht man derzeit von „Schizophrenie". War Ludwig II. also womöglich Träger des Gens „Neuregulin 1"? Bewegte er sich demnach auf dem schmalen Grat zwischen Genialität und Wahnsinn?[373] Driftete er mit zunehmendem Alter aus einer genialen Phase nach und nach in den Wahnsinn ab?

Vielleicht formulierte Dr. Gudden für den König deshalb die Diagnose „Paranoia", deren Verlauf sein Co-Gutachter Dr. Grashey vor dem Landtag am 26. Juni 1886 folgendermaßen skizzierte: Die Erkrankung des Königs habe fast unmerklich begonnen, weshalb sie noch niemand wahrgenommen habe. „Die ersten Stadien der Aengstlichkeit gehen bis in die Zeit der Thronbesteigung [1864] zurück. Die Extravaganz der Phantasie noch früher. Die Hallucinationen seien wohl nicht vor den 1870er Jahren eingetreten, dann aber auch sofort die Fixierung der Wahnideen; Symptome der Geistesschwäche haben sich erst seit etwa 1880 gezeigt. Von da an sei die

371 Schröder, Gerald: Phantasie an die Macht. Das Porträt Ludwigs II. im Spiegel der Avantgardekunst. In: Sykora, Katharina (Hg.) Ein Bild von einem Mann. Ludwig II. von Bayern, Konstruktion und Rezeption eines Mythos. Frankfurt a. Main 2004 (S. 167)

372 Hacker: Königskrise (S. 331–345)

373 Hacker: Königskrise (S. 340)

Krankheit auch ganz bestimmt unheilbar gewesen." [374] Und erst da habe die Diagnose gestellt werden können, worauf eine stationäre Behandlung des Königs unverzichtbar gewesen sei.
Auf den Zusammenhang von Genialität und Wahnsinn angesprochen, meinte Hans Förstl: „Aus klinischer Sicht lässt sich allenfalls bestätigen, dass eine Psychose aus dem schizophrenen Formenkreis bei ungünstigem Verlauf viel Kraft kosten kann. Aber von vorneherein schützen weder Schlichtheit noch Genialität vor der Entwicklung einer Schizophrenie. Über gemeinsame Wurzeln von Genie und Wahnsinn lässt sich anhand historischer Figuren sowie eventueller genetischer und pharmakologischer Grundlagen spekulieren."
„In der Psychiatrie und der Medizin wird Krankheit in Kategorien von Schwarz und Weiß gesehen und man ist bestrebt, den Patienten so zu behandeln, dass alles beseitigt wird, was krankhaft erscheint"[375], äußerte im Oktober 2012 Simon Kyaga vom Karolinska Institut in Stockholm. Bezüglich der Therapierung psychischer Störungen sei deshalb ein Umdenken angebracht, denn bestimmte Aspekte einer Krankheit könnten auch vorteilhaft sein. In diesen Fällen müssten sich Arzt und Patient darauf einigen, ob eine Behandlung auf Kosten der Kreativität überhaupt wünschenswert ist.
Bezogen auf Ludwig II. ist daher die Frage berechtigt, ob eine Behandlung des Königs auf Kosten seiner eventuellen Genialität wirklich wünschenswert war? Das Einschreiten gegen ihn, seine Entmündigung und Isolierung erfolgte auch nicht deshalb, sondern aus Guddens Sicht, weil des Königs als anormal empfundene Verhaltensauffälligkeiten damals auf eine geistige Erkrankung hindeuteten, aus Sichtweise des Ministeriums Lutz und Prinz Luitpolds jedoch ausschließlich aus den bekannten politischen Gründen.

## Warum Diagnosen nie wahr sind

Diese provokante Feststellung traf 2009 der Kölner Psychiater Manfred L. Lütz. Augenzwinkernd behauptet er in seiner geist- und faktenreichen „Heiteren Seelenkunde" mit dem Titel: „Irre! Wir behandeln die Falschen. Unser Problem sind die Normalen", „dass es Diagnosen und Klassifikationen in Wirklichkeit gar nicht gibt [...] Es gibt nur Menschen, die unter verschiedenen Phänomenen leiden. Und Diagnosen sind Worte, die Psychiater erfunden haben, um diesen leidenden Menschen kompetent zu helfen. Diagnosen sind Hinweise auf die richtige Therapie. Man kann die Diagnosen also getrost vergessen, wenn man mit den Menschen zu tun hat, die unter psychischen Störungen leiden. [...] Es sind vielmehr alles ganz unterschiedliche beeindruckende Menschen, die zeitweilig oder länger dauernd unter bestimmten außergewöhnlichen Erscheinungen leiden." [376]

---

374 Merkt (S. 53)

375 Czichos, Joachim: Genie und Wahnsinn. Schriftsteller besonders gefährdet durch psychische Störungen. In: Wissenschaft aktuell, Hamburg. Quelle: "Mental illness, suicide and creativity: 40-Year prospective total population study", Simon Kyaga et al; Journal of Psychiatric Research, DOI: 10.1016/j.jpsychires.2012.09.010

376 Lütz, Manfred: Irre! Eine heitere Seelenkunde. Wir behandeln die Falschen. Unser Problem sind die Normalen. München 2009 (S. 37–41) (Künftig: Lütz)

Lütz zitiert auch Karl Kraus, der „unkte: ‚Die häufigste Krankheit ist die Diagnose'", und er betont, dass sich gerade Psychiater einem „grassierenden Gesundheitskult [...] entziehen [müssen], denn mit einem utopischen Idealbild psychischer Gesundheit kann man am laufenden Band Unglück produzieren. Natürlich lässt sich bei jedem Menschen irgendeine Macke finden, oder auch zwei. [...] Aufgabe der Psychiatrie ist es, wirklich kranken Menschen zu helfen. Sie muss Anwalt der Patienten sein und darf sich nicht zum Agenten einer Gesellschaft machen, die sich von den Irritationen durch ihre psychisch Kranken entlasten möchte. Es muss ihr vielmehr darum gehen, psychisch kranken Menschen zu helfen, mit all ihren Außergewöhnlichkeiten mitten in dieser Gesellschaft zu leben. Daher ist es ein Test auf die Freiheitlichkeit der Psychiatrie, ob sie sich konsequent dem gesellschaftlichen Druck verweigert, das Außergewöhnliche und Störende für krank zu erklären. Und es ist ein Test auf die Freiheitlichkeit einer Gesellschaft, ob diese all ihre merkwürdigen, nicht stromlinienförmigen Mitglieder auch wirklich frei herumlaufen lässt. Das gilt auch für diejenigen, die man behandeln könnte, die sich aber nicht behandeln lassen wollen. Solange sie niemanden und auch sich selbst nicht gefährden, muss eine freiheitliche Gesellschaft das respektieren."[377]
Diese moderne Einstellung eines Psychiaters des 21. Jahrhunderts lässt sich allerdings noch nicht auf die Psychiatrie des 19. Jahrhunderts anwenden, die erst im Begriff war, psychische Krankheiten zu verstehen, und die überzeugt war, durch penible Erforschung des menschlichen Gehirns ließe sich eine jede psychische und geistige Störung nicht nur erkennen und klassifizieren, sondern anschließend auch erfolgreich therapieren. Dr. Gudden gehörte zu diesen frühen engagierten Psychiatern, die ihre Anstrengungen darauf fokussierten, den Aufbau des Gehirns und damit auch Störungen darin zu erforschen und zu begreifen. Von einer solchen absoluten Wissenschaftsgläubigkeit nahm man erst im 20. Jahrhundert nach und nach etwas Abstand und erkannte die Begrenztheit gerade der Erforschung des komplizierten menschlichen Gehirns und der menschlichen Psyche. Die Einstellung zu psychisch und geistig Kranken begann sich erst mit der Zeit zu wandeln, ein Prozess, der bis heute fortdauert und noch längst nicht abgeschlossen ist.
Lütz hat sicher recht, wenn er meint: „Die Psychiatrie darf sich nicht dazu verleiten lassen, das Außergewöhnliche, das Exzentrische durch Diagnosen ruhigzustellen."[378] Denn „nicht nur exzentrische Gesunde, sondern auch psychisch Kranke können einer Gesellschaft inspirierende Impulse geben, sie können faszinieren und die Menschheit weiterbringen. Das allein ist in der Würdigung historischer Persönlichkeiten wichtig." Der endgültige Sieg „der massenhaft auftretenden Normalen über all die liebenswürdigen farbigen Originale wäre der Triumph der Spießigkeit, die Diktatur political correcten Denkens und political correcten Handelns, der Untergang des einmaligen Menschen im Rauschen grauer Mittelmäßigkeit. Es sieht nicht so aus, als sei diese Gefahr allzu gering."[379]
Im Hinblick auf die Persönlichkeit Ludwigs II., aber auch auf die Zustände in unserer modernen Gesellschaft ist dieses Urteil zweifellos bedenkenswert.

377 Lütz (S. 40–41)
378 Lütz (S. 32)
379 Lütz (S. 175)

# X. Dr. Bernhard von Gudden – 1886 bis 2014

## Ereignisse in den 128 Jahren nach Guddens Tod

Während man die Gedenktage für König Ludwig II. bis heute Jahr für Jahr mit allerlei Feierlichkeiten begeht, bleibt Dr. Bernhard von Gudden davon ausgeschlossen. Fast scheint es, als ob im Namen „Gudden" – preußisch: gudde = Unterholz / guddenis = lebt verborgen – bereits das Schicksal dieses Psychiaters ausgedrückt ist, wird er doch seit 128 Jahren kaum mehr wahrgenommen, es sei denn negativ als „Königsbeseitiger". Seit seinem Tod überwiegen – vorwiegend in Buchveröffentlichungen über König Ludwig II. – die kritischen Stimmen über ihn. Nur sehr wenige befassten sich unvoreingenommen und seriös mit seinen Verdiensten für die deutsche Psychiatrie. Während über Ludwig II. im 20. Jahrhundert eine Flut von Publikationen erschien, beschränkt sich die Literatur über Dr. Bernhard von Gudden bis heute auf nur wenige Titel. Deshalb ist die Frage berechtigt, was seit seinem Tod überhaupt noch an ihn erinnert.

1886
- In der unterfränkischen Kreisirrenanstalt Werneck, die Gudden zu einer Musteranstalt entwickelt hatte, wurde ihm zu Ehren kurz nach seinem Tod eine von Prof. Wagmüller gegossene Büste enthüllt. Diese Ehrung war auf Jahre hinaus die letzte positive Aufmerksamkeit, die man diesem Psychiater schenkte. In Schloss Werneck befindet sich auch ein „Gudden-Saal".
- In der Lesehalle der Medizinischen Fakultät der LMU-München hängt noch heute ein von Dr. L. Hall gestiftetes Gemälde – entstanden um 1880 –, das Dr. Gudden am Schreibtisch zeigt.
- Fertigstellung eines farbigen Gemälde-Porträts Bernhard von Guddens, das sein Sohn Rudolf als erste größere Arbeit nach seinem Kunststudium 14 Tage vor dem Tod seines Vaters begann. Eine Schwarzweiß-Abbildung dieses großformatigen Gemäldes erschien in dem von Fritz Rupp 1913 im Verlag Englert und Schlosser veröffentlichten Buch über Rudolf Gudden.

1889 erschienen als großformatiger Band „*Bernhard von Guddens gesammelte und hinterlassene Abhandlungen*" im Wiesbadener J. F. Bergmann-Verlag, herausgegeben von Guddens Schwiegersohn Dr. Hubert Grashey mit Zeichnungen mikroskopischer Befunde von Guddens Sohn Rudolf, die dieser auf Weisung seines Vaters fertigte. In der Neuroanatomie haben drei anatomische Hirnstrukturen, die Bernhard von Gudden als Erster eindeutig und umfassend beschrieben hatte, Eingang in die Nomenklatur gefunden.

1927 wird in München-Schwabing eine kleine Straße – die „*Gudden-Straße*" – nach dem Psychiater benannt.

1938 verfasste Hildegard Treitz an der Medizinischen Akademie in Düsseldorf die Dissertation „*Bernhard Johann Aloys von Gudden. Sein Lebensbild und seine Verdienste auf dem Gebiete der Psychiatrie*".

1986 trat Guddens Ururenkel Wolfgang Gudden am Institut für Geschichte der Medizin der TU München mit der Dissertation „*Bernhard von Gudden. Leben und Werk*" an die Öffentlichkeit, die auf über 300 Seiten eine erste umfassende Biografie Guddens bietet.

1986 Symposium der Psychiatrischen Klinik der Universität München über Dr. Bernhard von Gudden, um ihn als Arzt und Forscher zu würdigen. Er wirkte die letzten 14 Jahre seines Lebens an der Oberbayerischen Kreisirrenanstalt in München.

1998 Anlässlich der Wiedereröffnungsfeierlichkeiten des renovierten Kraepelin-Gebäudes der Psychiatrischen Klinik und Poliklinik der Universität München wurde erstmals der mit 20 000 DM dotierte „Bernhard-von-Gudden-Preis" an psychiatrische Nachwuchsforscher verliehen. Stifter des nach der Währungsumstellung mit 10 000 € dotierten Preises war die Firma GlaxoSmith Kline.

2007 erschien im Heidelberger Springer-Medizin-Verlag die von Hanns Hippius und Reinhard Steinberg herausgegebene Veröffentlichung „*Bernhard von Gudden*" mit Beiträgen von 12 renommierten Autoren, in denen erstmals Gudden als Psychiater, Anstaltsleiter, Forscher, Hochschullehrer, aber auch als Gutachter König Ludwigs II. vorgestellt wurde.

2008 erschien im C.H. Beck Verlag München Heinz Häfners Buch „*Ein König wird beseitigt. Ludwig II. von Bayern*", das kritische Anmerkungen zur Person und Gutachtertätigkeit Dr. Bernhard von Guddens enthält.

2014 128 Jahre nach Guddens Tod findet unter dem Titel „*König Ludwig II. und sein Gutachter Dr. Bernhard von Gudden*" die erste Ausstellung über den Psychiater im Kloster Benediktbeuern statt, bei der erstmals auch seine Totenmaske, deren Existenz bis dahin nicht bekannt war, ausgestellt wird.

Im folgenden, für diese Veröffentlichung verfassten Beitrag schildert der Psychiater Hans Förstl abschließend seine Überlegungen zu Guddens fortwirkender Bedeutung, insbesondere als Sozialpsychiater, Hirnforscher und Wissenschaftsmanager.

# Guddens fortwirkende Bedeutung

*Hans Förstl - Klinik und Poliklinik für Psychiatrie und Psychotherapie*
*Technische Universität München*

Der Tod eines jeden Menschen ist eine Tragödie, umso mehr der gewaltsame und unnötige Tod. Noch tragischer ist dies, wenn die bedeutende Lebensleistung eines Menschen von dem Skandal weitgehend verdeckt wird und zwar nicht nur für die breite Öffentlichkeit, sondern sogar in der Fachwelt. Auch hier verstellt ein wenig wichtiges Randereignis – ein pflichtgemäß erstattetes Gutachten und dessen unmittelbare Konsequenzen – den Blick auf das Werk eines Wissenschaftlers und Arztes, dessen Arbeit noch keineswegs abgeschlossen war. Einschlägige Gelehrte streiten sich heute noch darum, ob das Gutachten lege artis, nach den Regeln der Kunst abgefasst war, und alle bleiben die Antwort schuldig, wie man es angesichts der besonderen Umstände besser hätte machen können[380]. Immerhin ist seither allen gut bekannt, dass Psychiater – vor allem in leitender Position – ein deutlich erhöhtes Risiko tragen, von fremder Hand zu sterben.
Guddens Lebensdaten wurden bereits ausführlich dargestellt[381]. In diesem Beitrag konzentriere ich mich auf eine kurze Erwähnung seiner Bedeutung für die Entwicklung der Psychiatrie bis heute einschließlich der Sozialpsychiatrie, der Hirnforschung und eines ziemlich modernen Wissenschaftsmanagements.

*Sozialpsychiater*
Wie erwähnt ging Gudden als Assistenzarzt in Siegburg bei Maximilian Jacobi (1775–1858) und in Illenau bei Christian Roller (1802–1878) in die Lehre, ehe er noch in jungen Jahren die Leitung und Neugestaltung der psychiatrischen Klinik im ehemals fürstbischöflichen Schloss Werneck übernahm. Jacobi und Roller waren bedeutende Psychiatrie-Reformer, die an der Verwandlung von Verwahranstalten für „Irre" zu Heilanstalten für psychisch Erkrankte arbeiteten. Entsprechend richtete Gudden in Werneck bedarfsorientierte Stationen ein mit intensiverer Überwachung für schwerer Kranke sowie Arbeitstherapie, Landwirtschaft und ausgelagerten Wohngemeinschaften für die leichter Kranken. Zwangsmaßnahmen wurden auf ein notwendiges Maß beschränkt; unbeeinflussbar Tobende wurden zeitweise in Einzelräumen untergebracht und ansonsten wurden nur Handschuhe und Jacken sowie Rückhaltevorrichtungen in Betten verwandt[382]. Die Vorbildlichkeit von Guddens Hausordnungen wird bis heute gelobt[383]. Bei grobem Fehlverhalten drohte aber eine drakonische Streichung der Bierration (angeblicher Konsum in der Münchner Klinik von damals 300 Hektoliter pro Tag).
Mit den Schlagworten „Befreiung der Kranken von ihren Ketten", „No restraint, open door" werden in Frankreich und Großbritannien meist die Namen Philippe Pinel (1745–1826) und John

380 Da in Neuschwanstein bereits Telefon zu Verfügung stand, hätte man natürlich dort anrufen und mit König Ludwig II. einfach einen Untersuchungstermin in der Nervenklinik vereinbaren können.

381 Steinberg Reinhard, Hippius Hanns: Bernhard von Gudden zum 125. Todestag. Nervenarzt 82: 599–610. 2011

382 Gudden B: Über Rippenbrüche bei Geisteskrankheiten. Archiv für Psychiatrie und Nervenkrankheiten. 170: 682–692

383 Schweiggert A. (siehe oben)

Conolly (1794–1866) in Verbindung gebracht. Dies spiegelt die historische Entwicklung nicht korrekt wider und ist ein Ergebnis späterer politischer und wissenschaftspolitischer Propaganda. Tatsächlich gab es in allen Zeiten und Ländern stete Bemühungen mit den Problemen psychischer Erkrankungen moderner und besser umzugehen. Neu war an der Schwelle zum 19. Jahrhundert, dass die Aufklärung mit der Forderung nach nüchterner wissenschaftlicher Prüfung althergekommene Überzeugungen erschütterte und zu einem deutlichen Wissensfortschritt auf vielen Gebieten und vor allen in der Medizin führte. Umso schmerzlicher war die Erkenntnis, dass sich gerade der Mensch mit seinen innersten Problemen dem Verständnis und der Behandlung noch entzog. Schmerzlich war auch die Erfahrung, dass man durch einen humaneren Umgang das Schicksal vieler, aber nicht aller Kranker verbessern konnte; dass man bei einigen die Ketten aus Eisen durch Lederriemen ersetzen musste, da es kein Mittel gab, um deren Erregung und Gewalttätigkeit abzumildern. Vor diesem Hintergrund sind die Leistungen der Epoche und vor allem die persönlichen Leistungen einzelner Pflegekräfte und Ärzte umso höher einzustufen. Aus unserer Zeit heraus und mit den heute ungleich besseren Behandlungsmöglichkeiten sind die damaligen Gefahren und die drohende Abstumpfung kaum nachzuempfinden, die sich in einem Berufsleben einstellen musste, in dem Wärter und Ärzte mit geringen Mitteln häufig nur Schlimmstes verhindern und kaum heilen konnten. Allerdings gab es bereits damals (wie heute noch) eine Zweiklassenpsychiatrie: die Armen und Schwerkranken wurden in Großkrankenhäusern abgesondert und die Reicheren und weniger Kranken bevorzugt in Privatkliniken versorgt. Der frische Wind erfasste in vielen Ländern und auch in Bayern die Politik und führte zu einer Verbesserung der Versorgungseinrichtungen[384].
Gefährdet wurden diese erfreulichen Entwicklungen vor allem aus der aufkeimenden Nervenheilkunde selbst. Am Anfang des 19. Jahrhunderts hatten sich einige Aufklärungs-Enthusiasten gründlich vergaloppiert und behauptet, man könne aus Gehirn- und Kopfform Rückschlüsse auf den Charakter eines Menschen ziehen („Phrenologie"). Dies hatte zu einer erneuten Popularität konservativer Thesen beigetragen, und so kam auf den ersten Lehrstuhl für Seelenheilkunde ausgerechnet ein „Psychiker" namens Heinroth zu sitzen, der die Ansicht vertrat, psychische Erkrankungen seien Ausdruck irgendeiner Sünde und die Patienten müssten entsprechend betrachtet und behandelt werden. Dies verdeutlicht, dass damals wie heute wissenschaftlicher Fortschritt und praktische Verbesserungen für die Patienten aus einer unvoreingenommenen und kritischen Untersuchung aller in Betracht kommenden Faktoren, ob sozial oder biologisch, zu erwarten war und ist. Daher passen Sozialpsychiatrie und Hirnforschung gut zusammen. Gudden kann bis heute als Paradebeispiel dafür dienen.

### *Hirnforscher*

Mit Gudden und seinen patienten-orientierten und wissenschaftlich aufgeschlossenen Zeitgenossen wurde die Generation der „Irrenväter" von den „jungen Optimisten" abgelöst[385], die überzeugt davon waren, dass eine neue Zeit neue methodische Möglichkeiten zu neuen Einsichten bietet. Gudden war von dem Physiologen Alfred Volkmann in Halle in das experimen-

384 Burgmair, Wolfgang., Weber, Matthias M.: Die bayerische Irrenreform von 1851. Ein Instrument der administrativen Modernisierung unter König Max II von Bayern. Sudhoffs Archiv 92 (2), 165–193. 2008

385 Ackerknecht, Erwin Heinz: Gudden, Huguenin, Hitzig – Hirnpsychiatrie im Burghölzli 1869–1879. Gesnerus 35, 66–78. 1978

telle Arbeiten eingeführt worden und hatte dort seine Doktorarbeit mit Untersuchungen zu den Augenbewegungen[386] vorgelegt. Danach beschäftigte er sich mit Krätze und anderen Hautparasiten, die unter den beengten Wohnverhältnissen und schlechten hygienischen Bedingungen in manchen Einrichtungen eine große Rolle spielten. Zu Beginn seiner klinischen Arbeit war er auf ein relevantes Problem und dessen fragwürdige Erklärung aufmerksam geworden; viele Kranke litten unter deformierten und blutunterlaufenen Ohren (Othämatome), Rippenbrüchen und Druckgeschwüren der Haut (Decubitus). Dies wurde gerne auf eine Neigung zu entzündlichen Erkrankungen und eine nervlich bedingte Ernährungsstörung des Gewebes zurückgeführt. Gudden konnte zeigen, dass es sich keineswegs um neuroparalytische Erkrankungen und trophische Störungen handelte, sondern um die Folgen von Vernachlässigung und Misshandlung[387]. Guddens Interesse an Nervenwachstum, -aufbau und -zerstörung war geweckt. Er unternahm als einer der Ersten systematische und langfristige Tierexperimente, in denen er unter anderem nachweisen konnte, dass die Ausformung nachgeschalteter Hirnanteile leidet, wenn vorgeschaltete Strukturen keine entsprechenden Reize liefern (Gudden-Wallersche Degeneration). Bei früher und ausgeprägter Läsion ist sogar das Schädelwachstum eingeschränkt.

Um noch weiter zu den Details vordringen zu können, verfeinerten Gudden und seine Mitarbeiter Forel und Bandorf die Technik des Feinschnitts (Mikrotomie[388]). Mit Hilfe ihres Mikrotoms gelang es ab 1875, ein ganzes Gehirn in Schichten von zirka 50 Mikrometer Dicke zu schneiden. Voraussetzung war eine geeignete Festigung (Fixierung) des Gewebes und besonders nützlich wurde die Technik erst dadurch, dass die feinen Schnitte mit den nahezu durchsichtigen Zellen danach kräftig angefärbt werden konnten. Mit Guddens Förderung wurden durch Weigert Färbetechniken für Nervenfasern und durch Nissl für Nervenzellen entwickelt, die bis heute verwendet werden.

Selbst die von Gudden beschriebenen Hirnstrukturen, die zum Teil seinen Namen tragen, sind immer noch in Verwendung:

- die Kreuzung der Sehbahn im sogenannten Chiasma der Sehnerven[389];
- der „Tractus puduncularis transversus“, eine Bahn, die rasche Kompensationsbewegungen der Augen ermöglicht (optokinetischer Nystagmus);
- die aufmerksamkeits-regulierenden Kerngebiete im Hirnstamm (Guddens segmentale Nuklei)[390];
- die Bahnen in gedächtnis-relevanten Teilen des limbischen Systems (Tractus mamillothalamicus, Fornix-Faszikel).

Die schöne Tradition, große Entdeckungen großer Mediziner mit deren Namen zu schmücken (Eponyme), ist leider längst verlassen. Auffallend bleibt, dass es keinen Morbus Gudden,

---

386 Gudden, Bernhard von: Quaestiones de motu oculi humani. Halle, Schmidt. 1848

387 Gudden, Bernhard von: Über die Entstehung der Ohrblutgeschwulst. Allgemeine Zeitschrift für Psychiatrie 17, 121–138. 1860 (und zwei weitere Teile 1862 und 1863)

388 Gudden, Bernhard von: Über ein neues Microtom. Archiv für Psychiatrie und Nervenkrankheiten 5, 229–234. 1875

389 Gudden, Bernhard von: Über die Kreuzung der Fasern im Chiasma nervorum opticorum. Albrecht von Graefes Archiv für Ophthalmologie 20, 249–268. 1874 (und zwei weitere Teile 1875 und 1879)

390 Vann, Seralynne D.: Gudden's ventral tegmental nucleus is vital for memory: re-evaluating diencephalic inputs for amnesia. Brain 132: 2372–2384. 2009

keine Guddensche Krankheit gibt, sondern nur nach ihm benannte Hirnstrukturen, die für eine gute Lebensqualität von hoher Bedeutung sind. Bei der Publikation seiner durch lang angelegte Arbeiten gewonnenen Ergebnisse ließ sich Gudden viel Zeit, bei der Interpretation blieb er äußerst zurückhaltend. Umso erstaunlicher, dass sein Ruf als Wissenschaftler in einer Zeit weit über Deutschland hinausklang, als Professoren einerseits noch dazu neigten, besonders steile Thesen auf extrem schmaler empirischer Basis zu formulieren, und andererseits im akademischen Wettlauf begannen, die Printmedien mit üppigem Material zu beschicken. Beteiligt war er an der Formulierung von Zusammenhängen, die klar überprüfbar waren, etwa am Newton-Müller-Gudden Gesetz: je stärker die Augen eines Lebewesens nach vorne orientiert sind, desto mehr Fasern des Sehnerven kreuzen im Allgemeinen auf die andere Seite des Gehirns (um das räumliche Sehen zu verbessern)[391]. Aber er blieb skeptisch, nahezu theoriefeindlich, das Gegenteil eines „Hirnmythologen" und dennoch programmatisch fest entschlossen, der Hirnstruktur auf den Grund zu gehen, um den (kranken) Menschen besser zu verstehen.
Guddens meist zitierter Satz lautet: „Zuerst also Anatomie und dann Physiologie, wenn aber zuerst Physiologie, dann nicht ohne Anatomie"[392]. Zwischenzeitlich sah es so aus, als müsse man dieses Diktum revidieren und als werde die funktionelle Anatomie von der Molekularbiologie in den Schatten gestellt. Erst in den letzten Jahren hat die unabweisbare Bildkraft moderner Verfahren (Neuroimaging) hinsichtlich der Erklärung von Symptomen die eher abstrakten Ergebnisse der Biochemie und Genetik erneut überstrahlt.

*Wissenschaftsmanager*

Gudden – selbst ein sorgfältiger, fast träger Schreiber – fungierte als Herausgeber einer der wichtigsten psychiatrischen Zeitschriften[393] und nahm damit Einfluss darauf, welche Erkenntnisse der wissenschaftlichen Welt zuteil werden sollten. Gudden kümmerte sich organisatorisch um die Infrastruktur der Klinik und die Auswahl der Mitarbeiter. In einer Ära, zu der ein Assistenzarzt für 100 Patienten verantwortlich war, bot sich die Gelegenheit einer wohlfeilen Personalaufstockung: Kronprinz Otto musste ärztlich betreut werden und ein zusätzlich finanzierter Prinzenarzt wurde dafür im Rotationssystem in das Schloss Fürstenried abgestellt. Die viele freie Zeit konnte nach Neigung der Prinzenärzte mit wissenschaftlicher Arbeit gefüllt werden. Einige Mitarbeiter schlossen sich in ihren Arbeiten Guddens Themen an, andere wählten eigene Schwerpunkte. Dabei herrschte ein offensichtliches wissenschaftliches Laissez-faire und dennoch wirkte Gudden in vieler Hinsicht „schulbildend", übte also in Wissenschaft und Praxis maßgeblich fort.
Akademiker verewigen sich dabei nicht in erster Linie durch die Weitergabe ihrer Gene (auch hier war Gudden durchaus nicht ohne Erfolg), sondern ihrer Meme, also ihrer Gedanken, die teilweise direkt durch ihre Schüler weitergetragen werden. Wenn ich an dieser Stelle eine ganze Reihe von Namen aufzähle, die im Einzelnen nicht mehr so wichtig erscheinen, ge-

391 Magnin M., Cooper HM., Mick G.: Retinohypothalamic pathway: a breach in the law of Newton-Müller-Gudden? Brain Research 488: 390–397, 1989

392 Gudden B: Über die Frage der Localisation der Functionen der Großhirnrinde. Allgemeine Zeitschrift für Psychiatrie 42: 478–499. 1886

393 Archiv für Psychiatrie und Nervenkrankheiten

schieht dies vor allem, um den anhaltenden Einfluss Guddens über seinen frühen Tod hinaus zu illustrieren[394 395]:

- *Melchior Josef Bandorf* (1845–1901) verbesserte mit Gudden das Mikrotom; wurde erster Direktor der Klinik Gabersee
- *Eugen Bleuler* (1857–1939) gab der Schizophrenie ihren aktuellen Namen, später Direktor der Nervenklinik Burghölzli in Zürich
- *Anton Bumm* (1848–1903), Prinzenarzt, später Professor und Direktor der Nervenklinik in München
- *Henry Herbert Donaldson* (1857–1938), Verfasser eines bedeutenden Werkes über das Hirnwachstum und einer der Ersten, die eine Verbindung von Neurowissenschaft und Pädagogik herzustellen versuchten
- *Auguste-Henri Forel* (1848–1931), vielseitiger Psychiater und Biologe (v. a. Ameisenwissenschaftler), später Direktor der Züricher Universitätsklinik Burghölzli
- *Sigbert Ganser* (1853–1931), nach tierexperimentellen Arbeiten und breiter neuropsychiatrischer Erfahrung zuletzt Direktor der Psychiatrischen Universitätsklinik Dresden; berühmt geworden als Forensischer Psychiater, der bei Gefangenen einen hysterischen Dämmerzustand, das „Ganser Syndrom", beschrieb und damit berühmt wurde
- *Hubert Grashey* (1839–1914), Mitgutachter, Professor und Klinikdirektor, Obermedizinalrat und zuletzt Chef der Bayerischen Medizinalverwaltung
- *Friedrich Jolly* (1844–1904), zuletzt Direktor der Psychiatrischen Klinik an der Charité in Berlin
- *Emil Kraepelin* (1856–1926), Preuße, wollte kein Prinzenarzt sein und machte danach dennoch die große psychiatrische Karriere; unterschied anhand ihrer Verläufe das manisch-depressive Irresein (heute bipolare Störung) und die Dementia praecox (heute Schizophrenie); zuletzt Lehrstuhlinhaber in München
- *Georg Lehmann* (1855–1918) wurde in Leipzig Direktor der Heil- und Pflegeanstalt Dösen
- *Paul Mayser*, später Direktor der Landesheilanstalt Hildburghausen
- *Constantin Monakow* (1853–1930), ursprünglich Psychiater, danach bedeutender Hirnforscher
- *Franz Carl Müller* (1860–1913), Prinzenarzt und Zeuge der letzten Tage von Gudden und Ludwig II.
- *Franz Nissl* (1860–1919), Prinzenarzt von 1884 bis 1889, perfektionierte von 1885 bis 1887 seine Färbemethode, Direktor der Psychiatrischen Universitätsklinik Heidelberg u. a.
- *Oskar Panizza* (1853–1921), Prinzenarzt, Psychiater und danach psychisch kranker Blasphemiker und wichtiger produktiv psychotischer Künstler
- *Karl Ranke* (1861–1951), Prinzenarzt, später Direktor der Privaten Kuranstalt München-Obersendling
- *Ernst Rehm*, Prinzenarzt, später Direktor des Privatsanatoriums Neufriedenheim (heute Erasmus-Grasser-Gymnasium)

---

394 Hippius H., Möller H-J., Müller N., Neundörfer-Kohl G.: The University Department of Psychiatry in Munich. Springer. 2008

395 Burgmair W., Weber M.M.: „...dass er selbst mit aller Energie gegen diese Halluzinationen ankämpfen muss..." Sudhoffs Archiv, 86, 27-53. 2002

- *Otto Snell* (1859–1939), Prinzenarzt, zuletzt Direktor der Landesheil- und -pflegeanstalt Lüneburg
- *August Solbrig jun.*, Prinzenarzt
- *Friedrich Vocke* (1865–1927), Prinzenarzt, ab 1901 Direktor der neu erbauten Heil- und Pflegeanstalt Eglfing (jetzt „Isar Amper Klinik")

*Moderner Akademiker*

Guddens Interessen waren von Pragmatismus geprägt und reichten von klinischen Versorgungsfragen bis zu den mit modernen Methoden seiner Zeit zu erforschenden Krankheitsgrundlagen. Modern ist seine offene und unterstützende Haltung gegenüber der freien Wahl von Forschungsthemen bei seinen Mitarbeitern bei gleichzeitiger methodischer Strenge. Modern sind seine Belastbarkeit in vielen Rollen und seine hohe Mobilität. Modern wirkt ferner sein Enthusiasmus für klinische und wissenschaftliche Belange bei gleichzeitiger Skepsis bezüglich der Theorie mit der launigen Begründung, er sei „kein sublimer Kopf". Modern mutet seine Situation an zwischen der geistigen Freiheit eines Akademikers und der Loyalität eines bayerischen Beamten, der den Lockungen von Geld, Titel („Professor", „von") und goldenen Worten nicht entkam (siehe Schreiben des Kabinettssekretärs August von Eisenhart vom 30. November 1872: „der glänzende Ruf, welcher Ihnen als Practiker und Gelehrter zur Seite steht, hat bei S. Majestät dem Könige den lebhaften Wunsch erweckt, daβ Euer Hochwohlgeboren auch hier die Aufgabe Ihres Vorgängers übernehmen"[396]). Modern wirkt die Gefahr einer Kontamination der Psychiatrie durch Politik. Guddens Haltung blieb von tiefem Misstrauen gegenüber der zeitgeist-abhängigen Krankheitslehre geprägt. Umso ironischer, dass er an den Folgen der ihm abgenötigten Diagnose einer Paranoia verstarb.

396 Schweiggert A: Das Leben des Dr. Bernhard von Gudden (siehe oben), 2014

# XI. Anhang

## Ärztliches Gutachten über den Geisteszustand Seiner Majestät des Königs Ludwig II. von Bayern

Das psychiatrische Gutachten ist im originalen Wortlaut wiedergegeben. Die nachträglich eingefügten *kursiven Zwischentitel* fassen die im jeweiligen Abschnitt angeführten Inhalte und Verhaltensauffälligkeiten zusammen.

*Eine persönliche Untersuchung Ludwigs II. sei aufgrund seiner Weigerung und des vorliegenden Aktenmaterials unnötig.*
So peinlich es für die unterzeichneten Ärzte ist, an die Beurtheilung des geistigen Zustandes Seiner Majestät ihres Königs heranzutreten, sie müssen dem erhaltenen Befehle Folge leisten und erstatten hiermit unter ausdrücklicher Berufung auf den von ihnen geleisteten Eid, ihrer schweren Verantwortlichkeit vollkommen bewußt, nach Pflicht und Gewissen das verlangte Gutachten, wobei sie bemerken, daß eine persönliche Untersuchung Seiner Majestät, was weiter auseinanderzusetzen überflüßig sein wird, unthunlich, bei dem vorliegenden Aktenmaterial aber auch nicht nothwendig war.

*Ungünstige Erbanlagen mütterlicher und väterlicher Vorfahren beträfen auch Ludwig II.*
Zunächst darf an die notorische Thatsache erinnert werden, daß eine Tante Seiner Majestät, Ihre Königliche Hoheit Prinzessin Alexandra eine lange Reihe von Jahren (bis zum erfolgten Tode) an unheilbarer Geisteskrankheit litt. Ist hierauf auch nicht allzugroßes Gewicht zu legen, so muß um so mehr hervorgehoben werden, daß auch der jüngere Bruder Seiner Majestät, Seine Königliche Hoheit Prinz Otto von Bayern, unheilbar geisteskrank ist, daß Höchstdessen Erkrankung in ihren Anfängen sich bis in die Jugend verfolgen und Züge erkennen läßt, deren Verwandtschaft mit gewissen Erscheinungen bei Seiner Majestät sich unwillkürlich und unabweisbar aufdrängt.

*Ängste, Halluzinationen, motorische Erregung, Aggressivität, übersteigertes Machtbewusstsein zeigten sich bereits in der Kindheit und Jugend des Königs.*
Dem mitunterzeichneten Obermedizinalrath von Gudden klagte Seine Königliche Hoheit zu einer noch relativ freien Zeit, daß Höchstdessen qualvolle Zustände von Angst und innerer Unruhe sich vorübergehend schon in früher Jugend bemerkbar gemacht hätten, daß beispielsweise es Seiner Königlichen Hoheit als Lieutenant mit 17 Jahren bei der ersten Residenzwache, als Münchener Einwohner voll freudiger Theilnahme sich sammelten und zuschauten, zu Muthe gewesen sei, als ständen Höchstderselbe am „Schandpfahle"; dabei leiden Seine Königliche Hoheit an den widerwärtigsten Empfindungen in der Brust und im Unterleibe, an Hallucinationen sämmtlicher Sinne, an motorischen Erregungen, die sich in den verschiedensten schleudernden und springenden Bewegungen der Arme und Beine äußern, sind nicht selten gemüthlich in hohem Grade gereizt und zu Gewaltthätigkeiten geneigt, dabei, im Gegensatze und gewissermaßen im Gegengewichte zu so manchen niederdrückenden Empfindungen und Vorstellungen, nicht selten von einem so außerordentlich gesteigerten Bewußtsein Höchst-Seiner Stellung durchdrungen, daß Aeußerungen, wie „Niemand hat mir zu befehlen, selbst der König nicht" öfters vernommen und alle Bemühungen, auf Seine Königliche Hoheit durch ärztlichen Rath oder möglichst schonend getroffene äußere Veranstaltungen einzuwirken, von vorneherein verloren waren. Auch bei Seiner Majestät scheinen schon früher ähnliche Anwandlungen von innerer Angst und Aufregung sich eingestellt zu haben.

*Verfolgungswahn, Menschenscheu und der Hang zum Alleinsein seien von vielen Personen beim König beobachtet worden.*

Seine Königliche Hoheit Prinz Otto theilte dem mitunterzeichneten Obermedizinalrathe von Gudden gelegentlich seiner eigenen bezüglichen Klagen mit, daß Seine Majestät an demselben Übel litten. Seine Majestät seien überhaupt sehr ängstlich und hätten bei den Spaziergängen im englischen Garten Seiner Königl. Hoheit oft den Auftrag gegeben, ja darauf Acht zu geben, daß keine Begegnung mit Anderen stattfände. Auch der verstorbene Staatsrath von Neumayr theilte demselben Arzte mit, wie schwer mitunter schon relativ kurze Zeit nach der Thronbesteigung bei dem Besuche der fränkischen Kreise es gehalten habe, Seine Majestät zu bewegen, an die Öffentlichkeit zu treten. Im Jahre 1872 wurde Herr Ministerialrath von Ziegler in das Kabinetssekretariat berufen. Derselbe hörte (vergl. dessen Aeußerungen Bogen 1) von Staatsrath Eisenhart und von Personen des Hofes, wie schwer es Seine Majestät ankomme, Audienzen zu ertheilen, insbesondere solche staatsgeschäftlicher Natur. Die Scheu vor Begegnungen mit Menschen trat mehr und mehr zu Tage (l. c. ), die Besuche der Kirche in Berg wurden immer seltener, endlich ließen Seine Majestät im abgeschlossenen Parke zu Berg ein romantisches Kirchlein bauen und sich die Messe lesen, ohne daß derselben irgend Jemand beiwohnen durfte. (Bogen 2.) Um keinen Menschen im Theater sehen zu müssen, kam es zu den bekannten Separatvorstellungen (vgl. Äußerung des k. Stallmeisters Hornig Blatt 5, auch die des k. Ministerialrathes von Ziegler Bogen 2). Der Verkehr mit Menschen wurde Seiner Majestät immer entsetzlicher (v. Ziegler Bogen 6).

*Ludwig II. reagiere vor Aufenthalten in der Stadt München mit unnatürlicher Abscheu.*

Nach Ablauf des Hohenschwangauer Winteraufenthaltes nach München zurückzukehren, war für Seine Majestät fürchterlich. Der Aufenthalt in Hohenschwangau wurde deßhalb immer weiter ausgedehnt, und von 1876 bis 1883 nach und nach um einen Monat verlängert. Die Befehle zur Abreise von Hohenschwangau wurden im letzten Augenblicke gegeben. (v. Ziegler Bogen 4.) Wochenlang schon vorher habe es Seine Majestät aufgeregt, wenn die Hofhaltung nach München verlegt werden sollte. In Seeshaupt oder Peißenberg seien Allerhöchstdieselben stundenlang unentschlossen und zögernd umhergegangen, bis der Zug bestiegen wurde, wären lieber wieder umgekehrt, München sei für Allerhöchstdieselben „eine Qual, ein Gefängniß", so die eigenen Worte Seiner Majestät. Dieselbe Aufregung pflegte den Hoftafeln, die deßhalb öfters auch aufgeschoben wurden, vorherzugehen. Es sei - wieder die eigenen Worte Seiner Majestät - Allerhöchstderselben zu Muthe, „als gehe es zum Schaffot." Acht bis zehn Glas Champagner seien jedesmal zur Erleichterung vorher getrunken worden (vergl. Ziff. 15 und 16 in den Aeußerungen des k. Marstallfouriers Heßelschwerdt und k. Kammerdieners Welker). Mit der Annäherung des Eisenbahnzuges an die Stadt, sagt der k. Stallmeister Hornig (Blatt 5) steigerten sich die Zorn- und Wuthausbrüche Seiner Majestät …

*Bevorstehende Hoftafeln verursachten beim König extreme Wutausbrüche.*

… und Ministerialrath von Ziegler spricht sich über die Hoftafeln folgendermaßen aus (Bogen 6): Wochenlang vor einer Tafel war von diesem „Unglück" die Rede und jeder Gegenstand des Vortrages trat vor diesem Thema weit in den Hintergrund. Die Vorträge verlängerten sich bis zu 3-4 Stunden, Seine Majestät konnten kein Ende finden, ergingen sich über die Tafelgäste in den aufgeregtesten, unglaublichsten Ausdrücken und sagten verschiedene Male die für den nächsten Tag bestimmte Tafel noch in der vorhergehenden Nacht ab, obwohl alle Vorbereitungen getroffen waren. War aber wirklich der Tag einer solchen Tafel gekommen, dann war die Stimmung bei dem Vortrag, welcher stets noch wenige Stunden vor der Tafel stattfand, die aufgeregteste, die man sich denken kann. Hastige Erkundigungen über den einen oder andern der Gäste, Hin- und Herlaufen im Zimmer, Verwünschungen aller Art, – dies war das stets wiederkehrende Bild. Die Eingeweihten sahen diesen Tafeln immer mit Angst entgegen, weil sie befürchten mußten, die Kraft der Selbstbeherrschung Seiner Majestät werde unterliegen. Seine Majestät befahlen auch, daß der Allerhöchste Platz an der Tafel mit Aufsätzen, Blumen u. s. w. so besetzt werde, daß man Allerhöchstdieselben so wenig als möglich sehen könne, auch wurde die lärmendste Musik absichtlich befohlen. Bei der Tafel selbst ließen Seine Majestät oft wilde Blicke umherschießen, stießen auch hier und da voll Wuth mit dem Säbel auf den Boden (vergl. auch die Mittheilungen des Herrn Ministerialraths von Ziegler über das Verhalten Seiner Majestät beim Besuche der Wagner'schen Aufführungen in Bayreuth im Jahre 1876 (Bogen 11), - die Mittheilungen desselben Berichterstatters über die Reise in die Schweiz mit dem Schauspieler Kainz (Bogen 12), sowie über das Benehmen Seiner Majestät gegenüber verschiedenen Höchsten und Allerhöchsten Herrschaften.

*Selbst am Wittelsbacher Jubiläum 1880 habe der König nicht teilnehmen wollen.*

Die nicht selten auftretende Aufgeregtheit Seiner Majestät vor Empfängen vor und nach Besuchen, vor Hoftafeln, bestätigt auch Oberregierungsrath von Müller unter Ziffer 4 seiner Äußerung. In ganz besonderem Grade habe sie sich gezeigt bei den ersten allerunterthänigsten Vorträgen über das Wittelsbacher Jubiläum, welche Vorträge zumeist in den Monat Dezember 1879 fielen; die allerehrerbietigsten Vorstellungen, welche auf Theilnahme Seiner Majestät an dem Feste abzielten, bewirkten eine sich immer mehr steigernde Aufregung; es trat von Tag zu Tag klarer hervor, daß ein definitiv bejahender Entscheid nicht erfließen werde und daß das Offenhalten der Frage zu fortgesetzter Monate langer Beunruhigung Seiner Majestät führen würde, ohne die Hoffnung auf eine schließliche allergnädigste Anwohnung auch nur mit einiger Wahrscheinlichkeit zu eröffnen.

*Der König pflege fast nur noch Kontakte zu untergeordnetem Hofpersonal wie Lakaien und Reitersoldaten.*

Die Folgen dieser krankhaften Verstimmungen und innerlichen Hemmungen wurden immer trüber und verhängnißvoller. Der k. Stallmeister Hornig, welcher seit dem Jahre 1867 in der Umgebung Seiner Majestät sich befindet, berichtet in seinen Aufzeichnungen (Blatt 1) daß anfangs Seine Majestät noch ein größeres Bedürfniß nach dem Verkehr mit Menschen fühlten. Es seien bei den nächtlichen Ritten, die meistens beim Mondscheine unternommen wurden, Feste im Walde veranstaltet worden, zu denen jüngere Bedienstete vom Marstallpersonale, auch Lakaien befohlen wurden. Unter Zelten wurde dann bis zum frühen Morgen gezecht und andere Unterhaltungen in kleinen Spielen z. B. Ring verstecken, Schneider leihe mir deine Scheere u. s. w. gesucht. Später hörten diese Unterhaltungen auf, doch kam es noch in neuerer Zeit vor, daß gelegentlich des Aufenthaltes Seiner Majestät auf dem Schachen Stallleute im dortigen, im türkischen Style eingerichteten Zimmer in orientalischer Weise sitzend, mit Seiner Majestät Sorbet trinken und aus türkischen Pfeifen rauchen mußten. Auch im sogen. beim Linderhof gelegenen Hundingshause kam Ähnliches vor, auf Fellen ruhend zechte das Personal aus großen Trinkhörnern Meth. Notorisch dagegen ist, daß Seine Majestät seit einer längeren Reihe von Jahren persönlich nicht mehr mit den Inhabern der höchsten Hofstellen, mit dem k. Staatsministerium verkehren, daß (Äußerungen von Heßelschwerdt und Welker vom 18. Mai/1) Allerhöchstdieselben in den letzten Jahren sogar den Kabinetssekretär nur vielleicht zweimal, den Hofsekretär aber gar nicht mehr sahen. Der ganze persönliche Verkehr Seiner Majestät beschränkt sich gegenwärtig auf wenige Personen von der untergeordneten Dienerschaft, und bildet die fast kindlich hilflose Lage, in die Allerhöchstdieselben durch diese Isolirung gerathen sind, (Lakaien und Friseure auf der Suche nach neuen Ministern und einem neuen Kabinetssekretär) einen wahrhaft tragischen Contrast zu dem vorhandenen in geradezu unnatürlicher Weise hinaufgeschraubten Bewußtsein (vergl. unter Anderem auch die Äußerung des Geheimsekretärs Thelemann) absoluter Machtfülle und Selbstherrlichkeit.

*Beim König seien mehrfach akustische Halluzinationen und Gespräche mit nicht anwesenden Personen beobachtet worden.*

Ob Seine Majestät an eigentlichen Hallucinationen leiden, läßt sich mit voller Sicherheit nicht behaupten. Es sprechen dafür die Wahrnehmungen Heßelschwerdts (Vernehmung vom 18. Mai Ziff. 14), das geringste Geräusch erschrecke Seine Majestät. Bei den Spaziergängen (bei Tag und bei Nacht) äußerten Allerhöchstdieselben oft, Sie hätten etwas gehört, Tritte, Worte und dann zu ihm, der nichts gehört habe, gesagt, Du hörst eben nicht gut, Heßelschwerdt. Nie hätten Sich freilich Seine Majestät darüber geäußert, welche Worte gehört worden seien. Auch in den Wohnräumen (dies wird auch vom Kammerdiener Welker bestätigt) hätten Seine Majestät nicht selten Geräusche wie von Tritten in den oberen Zimmern zu hören geglaubt und es hätte dann nachgesehen werden müssen, ob nicht Jemand da sei, was aber nie der Fall gewesen wäre. Wenn Seine Majestät allein im Zimmer sich befinden (Vernehmung Heßelschwerdts vom 3. Juni 1886 VI sowie Welkers) sprechen und lachen Allerhöchstdieselben oft laut, so daß man glauben könnte, es sei große muntere Gesellschaft in demselben versammelt.

*Der König entwickle häufig realitätsferne Vorstellungen – sog. „Illusionen" – sowie wirklichkeitsfremde Phantasien.*

Wenigstens als auf Illusionen beruhend läßt sich das Verhalten Seiner Majestät deuten, von welchem Ministerialrath von Ziegler (Bogen 6 seiner Aufschreibungen) berichtet: „Nicht einmal, sondern oft und oft argwöhnten Seine Majestät, ich hätte Allerhöchstdieselben beim Vortrage mit einem unziemlichen, besonderen Blick angesehen. Gleich nach dem Vortrag erhielt ich den Befehl, mich deßhalb zu rechtfertigen und ich habe auf diese Rechtfertigungen unsägliche Zeit verwenden müßen." Herr von Ziegler glaubt diesen „Argwohn" auf das Gefühl Seiner Majestät, einen absonderlichen Eindruck zu machen und auf das Bewußtsein einer anomalen Eigenthümlichkeit zurückführen zu müssen, was höchst wahrscheinlich zutreffend ist und mit dem Wesen der Illusion in Uebereinstimmung sich befindet. Wohl nur als Ausschweifungen der Phantasie, allerdings höchst ungewöhnlichen, die Grenzen der Norm weit übersteigenden Grades, dürfte dagegen aufzufassen sein, was Stallmeister Hornig (vergl. seine Darlegungen Blatt 4) berichtet, Seine Majestät, bei einigen Graden Kälte und bei Schneegestöber im Freien essend, hätten sich ans Meergestade versetzt und von heißen Sonnenstrahlen beschienen geglaubt; ...

*Bisweilen überwältigten den König beängstigende Gewaltphantasien.*

... auch das, was sich auf Blatt 15 vorfindet, allerdings auch einen Blick in die Tiefe eines Abgrundes werfen läßt, bei dem man schaudern müßte, wenn nicht das tiefste Mitleid mit dem Allerhöchsten Kranken wenigstens mildernd dazwischen träte: „Jetzt habe ich in Gedanken - Worte Seiner Majestät - der Königin eine große Wasserflasche am Kopfe zerschlagen, habe sie an den Zöpfen auf der Erde herumgeschleift, ihr die Brüste mit den Absätzen zerstampft" (vergl. auch ähnliche Mittheilungen des Herrn Ministerialrathes von Ziegler Bogen 14) oder: „jetzt war ich in Gedanken in der Gruft der Theatinerkirche, habe den König Max aus dem Sarge herausgerissen und seinen Kopf beohrfeigt. " -

*Manche Wünsche des Königs seien irreal und abstrus.*

In das Gebiet überwuchernder und die Schranken der Wirklichkeit und Möglichkeit ganz außer Acht lassender Phantasie würde denn auch, wie so vieles Andere, was an anderen Orten zur Besprechung kommen wird, der geäußerte lebhafte Wunsch Seiner Majestät zu verweisen sein (Hornig 4), in einem von Pfauen gezogenen Wagen durch die Luft zu fliegen, der dem Maschinenmeister Brand ertheilte Allerhöchste Auftrag, eine Flugmaschine zu Fahrten über den Alpsee bei Hohenschwangau anzufertigen, die Imitation der blauen Grotte auf Capri, um deren Blau zu studiren Stallmeister Hornig zweimal nach Capri geschickt wurde, der Mond im Schlafzimmer Seiner Majestät (vergl. von

Ziegler Bogen 3), und dann wird dieser Abschnitt nur noch mit dem kurzen Hinweis auf die gelegentlichen Liebes-, Freundschafts- und Dankbarkeitsversicherungen Seiner Majestät, die schon der Form nach überschwänglich (vergl. die an Herrn Oberregierungsrath v. Müller und Herrn Ministerialrath von Ziegler gerichteten Briefe Seiner Majestät) ihren wesentlich phantastischen Ursprung durch ihre kurze Dauer und ihren jähen unmotivirten Abbruch kennzeichnen, seinen Abschluß finden können.

*Es seien beim König mehrfach auch visuelle Halluzinationen zu beobachten gewesen.*
Nachträglich übrigens kommt noch eine Mittheilung des Kammerlakaien Mayr zu den Akten, die kaum darüber einen Zweifel läßt, daß Seine Majestät wirklich an Hallucinationen leiden. „Alles ertrage ich zwar, aber das ist zum Verzweifeln, wenn der König sich etwas einbildet und sich davon absolut nicht abbringen läßt, wenn er z. B. so anfängt, Thue das Messer (oder irgend einen anderen Gegenstand) weg, und wenn ich sage, Majestät, es ist keines da, so examinirt er stundenlang ununterbrochen fort, „Es soll aber eins da sein, wo wäre es denn hingekommen, Du hast es weggethan, wo hast du es hingethan, warum hast du es weggethan, gleich legst Du es wieder hin." (Vergl. Schreiben des k. Rathes Klug.) Das sei, fügt Mayr hinzu, zum wahnsinnig werden.

*Als Ursache für Zwangshandlungen des Königs ließen sich „krankhafte Störungen der Sinnes- oder Denkthätigkeit" annehmen.*
Unverständlich bleiben zunächst die Vorkommnisse, wie folgende: Einen Baum zwischen Berg und Ammerland nennen Seine Majestät den „heiligen Baum", Heßelschwerdt weiß nicht, weßhalb - so oft Allerhöchstdieselben an diesem Baum vorübergehen, fahren oder reiten, verbeugen Sie Sich tief davor. Ebenso wird ein Zaun bei Ammerland bei jedesmaligem Vorüber-Fahren, - Gehen oder - Reiten von Seiner Majestät gewissermaßen segnend begrüßt. Eine Säule am Eingange in Linderhof umarmen Seine Majestät der König, so oft Allerhöchstdieselben das Schloß auf längere Zeit verlassen; dasselbe geschieht bei der Rückkehr. Bei nur vorübergehendem Verlassen des Schlosses wird die Säule nur berührt (Vernehmung Heßelschwerdts vom 3. Juni 1886 V. und Hornig Blatt 5). Aufschluß darüber könnten nur Seine Majestät Allerhöchst-Selbst geben. Wahrscheinlich liegen auch ihnen krankhafte Störungen der Sinnes- oder Denkthätigkeit zu Grunde.

*Abnorme Bewegungen des Königs wiesen auf motorische Störungen hin.*
Ueber die motorischen Erregungen Seiner Majestät liegen folgende Aeußerungen vor. Seine Majestät seien nicht selten aufgeregt, machten sonderbare tanzende und hüpfende Bewegungen, führen stoßend und ziehend mit den Händen in die Kopf- und Barthaare, stellten Allerhöchst-Sich nicht selten vor den Spiegel, mit verschränkten Armen und das Gesicht verziehend. (Heßelschwerdt und Welker, Vernehmung vom 18. Mai 13.) Stundenlang dauernde Wuthausbrüche, die sich im Herumtoben im Zimmer, in einer tanzenden, wiegenden Bewegung, Schütteln der Hände in den Handgelenken äußerten, traten ein, auch ruhig sinnend auf einen Fleck sehend, konnten Seine Majestät stundenlang mit einer Haarlocke spielen oder das Haar mit einem Kamme in Unordnung bringen. (Hornig Blatt 4.) Nicht wiedergeben lassen sich die Imitationen dieser höchst ungewöhnlichen Bewegungen Seiner Majestät, die Marstallfourier Heßelschwerdt und Kammerdiener Welker, um sich verständlicher zu machen, vornahmen. Der Eindruck des Krankhaften derselben war für den mitunterzeichneten Obermedizinalrath v. Gudden ein sofort durchschlagender.

*Heftige Aggressionsausbrüche in Wort und Tat seien beim König mehrfach aufgetreten.*
Von der Gereiztheit Seiner Majestät, Allerhöchstdessen Zornes- und Wuthausbrüchen war vorübergehend bereits wiederholt die Rede. Auf die an der Dienerschaft ausgeübten Gewaltthätigkeiten kommen die Unterzeichneten später zurück. – Auf normale Gemüthszustände und deren Aeußerungen trifft man nirgendwo in den Akten. Sie scheinen ganz und gar zu Grunde gegangen zu sein

und Haß und unnatürlicher Abscheu an ihre Stelle getreten zu sein. Es mag hier an die geradezu erschütternden Aeußerungen über Ihre Majestät die Königin Mutter, über Seine Majestät den König Max II erinnert werden. Hieher gehört auch eine Mittheilung des Herrn Ministerialrathes von Ziegler über eine Aeußerung Seiner Majestät, die die unterzeichneten Ärzte Anstand nehmen, wiederzugeben (v. Ziegler Bog. 15). Seiner Majestät des Kaisers Büste in Hohenschwangau wurde von Seiner Majestät im Vorbeigehen angespuckt (Hornig Blatt 6).

*Gegen den deutschen Kronprinzen habe der König extremen Hass entwickelt.*
Der Marstallfourier Heßelschwerdt (vergl. auch dessen Vernehmung vom 3. Juni I) erhielt den Befehl, in Italien eine Bande zu werben, mit derselben den deutschen Kronprinzen gelegentlich seines Aufenthaltes in Mentone gefangen zu nehmen und ihn in einer Höhle bei Wasser und Brod in Ketten verwahrt zu halten. Im Geiste malten Seine Majestät Allerhöchst-Sich die dem Kronprinzen zugedachten Martern weitgehendst aus, weßhalb auch eigens der Befehl erging, ja dessen Leben zu schonen, damit seinem Leiden nicht ein zu schnelles Ziel gesetzt werde. Hunger und Durst sollte er leiden und sein Inneres von Sehnsucht nach den Seinen zerrissen werden.

*Des Königs Liebe zu Frankreich und seine heftige Abneigung gegen das Land Bayern und sein Volk seien unnatürlich.*
Die Siegesnachrichten im Feldzuge 1870-71 wurden von Seiner Majestät mit Trauer begrüßt, das „arme Frankreich" lebhaft bedauert, - Versailles durch den Einzug der Deutschen für entehrt erklärt. Oft mußte Ministerialrath von Ziegler hören (v. Ziegler Bogen 5), wie schön es wäre, wenn man das verfluchte Nest (die eigene Haupt- und Residenzstadt!) an allen Ecken anzünden könnte und Stallmeister Hornig führt als einen öfter von Seiner Majestät ausgesprochenen Wunsch an (Hornig Blatt 7), daß das ganze bayerische Volk nur einen Kopf habe, um es auf einen Streich hinrichten lassen zu können.

*Der König habe ungewöhnliche Bestrafungsphantasien entwickelt.*
Den früheren Kriegsminister Excellenz von Maillinger, der die Ernennung des Flügeladjutanten Seiner Majestät Grafen von Dürkheim zum Hauptmann zu vollziehen Anstand nahm, in's Burgverließ einzusperren, erhielt Marstallfourier Heßelschwerdt den Allerhöchsten Befehl. (Vernehmung vom 18. Mai 8.) Auch Herr von Ziegler, der früher hoch in Gnaden, wegen einer Meldung, die eine Kleinigkeit betraf, den Allerhöchsten Zorn auf sich geladen hatte, sollte eingesperrt werden. (v. Ziegler Bog. 2) Noch eine große Anzahl anderer Persönlichkeiten, selbst Königliche Prinzen sollten eingesperrt werden. Um nicht selbst in Strafe zu verfallen, meldeten die Diener, die Allerhöchsten Befehle seien vollzogen. Die Beschreibung des auf Befehl Seiner Majestät eingerichteten Burgverließes in Hohenschwangau findet sich in der Vernehmung Heßelschwerdts vom 18. Mai unter Ziff. 6. Im Jahre 1884 erhielt Heßelschwerdt von Seiner Majestät den Auftrag, Seine Excellenz Herrn Finanzminister von Riedel aufzugreifen und nach Amerika zu transportiren, dann auf die Vorstellung hin, daß dieses nicht ausgeführt werden könne, ihn einzusperren, und als auch dieses für unmöglich erklärt werden mußte, ihm nächtlicherweile aufzulauern und ihn durchzuprügeln. Der frühere Flügeladjutant Baron Hertling, der es sich nicht gefallen ließ, Allerhöchste Befehle durch Dienstbriefe von Lakaien zu empfangen und um seine Enthebung einkam, sollte sogar umgebracht werden (Vernehmung Heßelschwerdts vom 3. Juni Seite 4), ebenso Herr Ministerialrath von Ziegler (siehe dessen Mittheilungen Bogen 17). Noch in neuester Zeit wurde von Seiner Majestät befohlen, zwei Diener, den Kammerdiener Welker und den Vorreiter Bieller, die sich die Allerhöchste Unzufriedenheit zugezogen hatten, der eine, weil er ein beabsichtigtes Anlehen von nur 25 Millionen Mark nicht zu Stande gebracht hatte, der andere, weil er einen aus der Voliere entkommenen Vogel nicht gleich einfangen konnte, nach Amerika zu transportiren und dort ständig überwachen zu lassen, damit sie nichts weiter sagen könnten.

*Häufig seien Tätlichkeiten und Strafen gegen Hofbedienstete vorgekommen.*
Vorreiter Bieller wurde bei dieser Veranlassung von Seiner Majestät am Halse gedrosselt. Stundenlang besinne Sich öfters Seine Majestät, Strafen ausfindig zu machen, mit denen Allerhöchstdieselben diejenigen belegen sollten, die sich in irgend einer Weise ob wirklich oder auch nur vermeintlich gegen Seine Majestät vergangen hätten. Kammerlakai Mayr wurde vor ungefähr 4 Jahren damit gestraft, daß er ein Jahr lang nur mit einer schwarzen Maske das Gesicht verdeckt, vor Seiner Majestät erscheinen durfte (vergl. auch v. Ziegler 18). Kammerlakai Sauer sollte in einem von Seiner Majestät besonders vorgeschriebenen auffallenden Kostüme auf einen Esel gesetzt und in der Umgebung von Hohenschwangau auf den Landstraßen herumgeführt werden (Vernehmung Heßelschwerdts und Welkers vom 3. Juni Blatt 1.). Kammerlakai Buchner, über dessen Dummheit sich Seine Majestät ärgerten, mußte „ein Siegellacksiegel an der Stirn tragen" zum Zeichen, daß sein Gehirn versiegelt sei (v. Ziegler Bogen 19.). Nach dem Bericht des k. Gesammtministeriums vom 5. Mai d. J. erhielt Heßelschwerdt den Auftrag, eine geeignete Strafe für die Herren Minister mit auszudenken. (Vernehmung vom 18. Mai Ziff. 8, 9, 10 u. 11, bestätigt durch die bezüglichen Aussagen Welkers.) Marker erhielt von Seiner Majestät den Befehl, eventuell Leute zu nehmen und Herrenwörth in die Luft zu sprengen (Vernehmung Welkers S. 14.).

*Überschwängliche Freundschaftsgefühle wandelten sich von einem Augenblick zum anderen in extremen Hass.*
Marstallfourier Heßelschwerdt sowohl wie Kammerdiener Welker und Stallmeister Hornig bezeichneten es als einen besonderen Charakterzug Seiner Majestät, plötzlich und unmotivirt für Jemand Zuneigung zu fassen, um dieselbe oft nach kurzer Zeit in das gerade Gegentheil übergehen zu lassen. Diese Eigenthümlichkeit dürfte jedem Sachverständigen als ein Krankheitssymptom imponiren. Die Abneigung artete dann nicht selten in glühenden Haß aus, so daß z. B. Seine Majestät in Wuth geriethen, wenn nur der Name der in Ungnade gefallenen Person genannt wurde und den Befehl erließen, daß falls bei Meldungen an Allerhöchstdieselben diese erwähnt werden mußte, nur der Anfangsbuchstabe des Namens ausgesprochen oder geschrieben werden durfte. (Vernehmung Heßelschwerdts und Welkers vom 7. Juni Seite 11 u. 21.) Stallmeister Hornig (Blatt 5) erinnert an den ehemaligen Flügeladjutanten Herrn von Sauer, Baron von Hertling, Hirschberg, Grafen von Dürkheim, Herrn Staatsrath von Eisenhart, Herrn Ministerialrath von Ziegler u. s. w.

*Der König habe eine Vorliebe für absolutistische französische Herrscher.*
Bekannt ist die Vorliebe Seiner Majestät für die französischen Könige Ludwig XIV., XV. und XVI., ihr absolutes Regiment, ihre Bauten u.s.w. (vergl. die Mittheilungen des Herrn von Ziegler und des Herrn Stallmeisters Hornig).

*Der König plane die Wiedereinführung einer absolutistischen Herrschaft.*
Ein ehemaliger Secondelieutenant der bayerischen Armee wurde mit dem Befehle betraut, eine „Coalition" zu gründen, d. h. eine Schaar Männer zu werben, mit deren Beihilfe es gelingen sollte, in Bayern das absolute Regierungssystem wieder herzustellen; die Verfassung sollte aufgehoben, die Landesvertretung abgeschafft werden (Hornig Blatt 2.). Etwas anders freilich stellt sich diese Coalitionsidee in den Berichten des Herrn Oberregierungsrathes von Müller dar, der zum Chef der Coalition von Seiner Majestät ausersehen war, aber den Intentionen Seiner Majestät nicht entsprach.

*Der König beabsichtige den Verkauf Bayerns und den Ankauf eines Königreiches im Ausland.*
Seine Majestät dachten daran (Hornig Blatt 3) gegen Vergütung einer hohen Summe das Land an Seine Königliche Hoheit den Prinzen Luitpold abzutreten oder an Preußen zu verkaufen. Geheimrath von Löher wurde mit dem Auftrag betraut, sich nach einem anderen Königreiche umzusehen,

in dem ein absolutes Regierungssystem möglich wäre, machte auf Kosten der Kabinetskasse weitläufige Seereisen, berichtete aber, daß der Auftrag unmöglich auszuführen sei (vgl. auch v. Ziegler Bogen 10.).

*Absolutistische Phantasien des König seien ebenso befremdlich wie manche Verehrungsbezeugungen gegenüber toten Bourbonen.*
Stallmeister Hornig (Blatt 2) berichtet, daß Seine Majestät Sich geheim in Costüme der französischen Könige kleidete. Mit Krone und Scepter, welche kostbaren Gegenstände der Schatzkammer entnommen werden mußten, wurden nächtliche Spazierfahrten unternommen, auch der Gedanke, ein zweites Versailles im Graswangthale zu bauen, brach sich Bahn. Herr Ministerialrath von Ziegler erwähnt (Bogen 2), daß Seine Majestät vor einer Büste der Königin Marie Antoinette, welche auf der Terrasse des Linderhofes steht, stets das Haupt entblößte und deren Wangen streichelte, und der Marstallfourier Heßelschwerdt gibt an, daß im Linderhofe ein Bild sich befände (Welker meint, es behandle einen Stoff aus der Zeit Ludwig XIV.); vor welchem Seine Majestät niederzuknien pflege, vor welchem auch Heßelschwerdt, die Hand wie zum Schwure gegen dasselbe erhebend, niederknien mußte, ohne dasselbe jedoch ansehen zu dürfen (Vernehmung vom 3. Juni S. 13); auch Welker (Seite 20) erzählt von dem Bildercultus Seiner Majestät und beschreibt insbesondere, wie der König vor einem Bilde, das eine Episode aus dem Leben der Königin Marie Antoinette darstellt, Zeichen der Verehrung mache, dann mit erhobenem gläsernen Blicke zuerst langsam, dann rascher rückwärts schreitend, von dem Bilde sich entferne und schließlich wie im schmerzlichen Abschiede sich von demselben abwende.

*Der König demütige seine Lakaien durch Einführung längst vergangener Zeremonien.*
Seit der Entlassung des Herrn Ministerialrathes von Ziegler, damaligen Kabinetssekretärs, des letzten Mannes von Bildung, (conf. v. Ziegler 20) mit welchem Seine Majestät einen fortlaufenden Verkehr pflog und persönlich Dinge von ernstlicher Bedeutung behandelte, hörte der persönliche Vortrag in Staatssachen auf. Es ist unglaublich, wie diese behandelt worden. Doch dürfte es angezeigt sein, vorher noch einen kurzen Bericht über den persönlichen Verkehr Seiner Majestät mit der Dienerschaft einzuschalten.
Die Meldungen erfolgen und die Allerhöchsten Befehle werden in der Regel erteilt durch die verschlossene Thüre hindurch. Durch Kratzen an derselben wird das Zeichen gegeben, daß Seine Majestät verstanden sei. Dienerschaft, die hineintreten darf oder muß, hat tiefgebückt zu erscheinen, darf Seine Majestät nicht ansehen, kein Wort sprechen, muß durch Zeichen sich verständlich machen und gelingt dieses nicht, die Bewegungen des Schreibens nachahmen, worauf das Bezügliche im Vorzimmer geschrieben und dann Seiner Majestät überreicht werden darf. Beim Serviren der Speisen hat die Dienerschaft ebenso zu erscheinen, darf nicht bloß Seine Majestät, sondern auch die Speisen nicht ansehen und hat sich ebenso zurückzuziehen. Auch beim Anziehen der Kleider darf der Diener Seine Majestät nicht ansehen. Ist Jemand vom Dienstpersonal (die Chevaulegers eingeschlossen) „in Strafe", so muß er auch wohl niederknien, oder der Länge nach auf den Bauch sich legen. Letzteres sei eingeführt worden seit dem vorigen Jahre, nachdem Seine Majestät das Ceremoniell am chinesischen Hofe gelesen habe. Bei einer unangenehmen Meldung oder bei dem geringsten Verstoße (z. B. beim falschen Aussprechen französischer Namen) werde von Seiner Majestät häufig die Einsperrung in's Burgverließ oder eine andere Strafe anbefohlen, welcher Befehl dann auch angeblich, in Wirklichkeit aber nie vollzogen wird.

*Mehrfach sei es zu Gewaltausbrüchen des Königs gegenüber seinem Dienstpersonal gekommen.*
Sehr häufig gehe aber Seine Majestät auch zu Gewaltthätigkeiten über, schlage und stoße die Dienerschaft mitunter sogar blutig. Mindestens gegen 30 Personen seien so mißhandelt worden. Nachdem die gewöhnlichen Lakaien und auch die Leute vom Hofstalle sich durch Vorschützung

von Krankheiten der verschiedensten Art dem persönlichen Dienste bei Seiner Majestät zum größten Theile entzogen hatten (seit einem Jahre), wurden Chevaulegers zu denselben befohlen. Großer Wechsel fände auch unter diesen statt. (Vergl. die beiden Vernehmungen Heßelschwerdts und Welkers.). Die Mißhandlungen des Dienstpersonals bestätigt auch Herr Ministerialrath von Ziegler (vergl. dessen Mittheilungen Bogen 18 u. 19). Kammerdiener Welker berichtet sogar, daß der Vorreiter Rothenanger, ein junger, schmächtiger und kleiner Mensch, einmal wegen eines geringfügigen Vergehens von Seiner Majestät geschlagen, gestoßen und mit solcher Wucht an die Wand geworfen wurde, daß die im Vorzimmer befindlichen Leibjäger in der Besorgniß, der junge Mann werde totgeschlagen, nahe daran waren, in das Zimmer zu dringen, um Rothenanger zu Hilfe zu kommen. Es sei die Vermuthung nicht ausgeschlossen, daß der nach Jahresfrist erfolgte Tod Rothenangers in ursächlichem Zusammenhange stehe mit den Mißhandlungen, welche derselbe zu erdulden hatte. Ein Chevauleger, von Beruf ein Metzger, dem Seine Majestät einen heftigen Schlag in's Gesicht versetzte, äußerte dem Dienstpersonale gegenüber: „einem Anderen hätte ich die Gedärme herausgelassen." Der Grund, weßhalb die Dienerschaft Seine Majestät nicht ansehen darf, ist wahrscheinlich derselbe, aus dem Allerhöchstdieselben den strengen Befehl ertheilten, den Unterthanen die k. Schlößer, die Galawagen und Schlitten nie zu zeigen, da durch deren Blicke eine Entweihung stattfinden würde (Hornig 7).

***Der König verachte Regierungsverpflichtungen ebenso wie sein Ministerium.***

Die Staatsangelegenheiten bezeichnete Seine Majestät mit dem Ausdruck „Staatsfadesen" und äußerten Sich, wenn der Einlauf aus dem Kabinet vorgelegt wurde, wiederholt dahin: „Allerhöchstdieselben möchten das Pack immer lieber wieder hinauswerfen." Der Einlauf, welcher gesiegelt aus dem Kabinet zu Seiner Majestät kam, lag von Allerhöchstderselben geöffnet, längere Zeit, oft Tage lang, obwohl die wichtigsten Staatsangelegenheiten sich darunter befanden, offen vor den Augen der Dienerschaft und in neuerer Zeit auch vor den zur Dienstleistung befohlenen Chevaulegers. Alle Angelegenheiten, die eine Rückfrage erforderlich machten, ferner insbesondere auch die Anträge der Minister, die weil principieller oder wichtigerer Natur nicht wie die gewöhnlichen Currentsachen schon mit den zu erlassenden der Allerhöchsten Unterschrift harrenden Signaten versehen waren, wurden mit mündlichen oder auf Zettel geschriebenen Weisungen Seiner Majestät durch die Kammerbediensteten an die jeweiligen Kabinetssekretäre zurückgeschickt, nachdem diese Bediensteten die Allerhöchsten Aufträge in Briefform gebracht hatten. (Vernehmung Heßelschwerdts und Welkers vom 3. Juni Seite 12, 22 und 23). Die wichtigsten Aufträge seiner Majestät gingen durch die Dienerschaft.

***Der König verabscheue überhaupt alle Staatsbeamten und Minister.***

Einen wahrhaft erschreckenden Beweis liefern die in dem Faszikel „Briefe des Lakaien Mayr aus der jüngsten Zeit" sich vorfindenden Schriftstücke, zum Theil von der Hand Seiner Majestät geschrieben oder corrigirt. Heßelschwerdt wurde auch der Bericht des Königl. Gesamtministeriums vom 5. Mai 1886 zur Begutachtung zugeschickt, ihm Verhandlungen zur Bildung eines neuen Ministeriums mit Herrn von Ziegler und dem Friseur Hoppe die zur Gewinnung eines neuen Kabinetssekretärs (conf. Aeußerung des Geheimsekretärs Thelemann) übertragen!!

Schon Herr Ministerialrath von Ziegler berichtet (Bogen 18 seiner Vernehmung): Von der Berücksichtigung der Autorität der höchsten Beamten, der Hofchargen und der Minister, war keine Rede mehr. Sie wurden beim Vortrage mit den verächtlichsten Worten erwähnt, leider nicht nur beim Vortrage - auch der Dienerschaft und dem Friseur Müller und dem Zahnarzte gegenüber; selbst Fürsten wurden nicht geschont. Die Dienerschaft wußte aus dem Munde Seiner Majestät, daß der Obersthofmarschall oder der Obersthofmeister „sich nicht unterstehen dürfen" einmal den Hofhalt in Berg oder Hohenschwangau zu inspizieren. Für Seine Majestät (vergl. das citirte Faszikel) sind die Staatsminister Pack, Gesindel, Geschmeiß, auch wird mit den Kammern nicht glimpflich verfahren und das Volk verdient gar nicht, daß Sich Seine Majestät ihm zeige. –

*Der König habe Diener zu Vorgesetzten seiner Minister ernannt.*
Es widerstrebt den unterzeichneten Ärzten, größere Auszüge und Zusammenstellungen in dieser Richtung anzufertigen und wird es wohl genügen, eine Stelle aus einem auf Allerhöchsten Befehl geschriebenen Briefe des Mayr anzuführen: „Dem Heßelschwerdt schreiben: er hat wieder etwas ganz falsches und verkehrtes geschrieben, indem er sich herausnahm zu schreiben, daß jenes Ministerpack in die Nothwendigkeit versetzt war, jene Meldung (Bericht vom 5. Mai!) zu unterbreiten. Ich habe jene Meldung verworfen, denn jenem Pack kam es gar nicht zu, sich in Sachen zu mischen, die es nicht im geringsten angeht und für die es gar nicht da ist. Ihm dies also austreiben" - ...

*Der König drohe mit Selbstmord, wenn er nicht mehr bauen dürfe.*
... und dieser die Abschrift eines auch noch in anderer Beziehung wichtigen Allerhöchsteigenhändig mit Bleistift offenbar in großer Hast geschriebenen Briefes Seiner Majestät an Heßelschwerdt folgen zu lassen: „Passe recht auf und besorge es gut. Sprich eingehend mit Ziegler. Sage ihm, daß die jetzigen Minister weg müßen, sie haben sich bei mir unmöglich gemacht. Er wird es also, wenn er alles besorgt wie Ich will. Die Collegen soll er mir dann selbst vorschlagen. - Schneider gleich fort und durch einen tüchtigen ersetzen. Sind die Kammern verstockt, dann auflösen, andere her und das Volk sehr bearbeiten. Schnell aber. - Sage ihm, außer den Rückständen, (ohne daß die Kammern wissen, wofür, können glauben, es gehöre zu den Rückständen) ein paar Millionen dazu, die anderen schaffe Du herbei. Sage ihm, daß die Bauten Hauptlebensfreude sind, daß ich, seit alles schändlich stockt, ganz unglücklich bin, an Abdanken, Selbsttödtung stets denke, daß der Zustand aufhören muß, daß die Bauten nicht mehr stocken dürfen, daß wenn er alles richtet, er Mir buchstäblich das Leben wieder gibt. Führ ihm dieß sehr und vor Allem dieß zu Gemüthe. Es geht nach sofortiger Deckung (nicht Vorschießen, das ist unwürdig mir gegenüber), dann ist die Civilliste wieder ganz in meinem Besitz (eigenem). Dazu sind leicht einzureihen rasch vorwärts mit dem Schlafzimmer im Linderhof, St. Hubertus-Pavillon und mit dem Ausbau der Burg von Herrenwörth und Falkenstein. Mein Lebensglück hängt davon ab. Dieses [sieht] Herr von Ziegler bestimmt ein. Er soll es erschinden, durchreißen, alle Schwierigkeiten besiegen und Hindernisse niederreißen und baldigst ist die Hauptsache. Daß Du noch nicht wohl bist, ist zu arg, nimm noch einen Arzt. Erhole Dich. Berg, den 11. Mai 1886, Ludwig."

*Der König zeige sich zunehmend uneinsichtig. Sein Geist sei zerrüttet.*
Eines Commentars bedarf die ganze gegenwärtige Stellung Seiner Majestät gegenüber dem Lande nicht. Die geistigen Kräfte Seiner Majestät sind bereits dermaßen zerrüttet, daß alle und jede Einsicht fehlt, das Denken mit der Wirklichkeit im vollen Widerspruche sich befindet, das Handeln ein unfreies ist und Allerhöchstdieselben im Wahne absoluter Machtfülle vereinsamt durch eigene Isolirung - wie ein Blinder ohne Führer am Rande des Abgrundes stehen.

*Des Königs Bausucht kenne keine Grenzen.*
Das Bauen sei die einzige Lebensfreude Seiner Majestät, aber die Bauten gerade waren der Ruin der königlichen Finanzen und der Grund der Beschleunigung des Hereinbruches der Katastrophe. Alle Vorstellungen, alle Bemühungen, sie wieder zu ordnen, sind umsonst gewesen. Seine Majestät muß bauen, und in einer Weise, die ebenfalls wieder den Verfall der geistigen Kräfte nur zu deutlich zu Tage treten läßt, werden Versuche gemacht, das Geld dazu, gehe es, wie es gehe, herbeizuschaffen. Heßelschwerdt wurde von Seiner Majestät zu dem nunmehr verstorbenen Fürsten Maximilian von Thurn und Taxis nach Regensburg zur Aufnahme eines Anlehens von 20 Millionen geschickt, sollte durch die Vermittlung Seiner Königlichen Hoheit des Herzogs Ludwig die Hilfe des Kaisers von Oesterreich in Anspruch nehmen. Auch zu Seiner Majestät dem König von Schweden und Norwegen nach Stockholm sollte sich Heßelschwerdt begeben und als dieser sich diesem Allerhöchsten Auftrag entzog, wurde ein Flügeladjutant Seiner Majestät, natürlich ohne Erfolg, da-

hin beordert. Ein Flügeladjutant erhielt durch Heßelschwerdt den Allerhöchsten Auftrag, in Brasilien ein Anlehen zu Stande zu bringen, andere Personen sollten nach Brüssel, nach Konstantinopel zum Sultan und nach Teheran zum Schah.

*Der König suche auch mit unerlaubten Mitteln zu Geld zu kommen.*
Sei durch Anlehen kein Geld aufzutreiben (es handelte sich schon um 25 Millionen), so sollten auf Allerhöchsten Befehl bei den Banken in Stuttgart, Frankfurt, Berlin und Paris eingebrochen und zu diesem Zwecke Leute geworben werden. (Vernehmungen von Heßelschwerdt und Welker.) Durch gleichzeitige Aufträge an mehrere, die sich gegenseitig nichts sagen durften, hoffte Seine Majestät sogar in den Besitz von 80 Millionen zu gelangen. (Aeußerung Hornigs Blatt 3.) Als kein Anleihen aufzutreiben war, auch auf Raub und Einbruch verzichtet werden mußte, sollte das Volk und dessen Vertretung die Lücke schließen und damit nur eine Unterthanenpflicht erfüllen, wodurch sie wieder die Allerhöchste Gunst sich zuwenden und Seine Majestät bewegen könnten, Allerhöchst ihnen nach und nach wieder näher zu treten. An ein Sichzeigen von Seite Seiner Majestät sei, wenn man sich nicht bessere, selbstverständlich gar nicht zu denken. Gute Unterthanen müßten es anders anfangen, wenn sie ihren König und Herrn glauben machen wollten, daß sie ihn lieben u.s.w. - Dabei gehen, als wenn die Mittel in ungemessener Fülle vorhanden wären, die Allerhöchsten Aufträge bis in die allerletzte Zeit unverändert fort. (Faszikel „Briefe" u.s.w.)

*Zu den geistig-seelischen Symptomen des Königs kämen körperliche Leiden mit Medikamenten-Missbrauch.*
Das vorliegende Material ist geradezu erdrückend. Es erübrigt nur noch, auf den körperlichen Zustand Seiner Majestät einen kurzen Blick zu werfen. Seit langer Zeit klagen Seine Majestät über Druck und Schmerz im Hinterkopfe, wenden Eisumschläge dagegen, selbst mitunter während des Essens an; Seine Majestät leiden ferner nicht selten an Schlaflosigkeit, nahmen früher ungefähr 6 Jahre lang 2 bis 3 mal wöchentlich Chloral, gebrauchen seit 4 Jahren andere Schlafmittel, deren Zusammensetzen die Berichterstatter nicht kennen. (vgl. die Vernehmungen von Heßelschwerdt und Welker vom 3. Juni 1886 Seite 15 u. 19, die Aussagen des Lakaien Mayr, die Mittheilungen des Herrn Oberregierungsrathes von Müller Seite 6.) Ueber die unordentliche, unappetitliche, ekelerregende Art des Speisens Seiner Majestät, um das hier noch einzuschieben, wie Allerhöchstderselbe dabei die Saucen und Gemüse herumspritze, seine Kleider damit beschmiere, berichtet Kammerlakai Mayr. Erschwert dürfte nach Herrn von Ziegler auch die Verdauung sein, da Seine Majestät keinen Zahn mehr im Munde habe, der zum Kauen tauglich sei. (Siehe Aufzeichnungen Bogen 16.)

*Über des Königs Homosexualität lässt sich das Gutachten nicht aus. Hierzu erfolgt nur folgende Bemerkung:*
Die geschlechtlichen Beziehungen berührt Herr Ministerialrath von Ziegler in seinen Aufzeichnungen Bogen 16.

*Fazit des Gutachtens: Der König sei seelengestört, geisteskrank, leide unter unheilbarer Paranoia und sei deshalb regierungsunfähig.*
Hiemit schließen die unterzeichneten Ärzte ihre Schilderung und verweisend auf die im Texte schon an verschiedenen Stellen gezogenen Schlußfolgerungen erklären sie nun, dieselben zusammenfassend und ergänzend einstimmig:

1. Seine Majestät sind in sehr weit vorgeschrittenem Grade seelengestört und zwar leiden Allerhöchstdieselben an jener Form von Geisteskrankheit, die den Irrenärzten aus Erfahrung wohl bekannt mit dem Namen Paranoia (Verrücktheit) bezeichnet wird;

2. Bei dieser Form der Krankheit, ihrer allmähligen und fortschreitenden Entwicklung und schon sehr langen, über eine größere Reihe von Jahren sich erstreckenden Dauer ist Seine Majestät für unheilbar zu erklären und ein noch weiterer Verfall der geistigen Kräfte mit Sicherheit in Aussicht;
3. Durch die Krankheit ist die freie Willensbestimmung Seiner Majestät vollständig ausgeschlossen, sind Allerhöchstdieselben als verhindert an der Ausübung der Regierung zu betrachten und wird diese Verhinderung nicht nur länger als ein Jahr' sondern für die ganze Lebenszeit andauern.

München, den 8. Juni 1886.
von Gudden, k. Obermedizinalrath
Dr. Hagen, k. Hofrath.
Dr. Grashey, kgl. Universitätsprofessor
Dr. Hubrich, k. Direktor"

## Dr. Gudden im Film

Interessant ist, wie sich das Medium Film seit 1920 der Persönlichkeit Guddens nähert und welche Aspekte seiner Biografie darin thematisiert werden. Vorrangig sind es die folgenden sechs bekannten Spielfilme, in denen neben König Ludwig II., der darin jeweils die Hauptrolle spielt, Gudden in einer bescheidenen Nebenrolle auftritt.

- Das Schweigen am Starnberger See. Schicksalstage Ludwig II., König von Bayern. 1920.
  Regie: Rolf Raffé – Gudden-Darsteller: Ludwig Wenng
- Ludwig der Zweite, König von Bayern. Schicksal eines Menschen. 1930.
  Regie: Wilhelm Dieterle – Gudden-Darsteller: Theodor Loos
- Ludwig II. – Glanz und Elend eines Königs. 1955.
  Regie: Helmut Käutner – Gudden-Darsteller: Robert Meyn
- Ludwig – Requiem für einen jungfräulichen König. 1972.
  Regie: Hans Jürgen Syberberg – Gudden-Darsteller: Rudolf W. Brem
- Ludwig II. 1973.
  Regie: Luchino Visconti Gudden-Darsteller: Heinz Moog
- Ludwig II. 2012.
  Regie: Peter Sehr, Marie Noelle Gudden-Darsteller: August Schmölzer

In diesen sechs Spielfilmen über Ludwig II. spielt Dr. Gudden grundsätzlich nicht nur *eine Nebenrolle*, sondern sogar *eine nebensächliche Rolle*, die seiner Person in keiner Weise gerecht wird. Er taucht jeweils erst gegen Ende des Films auf

- als von Ministerpräsident Lutz beauftragter Gutachter
- als Überbringer des Gutachtens in Schloss Neuschwanstein
- als Arzt, der den König nach Schloss Berg begleitet, das angeblich in eine Irrenanstalt verwandelt ist
- als Begleiter des Königs auf dem letzten Spaziergang und in den Tod
- als mit dem König im See ringender Arzt in der Schlusssequenz der Filme.

In keinem der Filme wird jedoch gezeigt,

- dass Gudden ein verantwortungsbewusster, moderner Psychiater war
- wie Gudden zur Überzeugung gelangt, dass der König geistig krank ist
- wie es zur Erstellung des Gutachtens kommt.

Als Begründung wird angeführt, dass für derartig ausführliche Szenen in einem Film über Ludwig II. kein Raum bleibe. Dr. Gudden sei eben nur eine Nebenfigur, der allerdings eine zentrale Verantwortung für das Ende des Königs zugeschoben wird. Es wird dabei übersehen, dass Gudden in den Filmen dadurch auf dreifache Weise vorgeführt wird:

- als ein undurchschaubarer Irrenarzt,
- als ein Verschwörer, der auf nicht nachvollziehbare Weise durch sein angeblich ominöses Gutachten zur Entmündigung des Königs beiträgt,
- als scheinbar einzig verantwortliche Person, die den König in den Tod begleitet.

So tragen die Ludwig II.- Filme, ohne es vermutlich zu wollen, zur Verfestigung eines ausschließlich negativen Bildes von Gudden bei. Es wäre längst fällig, einmal einen eigenen Film über Dr. Gudden zu drehen,

- in dem die wichtigsten Stationen seines Lebens skizziert werden,
- in dem seine höchst interessante Beziehung zu Ludwig II. detailliert und wahrheitsgemäß erzählt wird,
- in dem seine schwierige Arbeit als Arzt für die Betreuung von Ludwigs Bruder Otto beschrieben wird,
- in dem gezeigt wird, auf welche Weise er zu seiner Diagnose „Paranoia" kommt,

– in dem alle seine Facetten als Psychiater, Anstaltsleiter, Forscher, Hochschullehrer und Gutachter des Königs vorurteilslos dargestellt werden.

Als erster durchaus geglückter Versuch, Gudden filmisch gerecht zu werden, darf die 2006 entstandene 45 Minuten lange Dokumentation mit dem Titel „Bernhard von Gudden. Pionier der Hirnforschung und Nervenarzt König Ludwigs II." angesehen werden. Die DVD ist dem Buch von *Hanns Hippius und Reinhard Steinberg* (*Hrsg.*): *Bernhard von Gudden. Heidelberg* 1987 beigegeben. Der Autor und Regisseur Michael Harles zeichnet ein ausgewogenes Bild Guddens, das erstmals dessen Gesamtpersönlichkeit würdigt.

## Dr. Gudden in der Karikatur

Die besondere Stellung, die eine Persönlichkeit einnimmt, wird durch nichts so verdeutlicht wie durch eine Karikatur. Der Karikaturist skizziert eine Person oder Situation mit wenigen Strichen. Dabei verzerrt und verfremdet er sie. Er übertreibt, spitzt zu und bringt Dinge auf den Punkt. Ironie und Sarkasmus sind ihm nicht fremd. Dadurch, dass der Karikaturist einseitig und parteiisch ist, finden seine Zeichnungen nicht nur Zustimmung. Sie lösen häufig auch Widerspruch und Protest aus. Der Karikaturist will provozieren. Das gelingt ihm aber nur dann, wenn es jemanden gibt, der sich provozieren lässt.

Auch von Dr. Gudden entstanden Karikaturen schon zu Lebzeiten, aber auch nach seinem Tod. Sein Schüler Emil Kraepelin bescheinigt ihm einen „häufig hervortretenden überlegenen Humor, mit dem er Menschlichkeiten aller Art zu behandeln pflegte."[396] Gudden schätzte auch Geselligkeit und dies bereits als Student. Es verwundert nicht, dass er später in München Mitglied der „Zwanglosen Gesellschaft" wurde. In diesem Kreis verzichtete man auf Adelstitel und akademische Ränge. Hier trafen sich Schriftsteller, Künstler und Musiker, aber auch Wissenschaftler, Ärzte und Juristen regelmäßig zu „zwanglosen" Abenden. Politik und Religion wurden bei den Zusammenkünften nicht thematisiert. Jedes Mitglied musste mindestens einmal ein eigenes oder ein für ihn interessantes Werk zum Vortrag bringen. Gudden war ab 1885 für kurze Zeit sogar Geschäftsführer der Gruppe und organisierte zu Ostern 1886 eine Ausflugsfahrt an den Starnberger See, ohne zu ahnen, dass er hier kurz darauf den Tod finden sollte.

Im Archiv der „Zwanglosen Gesellschaft" existieren zwei Karikaturen, die Züge von Guddens Persönlichkeit enthüllen. Die Zeichnung „*Gudden, der Wolkenfahrer*" – auch als „*Gudden, der Wolkendonnerer*" bezeichnet (siehe Abb. 1 im Bildteil des Buches) – zeigt den Psychiater in einer von einem Pferd gezogenen Kutsche hoch in den Wolken, was einerseits auf Guddens Zerstreutheit hinweist, der bei seiner neuroanatomischen Forschungsarbeiten oft wie geistesabwesend wirkte, zum anderen seine Bereitschaft verdeutlicht, utopische Ideen zu verfolgen und wenn möglich auch zu verwirklichen, so etwa kostspielige, aber dringend notwendige Erweiterungsbauten für seine Anstalten. Der grimmige Gesichtausdruck lässt an einen Psychiater denken, der sich durchzusetzen versteht und sich gegen ihn verunglimpfende Pressekampagnen, wie sie in München tatsächlich gegen ihn stattfanden, auch energisch zu wehren wusste.

Die zweite Karikatur erschien in der Festzeitung der Zwanglosen Gesellschaft zum 6. Januar 1886. „Anlässlich eines Festessens zum Dreikönigstag 1886 druckte der Club [der Zwanglosen] das Flugblatt ‚*Der Festwagen*': die Titelseite zeigt [eine Zeichnung von Hermann Kaulbach, die] eine ‚Narrenkutsche' (Abb. 2) mit den Honoratioren als Insassen und GUDDEN am Kutschbock [darstellt]. Es folgt die spöttisch-schauerliche Geschichte ‚Der elektrische Gast. Sensationsroman aus der Gegenwart' nach dem Frankenstein-Motiv, in der dem Gesellschaftspräsidenten eine sinistre Rolle zugewiesen wird: Schüler des ‚berühmten Anatomen und Geheimrathes Dr. Cerebrarius' [gemeint ist damit Dr. Gudden] stehlen die Leiche der schönen Louise, die sich nach ihrer elektrischen Wiederbelebung (‚In einer Ecke stöhnt ein gemartertes Kaninchen.') der GUDDEN-Karikatur gegenüber findet: ‚Ein interessanter Fall! ... Gestatten Sie, daβ ich Sie hier behalte und Ihnen ein wenig von Ihrem Gehirn herausnehme.' Louise rächt sich fürchterlich mithilfe zweier reanimierter Skelette: ‚Sie werden Dich behandeln, wie Du tausende von unschuldigen Kaninchen behandelt hast.' Die tierexperimentelle Hirnforschung übte bereits damals eine ambivalente Faszination aus und ihre Techniken waren für viele Zeitgenossen schwer nachvollziehbar."[397] Gudden war für seine Tier-

396 Kraepelin (S. 14)

397 Danek, Adrian: Bernhard von Gudden und seine Münchner Schule der Neuroanatomie und Psychiatrie. Vortrag, Mai 2011

experimente, unter anderem an Kaninchen, zur Erforschung des Gehirns sehr bekannt. Auch über solch boshafte Karikaturen konnte Gudden durchaus schmunzeln.
Auf einer weiteren Karikatur (Abb. 3) ist der übermächtige Gudden zu sehen, wie er seinem Schülerlein August Forel, der, von ihm beaufsichtigt, eifrig ein Kaninchenhirn seziert, jovial seine Hand auf die Schulter legt.
Auf einer um 1920 erschienenen Zeichnung mit dem Titel „*Der janusköpfige Dr. von Gudden*"(Abb.4) ist der Arzt mit zwei Gesichtern zu sehen – eines blickt nach vorne, das andere rückwärts. Einerseits war Gudden ja ein angesehener Psychiater, andrerseits spielte er eine rätselhafte Rolle bei der „Königskatastrophe".
Noch heute entstehen gelegentlich Karikaturen über Dr. Gudden. So widmete der Münchner Künstler Klaus Eberlein ihm zwei Ätzradierungen. In der einen hat sich der Psychiater in den Kopf des Königs fest eingenistet (Abb.5). Der Schwarze Schwan als Sinnbild des Todes verbindet Gudden mit dem König untrennbar. Eine zweite Radierung Eberleins zeigt Gudden vor der ersten Seite seines ärztlichen Gutachtens, das seine Person seit 1886 überschattet. Von der Grafikerin Elke R. Steiner erschien in der Serie „Arztbiographien" im Deutschen Ärzteblatt 25/2011 die Zeichnung „*Dr. Bernhard von Gudden*"(Abb. 6). Zu sehen ist der König, der ins Wasser geht, angezogen vom Spiegelbild seines Schlosses Neuschwanstein, dem sich der schwarze Schwan nähert. Das Bauen, das für Ludwig II. nach dessen eigenen Worten die „Hauptlebensfreude" bedeutete, bringt ihm letztlich den Tod. Dies signalisiert auch Guddens finsterer Blick. Der Münchner Karikaturist Franz Eder zeichnete Gudden, der den farbenprächtigen „Bunten Vogel Ludwig" im Berger Schloss (Vogelkäfig) (Abb.7) gefangen hält.
In der Ausstellung sind auch noch weitere Karikaturen zu sehen. Auf einer steht der König mit dem Rücken vor einem Abgrund und Dr. Gudden vor ihm fordert ihn auf: „*Majestät, Sie müssen zurücktreten!*" Nach seiner Entmündigung steht Ludwig der unabwendbare Sturz in den Abgrund bevor. Auf einem „Gemälde" mit dem Titel „13-IRR. *Eine originale Fälschung von Paul Klee*" schwimmen Ludwigs und Guddens Köpfe im Starnberger See. Und aus dem Wolfsburger Figurentheater „Companie" stammt eine Dr.-Gudden-Puppe, die den Psychiater als besorgten Gutachter zeigt, der zu ahnen scheint, was er sich mit dem Gutachten über Ludwig II. einhandeln wird. Der Karikaturist Bubec lässt „Dr. Gudden im Gehirn des Königs" nach dessen Erkrankung stöbern, bevor er – ebenfalls eine Zeichnung Bubecs – mit ihm im Starnberger See untertaucht. Und der Münchner Karikaturist Rudi Hurzlmeier zeigt, wie „Die Viererbande" (Lutz, Dr. Gudden, Holnstein und Prinz Luitpold) „Treibjagd auf den König" macht.
Es sind Bilder, die uns von Dr. Gudden im Gedächtnis bleiben, Bilder verbaler biografischer Skizzen ebenso wie Film- und Fotoporträts oder Porträts auf Zeichnungen, Gemälden und Karikaturen. Sie alle prägen maßgeblich die Vorstellung, die wir von einem Psychiater haben, dessen Existenz seit mehr als 125 Jahren aufs Engste mit König Ludwig II. verbunden ist.

# Dank

*Träger der Ausstellung über Dr. Gudden im Maierhof Benediktbeuern*
- Bezirk Oberbayern: Dr. Norbert Göttler, Bezirksheimatpfleger Oberbayern
- Walter Leicht, Direktor des Städtischen Museums Rosenheim

*Für Unterstützung bei der Gestaltung der Ausstellung*
- Stefanie Holtkamp, Lorenz & Zeller, Inning am Ammersee, für ihre umfangreiche Arbeit beim Layout sämtlicher Bildtafeln der Ausstellung
- Husum Verlag (Ingwert und Alix Paulsen) für die Herstellung des Buchkatalogs
- Raphael Lichius, www.fotoweitblick.de, für Fotografien von Guddens Totenmaske
- Gisela Ohlig-Zeitlhöfler, MA Bezirk Oberbayern, Fachberatung Heimatpflege
- Maria Wimmer, Diplom-Restauration

*Für medizinische Informationen*
- Prof. Dr. Borwin Bandelow, Direktor (komm.) der Klinik für Psychiatrie und Psychotherapie, Universität Göttingen
- Prof. Dr. Adrian Danek, Neurologische Klinik der LMU, München, für zahlreiche Informationen
- Prof. Dr. Hans Förstl, Direktor der Klinik und Poliklinik für Psychiatrie und Psychotherapie der Techn. Universität, München, Klinikum rechts der Isar, für seinen Beitrag im Buchkatalog und zahlreiche Informationen
- Dr. Wolfgang Gudden, Facharzt für Psychosomat. Med. und Psychotherapie, Freising, Ururenkel Dr. Bernhard von Guddens, für wichtige Informationen und Material
- Prof. Dr. Heinz Häfner, Professor Emeritus für Psychiatrie, Medizinische Fakultät Mannheim, Universität Heidelberg für zahlreiche Informationen
- Prof. Dr. Hans Peter Volz, Chefarzt des Krankenhauses für Psychiatrie, Schloss Werneck (ebenso Dr. Thomas Schmelter und Paul Strobel vom Krankenhaus Schloss Werneck) für Informationen und Bildmaterial (u.a. Porträt von Dr. Max Hubrich)

*Für die Bereitstellung weiterer Informationen und Bildmaterial*
- Wolfgang Gerster, Braunfels, Material aus dem Familienarchiv
- Dr. Rupert Hacker, Historiker, München, für interessante Hinweise
- Michael Harles, Regisseur des Films „*Bernhard von Gudden. Pionier der Hirnforschung und Nervenarzt König Ludwigs II.*" für die Erlaubnis, diesen Film während der Ausstellung zu zeigen

*Für die Gestaltung von Abbildungen*
- Klara Luise Maxeiner, Berlin (Grafik, Malerei, Skulptur – www.luisemaxeiner.de), für zahlreiche Porträts von Dr. Bernhard Gudden und Ludwig II.
- Grafiken und Karikaturen: Bubec (alias Lutz Backes), Nürnberg – Klaus Eberlein, München – Franz Eder, München – Rudi Hurzlmeier, München
- Elke R. Steiner, Berlin, www.steinercomix.de, Grafik „Dr. Gudden" (erschienen in der Serie „Arztbiografien", Deutsches Ärzteblatt 2011)
- Felix Schweiggert, München, für fotografische Aufnahmen

*Material aus Archiven, Sammlungen und Institutionen*
- Erich Adami, Kleinwallstadt, für Dokumente aus seinem Ludwig II.-Archiv
- Dr. W. Bühling für seinen Beitrag über Dr. Bernhard von Gudden im Niederrhein-Magazin
- Bonner Burschenschaft Frankonia, Bonn, für Bildmaterial aus dem Archiv

- Michael Fuchs, Berlin, für Informationen
- Jan Gerull, Kreisstadt Siegburg, für Abbildungen zur Anstalt Siegburg
- Rudi Kurz, Marktschorgast, für die Exponate „Totenmaske und Handabdruck Ludwigs II."
- Marcus Spangenberg, Regensburg, für Informationen
- Dr. Michael Stephan, Direktorium Stadtarchiv München, für Beratung
- Prof. Jürke-Grau, Archiv der „Zwanglosen Gesellschaft", München, für Abbildungen
- Dr. Ingrid Rückert, Bayerische Staatsbibliothek München, Archiv (Nachlässe, Autographen) für Abb. – Cgm 8026 „Archiv der Zwanglosen"

# Literatur

Wie der Psychiater Prof. Reinhard Steinberg, Ärztlicher Direktor des Pfalzklinikums in Klingenmünster a. D., vermerkt, sind „persönliche Zeugnisse, Briefwechsel persönlichen Inhaltes oder Ähnliches, das uns Aufschluss über Bernhard von Guddens Charakter, über seinen Umgang mit Kranken und Personal gäbe, nicht erhalten. In Prag verbrannte 1944 alles, was ein Enkel, Professor der Physik, von seinem Großvater besaß. Guddens Assistent Emil Kraepelin ist es zu danken, dass auch die Persönlichkeit Bernhard von Guddens sich überlieferte." Neben Kraepelin geben auch die weiteren Quellen im Literaturverzeichnis wichtige Auskünfte über Guddens Persönlichkeit, Leben und Werk.

## Zentrale Literatur zu Dr. Bernhard von Gudden


Gauweiler, Peter: Bernhard von Gudden und die Entmündigung und Internierung König Ludwig des Zweiten aus juristischer Sicht. In: Hippius, Hanns/Steinberg, Reinhard: Bernhard von Gudden, Berlin/Heidelberg 2007

Gudden, Wolfgang: Bernhard Gudden – Leben und Werk. Dissertation am Institut für Geschichte der Medizin und Medizinischen Soziologie der technischen Universität München. (Original-Manuskript, angenommen am13.5.1987), München 1987

Hacker, Rupert/Seitz Maria/Förstl, Hans: Ludwig II. von Bayern – schizotype Persönlichkeit und frontotemporale Degeneration. In: Deutsche Medizinische Wochenschrift 132. Stuttgart 2007 (S. 2096–2099)

Häfner, Heinz: Ein König wird beseitigt. Ludwig II. von Bayern, München 2008

Hippius, Hanns/Möller, J./Müller, N./Neundörfer, G.: Die Psychiatrische Klinik der Universität München 1904–2004. Heidelberg 2005

Hippius, Hanns/Steinberg, Reinhard: Bernhard von Gudden, Berlin/Heidelberg 2007

Kommission für bayerische Landesgeschichte: Zeitschrift für bayerische Landesgeschichte 2011. Band 74 [Heft 2], München 2011.Darin die Beiträge: HANS FÖRSTL, König Ludwig II. als Patient (331) – RUPERT HACKER, Ludwig II. von Bayern, die Königskrise von 1885/86 und der Weg zur Regentschaft (347) – GERHARD IMMLER, Der kranke Monarch als Störfall im System der konstitutionellen Monarchie. Verfassungsgeschichtliche und juristische Aspekte der Entmachtung König Ludwigs II. (431) – VERENA WITTMANN, Die Pressepolitik des Ministeriums Lutz in der Königskrise 1885/86 (459) – König Ludwig II. von Bayern. Krankheit, Krise und Entmachtung – Quellentexte (481)

Kraepelin, Emil: Lebenserinnerungen. Hrsg. Hans Hippius, Heidelberg 1983

Kraepelin, Emil: Bernhard von Gudden, ein Gedenkblatt. In: Münch. med. Wschr., 33, 577–580, 603–607 (1886)

Krafft-Ebing, Richard von: Lehrbuch der gerichtlichen Psychopathologie, Stuttgart 1881

Nedopil, Norbert: Standpunkte der Forensischen Psychiatrie in der Zeit Bernhard von Guddens und das Gutachten über König Ludwig II. In: Hippius, Hanns/Steinberg, Reinhard: Bernhard von Gudden, Berlin/Heidelberg 2007

Schmidbauer, Wolfgang/Kemper, Johannes: Ein ewiges Rätsel will ich bleiben mir und anderen – Wie krank war Ludwig II. wirklich? München 1986

Sommer, Felix: Psychiatrie und Macht. Leben und Krankheit König Ludwig II. von Bayern im Spiegel prominenter Zeitzeugen. Frankfurt a. M. 2009

Steinberg, Reinhard/Hippius, Hanns: Bernhard von Gudden zum 125. Todestag. In: Der Nervenarzt 5, Springer, Heidelberg 2011

Zerssen, Detlef von: Der bayerische „Märchenkönig" Ludwig II. Seine letzten Jahre aus psychiatrischer Sicht. In: Der Nervenarzt 11, 2010, Springer, Heidelberg 2010

## Wissenschaftliche Schriften von Dr. Bernhard von Gudden

Quaestiones de motu oculi humani. Fragen über die Bewegung des menschlichen Auges. (Inaugural-Dissertation) Medizinische Fakultät, Halle, 1848

Ueber das Verhältnis der Centralgefässe des Auges zum Gesichtsfelde. Müllers Arch. Anat Physiol., 1849

Das Irrenwesen in Holland. Allg. Z. Psychiatr., 10: 458–480, 1853

Beiträge zur Lehre von den durch Parasiten bedingten Hautkrankheiten. I. Porrigo, II. Pityriasis versicolor, III. Scabies. Arch. Physiol. Heilk. Bd. 12, 1853, u. Bd. 14, 1855

Kurze Beschreibung der Kreis-Irrenanstalt Werneck. Allg. Z. Psychiatr. 15:319, 1858

Unterstützungsfond für arme Irre. Allg. Z. Psychiatr. 15: 606–609, 1858

Zur relativ verbundenen Irren-Heil- und Pflege-Anstalt. Allg. Z. Psychiatr. 16: 627–632,1859

Ueber die Entstehung der Ohrblutgeschwulst. Allg. Z. Psychiatr. 17:121–138, 1860; 19:191–220, 1862; 20:423–430, 1863

Beitrag zur Lehre von der Scabies. Stahel, Würzburg 1863

Tagesbericht der Kreis-Irrenanstalt Werneck. Stuber, Würzburg 1869

Ueber den mikroskopischen Befund im traumatisch gesprengten Ohrknorpel. Virchows Arch. 51: 457–469, 1870

Ueber einen bisher nicht beschriebenen Nervenfaserstrang im Gehirne der Säugethiere und des Menschen. Arch. Psychiatr. 2: 364–366, 1870

Anomalien des menschlichen Schädels. Arch. Psychiatr. 2: 367–373, 1870

Ueber die Rippenbrüche bei Geisteskranken. Arch. Psychiatr. 2: 682–692, 1870

Experimentaluntersuchungen über das peripherische und centrale Nervensystem. Arch. Psychiatr. 2: 693–723, 1870

Ueber eine Invasion von Leptus autumnalis. Virchows Arch. 52: 255–259, 1871

Erklärung gegen die Erklärung von Prof. Ludwig Meyer (Ohrblutgeschwulst betr.). Virchows Arch. 52:440–441, 1871

Ueber die Kreuzung der Fasern im Chiasma nervorum opticorum. Graefe's Arch. Ophthalmologie 20: 249–268, 1874; 21: 199–204, 1876; 25: 1–56, 1879; 25: 237–246, 1879

Experimental-Untersuchungen über das Schädel-Wachsthum; Oldenbourg, München 1874; (in französischer Übersetzung von A. Forel: Recherches experimentales sur la croissance du crane. Delahaie, Paris 1876)

Ueber ein neues Microtom. Arch. Psychiatr. 5: 229–234, 1875

Ueber die Exstirpation der einen Niere und der Testikel beim neugeborenen Kaninchen. Virchows Arch. 66: 55–60, 1876

Abtragung des Stirnhirns mit folgender Atrophie des medialen Theils des pedunculus cerebri und sehr bedeutender Atrophie der Pyramide. Abragung des Scheitelhirns mit folgender Verkleinerung des lateralen Theils des pedunculus cerebri. In: Kussmaul: Störungen der Sprache, Leipzig 1877, S 86 ff.

Ueber den Tractus peduncularis transversus. Arch. Psychiatr. 11: 415–523, 1880

Ueber die Kerne der Augenbewegungsnerven. Tagebl. Vers. Dtsch. Naturf. Aerzte 54 (Teil 2):186,1881

Mittheilung über das Ganglion interpedunculare. Arch. Psychiatr. 11: 424–427, 1880

Beitrag zur Kenntnis des Corpus mamillare und der sogenannten Schenkel des Fornix. Arch. Psychiatr. 11: 428–452, 1880

Katsch's Microtom. Arch. Psychiatr. 11: 542–543, 1880
Ueber das Corpus mammillare und die sogenannten Schenkel des Fornix. Allg. Z. Psychiatr. 41: 697–701, 1885
Ueber die neuroparalytische Entzündung. Allg. Z. Psychiatr. 41: 714–715, 1885
Jahresbericht der Kreis-Irrenanstalt München für das Jahr 1884. München 1885
Ueber die Sehnerven, die Sehtractus, das Verhältnis ihrer gekreuzten und ungekreuzten Bündel, ihre Seh- und Pupillarfasern und die Centren der letzteren. Augl. Z. Psychiatr. 42: 347–348, 1886
Ueber die Frage der Localisation der Funktionen der Grosshirnrinde. Augl. Z. Psychiatr. 42:478–497, 1886
Bernhard von Guddens gesammelte und hinterlassene Abhandlungen. Hrsg. von Hubert Grashey. J.F.Bergmann, Wiesbaden 1889. Hier zum ersten Mal veröffentlicht: Viertes Bündel der Fornixsäule, 5.193; Augenbewegungs-Nerven, S. 211–215; Ueber das Gehirn und den Schädel eines neugeborenen Idioten (Hydrocephalus), 5. 216–221

## Nachrufe auf Dr. Bernhard von Gudden

Grashey H.: Nekrolog auf Dr. B. von Gudden. Arch. Psychiatr. 17: 1–29, 1886.
Grashey H.: Nachtrag. Arch. Psychiatr. 18: 898–910, 1887. Grashey H.: Vorrede zu den Gesammelten und hinterlassenen Abhandlungen von Bernhard von Gudden. Bergmann, Wiesbaden 1889, 5.3–15
Kraepelin E.: Münch. Med. Wschr. 33: 577–580 u. 603– 607, 1886
Laehr H.: Allg. Z. Psychiatr. 43: 177–187, 1886
Mendel E. E.: Neurol. Cbl. 5: 311–312, 1886
Meynert Th.: Wiener Med. Blätter 9: 729–731, 1886
Nissl F.: Augsburger Zeitung 191,192,193, 1886

## Weitere Literatur zu Dr. Bernhard von Gudden

Ackerknecht, Erwin H.: Gudden, Huguenin, Hitzig – Hirnpsychiatrie in Burghölzli 1869–1879. In: Gesnerus, Vol 35, S. 66–78, Zürich 1978
Bandelow, Borwin: Celebrities. Vom schwierigen Glück, berühmt zu sein. Reinbek bei Hamburg 2007
Bericht über den Angriff eines Geisteskranken auf Bernhard von Gudden (und Dr. Hemmer) in München. In: Allg. Z. Psychiat, 40, 699 (1884)
Bericht über eine Gedenkfeier am Grabe von Gudden am 21.9.1899 mit einer kurzen Ansprache von Kraepelin. In: Arch. Psychiat. Nervenkr., 32, 1078 (1899)
Burgmair, Wolfgang/ Weber, Matthias M.: Die bayerische Irrenreform von 1851. Ein Instrument der administrativen Modernisierung unter König Max II von Bayern. Sudhoffs Archiv 92 (2), 165–193. 2008
Carl, Franz [Gerster]: Der Charakter Ludwigs II. von Bayern auf Grund authentischer Mittheilungen und eigener Beobachtung. Leipzig 1886
Danek, Adrian: Bernhard von Gudden und seine Münchner Schule der Neuroanatomie und Psychiatrie. Vortrag, Mai 2011
Dürckheim-Montmartin, Alfred Graf Eckebrecht von: Notizen zur Königskatastrophe 1886, Bamberg 1889
Fuchs, Michael (Hrsg.): Der Charakter Ludwig's II. von Bayern. Eine psychologisch-psychiatrische Studie auf Grund authentischer Mittheilungen und eigner Beobachtungen von Dr. med. Franz Carl [Gerster]. Leipzig 1886. Originaltext mit zahlreichen erklärenden Anmerkungen und biografischen Ergänzungen. Berlin 2010

Ganser, Sigbert: Bernhard von Gudden. 1824–1886, In: Kirchhoff, Theodor, Deutsche Irrenärzte, Band 2, Berlin 1924, S. 47–58
Gerold, Otto (Hrsg.): Die letzten Tage König Ludwig II. Erinnerungen eines Augenzeugen. Zürich 1908
Grashey, Hubert: Nekrolog auf Dr. Bernhard von Gudden. In: Arch. für Psychiat. Nervenkr., 27, Bd., I–XXIX, Berlin 1886
Grashey, Hubert: Nachtrag zum Nekrolog. Berlin 1886/ Und in: Arch. Für Psychiat Nervenkr., 18, 898–910 (1887)
Grashey, Hubert in: Vorrede zu den „Gesammelten und hinterlassenen Abhandlungen" von Bernhard von Gudden, S. 3–15, Bergmann, Wiesbaden 1889
Grashey, Hubert (Hrsg.): Bernhard von Guddens gesammelte und hinterlassene Abhandlungen, 2 Bände, Wiesbaden 1889
Griesinger, Wilhelm: Die Pathologie und Therapie der psychischen Krankheiten. Braunschweig, 4. Aufl. 1876
Grünthal, Ernst: Bernhard von Gudden. 1824–1886. In: Grosse Nervenärzte, hrsg. von Kurt Kolle, Bd. I, 128–134, Stuttgart 1956
Gudden, Bernhard von: Quaestiones de motu oculi humani, Dissertationsschrift, Halle 1848
Herting, Johannes: Die erste rheinische Irrenheilanstalt Siegburg, Berlin/Leipzig, 1924
Hippius, H./Möller, H.-J. u. a. (Hrsg.): Die Psychiatrische Klinik der Universität München 1904 –2004. Heidelberg 2005
Hofmann, Kilian: Psychiatrische Probleme zur Zeit Guddens in Werneck. In: Med. Mschr., H. 12 (Dezember), 820–824 (1955)
Holzbach, Ernst: Als der königliche Anstand versagte. Führten Therapiefehler zum Selbstmord König Ludwigs II von Bayern? Deutsches Ärzteblatt 1986. Heft 24, 13. Juni 1986, Ausgabe B, 83. Jg. S. 1793 ff.
Laehr, Heinich: Nachruf. In: Allg. Z. Psychiat., 43, 177–187 (1886)
Laehr, Heinrich: König Ludwig II. und von Gudden. In: Allg. Z. für Psychiat., 44, 163–168 (1887)
Lütz, Manfred: Irre! Eine heitere Seelenkunde. Wir behandeln die Falschen. Unser Problem sind die Normalen. München 2009
Merkt, Nikolaus (Hrsg.): Ludwig II. König von Bayern. Protokolle aus dem besonderen Ausschuß der Bayerischen Kammer der Abgeordneten. München 1987
Merta, Franz: Ludwig II. Kein Fall für den Psychiater. In: Literatur in Bayern, Heft 6/24. München 1991
Meynert, Theodor: Nachruf. In: Wiener med. Bl., 9, 729–731 (1886)
Müller, Franz Carl: Die letzten Tage Ludwigs II. Der letzte Bericht eines Augenzeugen. Süddeutsche Monatshefte, 26. Jahrgang, Heft 11, München 1929
Nissl, Franz: Nachruf. In: Augsburg. Allg. Ztg., Nr. 191, 192, 193 (1886)
Nissl, Franz: B. v. Guddens hirnanatomische Experimentaluntersuchungen. In: Allg. Z. für Psychiat., 51, 527–549 (1895)
Rehm, Ernst: König Ludwig II. und Professor von Gudden. In: Psychiatr. neurol. Wschr., 38, 45 (1936)
Roller, Christian Friedrich Wilhelm: v. Gudden und Illenau. In: Allg. Z. für Psychiat., 43, 334–335 (1886)
Roller, Christian Friedrich Wilhelm: Die Irrenanstalt in all ihren Beziehungen. Karlsruhe 1831
Schweiggert, Alfons: Schattenkönig – Otto, der Bruder König Ludwigs II. von Bayern. Ein Lebensbild. München 1992
Spatz Hugo: Bernhard von Gudden (1824–1886). Zur 75. Wiederkehr seines Todestages. In: Münch. med. Wschr., 103, 1277–1282 (1961)
Zum Andenken Bernhard von Guddens. In: Allg. Z. für Psychiat., 56, 989–990 (1899)

## Literatur zum Leben König Ludwigs II. von Bayern


Adalbert Prinz von Bayern: Vier Revolutionen und einiges dazwischen. Siebzig Jahre aus dem Leben der Prinzessin Ludwig Ferdinand von Bayern, Infantin von Spanien. München 1932

Adami, Erich/Schweiggert, Alfons : König Ludwig II. Seine triumphale Reise durch Franken. Husum 2011

Aretin, Karl Otmar von Franckenstein: Eine politische Karriere zwischen Bismarck und Ludwig II. Stuttgart 2003

Bialuch, Jürgen (Hrsg.): Gestalten um den Märchenkönig. Biographische Notizen. Reutlingen 1994

Blunt, Wilfried Ludwig II. König von Bayern. München, 7. Aufl. 1970

Böhm, Gottfried von: Ludwig II. König von Bayern. Sein Leben und seine Zeit. 2. Aufl., Berlin 1924

Botzenhart, Christof: „Ein Schattenkönig ohne Macht will ich nicht sein". Die Regierungstätigkeit König Ludwigs II. von Bayern. München 2004

Buerkel, Luigi von: Vom Rindermarkt zur Leopoldstrasse. Jugenderinnerungen aus dem München König Ludwigs II. München o. J.

Desing, Julius: Eine Königstragödie. Ein Bericht über den Tod König Ludwig II. von Bayern. Zweite verbesserte und erweiterte Auflage. Lechbruck 1995

Desing, Julius: Wahnsinn oder Verrat. War König Ludwig II. von Bayern geisteskrank? Lechbruck 1992

Dürckheim-Montmartin, Alfred Graf Eckebrecht von: Notizen zur Königskatastrophe 1886, Bamberg 1889

Eulenburg-Hertefeld, Philipp Fürst zu: Das Ende König Ludwigs II. Frankfurt a. M. 2001

Evers, Hans Gerhard: Ludwig II. Theaterfürst – König – Bauherr. Hirmer, München 1986

Gregor-Dellin, Martin, u.a. (Hrsg): Ludwig II. Die Tragik des „Märchenkönigs". Regensburg 1986

Grein, Edir (Hrsg.): Tagebuch-Aufzeichnungen von Ludwig II. König von Bayern. Schaan/Liechtenstein 1925

Hacker, Rupert (Hrsg.): Ludwig II. von Bayern in Augenzeugenberichten. Rauch, Düsseldorf 1966 / 2. Aufl. München 1980

Hanslik, Eduard/ Wagner, Jürgen: Ludwig II. König von Bayern (1845–1886). Internationale Bibliographie zu Leben und Wirkung. Frankfurt a.M., 1986

Hausner, Hermann: Ludwig II. von Bayern. Berichte der letzten Augenzeugen, München/Salzburg 1962

Heigel, Karl von: König Ludwig II. von Bayern. Stuttgart 1893

Herre, Franz: Ludwig II. von Bayern – Sein Leben – Sein Land – Seine Zeit. DVA, Stuttgart 1986

Hierneis, Theodor: Der König speist. Erinnerungen aus der Hofküche König Ludwigs II. München 1953

Hilmes, Oliver: Ludwig II. Der unzeitgemäße König. München 2013

Hojer, Gerhard (Hrsg.): König Ludwig II. – Museum Herrenchiemsee. München 1986

Holzschuh, Robert: Das verlorene Paradies Ludwigs II. Die persönliche Tragödie des Märchenkönigs. Mit 27 unveröffentlichten Briefen des Königs. Frankfurt a. Main 2001

Hüttl, Ludwig: Ludwig II. König von Bayern. Bertelsmann, München 1986

Keller, Hans K.E.L. (Hrsg.): Der König. Beiträge zur Ludwigforschung. Verlag der Grotius-Stiftung, München 1967

Kobell, Luise von: Unter den vier ersten Königen Bayerns. München 1894

Leopold Prinz von Bayern: Aus den Lebenserinnerungen 1846 bis 1930. Regensburg 1983

Lerchenfeld-Köfering, Hugo Graf : Erinnerungen und Denkwürdigkeiten 1843 bis 1925. Berlin 1935

Liertz, Rhaban: Ludwig II. König von Bayern. Eine seelenkundige Besprechung. Habelschwerdt in Schlesien 1925

Memminger, Anton: Der Bayernkönig Ludwig II. Würzburg 1919
Merta, Franz: Die Tagebücher Ludwigs II. von Bayern in: Zeitschrift für Bayerische Landesgeschichte. Band 53, Heft 2, 1990 (Sonderdruck)
Müller, Wolfgang: „Ein ewig Rätsel bleiben will ich …". Wittelsbacher Schicksale: Ludwig II., Otto I. und Sisi. München 1999
Mundy, Jaromir von: Zur Königskatastrophe in Bayern. In: Wiener med. Wschr., 36, 910 und 942 (1886)
Nöhbauer, Hans F.: Auf den Spuren König Ludwigs II. Ein Führer zu Schlössern und Museen, Lebens- und Erinnerungsstätten des Märchenkönigs. München 1986
Philippi, Felix: Münchner Bilderbogen – Erinnerungen. Berlin 1912
Prinz, Friedrich: Ludwig II. Ein königliches Doppelleben. Berlin 1993
Rall, Hans/Petzet, Michael: Leben und Tod König Ludwigs II. München – Zürich 1986
Reichold, Klaus: König Ludwig II. von Bayern. Stationen eines schlaflosen Lebens. München 1996
Reiser, Rudolf: Königsmord am Starnberger See. Wie und warum Ludwig II. am 13. Juni 1886 sterben musste. München 2002
Reiser, Rudolf: König Ludwig II. Mensch und Mythos zwischen Genialität und Götterdämmerung. Regensburg 2010
Richter, Werner: Ludwig II. König von Bayern. München 1939
Riehl, Hans: Märchenkönig und Bürgerkönige, Wittelsbacher Geschichten 1806–1918. Pfaffenhofen 1979
Rummel, Walter von: Der König und sein Kabinettchef. München 1930
Scharrer-Schauenberg, G.L.: Unbekanntes und wenig Bekanntes aus den ersten drei Regierungsjahren König Ludwigs II. von Bayern. München 1934
Schweiggert, Alfons: Der Kronprinz. Kindheit und Jugend König Ludwig II. von Bayern. Pfaffenhofen 1995
Schweiggert, Alfons: Die letzten Tage im Leben König Ludwig II. St. Ottilien 2003
Schweiggert, Alfons: Edgar Allan Poe und König Ludwig II. Anatomie einer Geistesfreundschaft. St. Ottilien 2008
Schweiggert, Alfons/Adami, Erich: Kleines ABC der Schlösser Ludwigs II. Husum 2012
Steinberger, Hans: Ludwig II. von Bayern. Der Romantiker auf dem Königsthron. München 1906
Strohmayer, Wilhelm: Psychiatrisch-genealogische Untersuchung der Abstammung König Ludwigs II. u. Ottos I. von Bayern. Wiesbaden 1912
Sykora, Katharina (Hrsg.): Ein Bild von einem Mann. Ludwig II. von Bayern, Konstruktion und Rezeption eines Mythos. Frankfurt a. Main 2004
Washington, Karl Theodor Freiherr von: Die letzten Tage des König Ludwigs II. von Bayern. Berlin 1932
Wedekind, Kadidja: König Ludwig und sein Hexenmeister. Tatsachenroman. München 1995
Wöbking, Wilhelm: Der Tod König Ludwigs II. von Bayern. Rosenheim 1986
Wolf, Georg Jacob: König Ludwig II. und seine Welt. München 2. Aufl.1926
Wolf, Peter/Hamm, Margot u. a.(Hrsg.): Götterdämmerung. König Ludwig II. und seine Zeit, Katalog u. Aufsätze, 2 Bde. Begleitbände zur Bayerischen Landesausstellung vom Haus der Bayerischen Geschichte im Schloss Herrenchiemsee vom 14.05.2011–16.10.2011. Augsburg 2011

# Bildnachweis

Seite 11: Die 10 Lebensstationen Dr. Guddens (Grafik und Gestaltung: Alfons Schweiggert, München)

Tafel 1 Erste Reihe: Luise Maxeiner, Berlin (1, 2), Alfons Schweiggert. München (3) – Zweite Reihe: Wolfgang Gudden (1), Luise Maxeiner (2,3) – Dritte Reihe: Rudolf Gudden (1), Dr. L. Hall – Stifter (2), Luise Maxeiner (3)

Tafel 2 Archiv Erich Adami, Kleinwallstadt – Archiv Alfons Schweiggert, München

Tafel 3 Jan Gerull, Kreisstadt Siegburg – Archiv Erich Adami, Kleinwallstadt – Archiv Alfons Schweiggert, München

Tafel 4 Dr. Wolfgang Gudden, Freising – Archiv Alfons Schweiggert, München

Tafel 5 Prof. Dr. Hans Peter Volz, Dr. Thomas Schmelter, Paul Strobel Krankenhaus für Psychiatrie, Schloss Werneck Porträt von Dr. Max Hubrich – Archiv Alfons Schweiggert, München

Tafel 6 Walter Leicht, Städt. Museum Rosenheim – Dr. Wolfgang Gudden, Freising – Felix Schweiggert, München

Tafel 7 Bayerische Staatsbibliothek, München, Archiv (Nachlässe, Autografen) – Cgm 8026 „Archiv der Zwanglosen" (2); Archiv Alfons Schweiggert, München (2); Klaus Eberlein, München; Franz Eder, München; Elke R. Steiner, Berlin

# Personenregister

Anmerkung: Häufig zitierte Personen wie Dr. Bernhard von Gudden, der auf nahezu jeder Seite Erwähnung findet, auch häufig zitierte Psychiater wie Adrian Danek, Hans Förstl, Heinz Häfner, Hanns Hippius, Norbert Nedopil, Reinhard Steinberg, ebenso Peter Gauweiler, Ruppert Hacker, Gerhard Immler, Wilhelm Wöbking, u.a. wurden nicht ins Personenverzeichnis aufgenommen. Dies gilt auch für die zahlreichen Vertreter der „Diagnose-Konzepte" über Dr. Gudden (siehe S. 171, 172, 179 und 194/ 195) sowie für die Personen in „Gudden im Film und in der Karikatur" (Siehe Anhang S. 208–212).